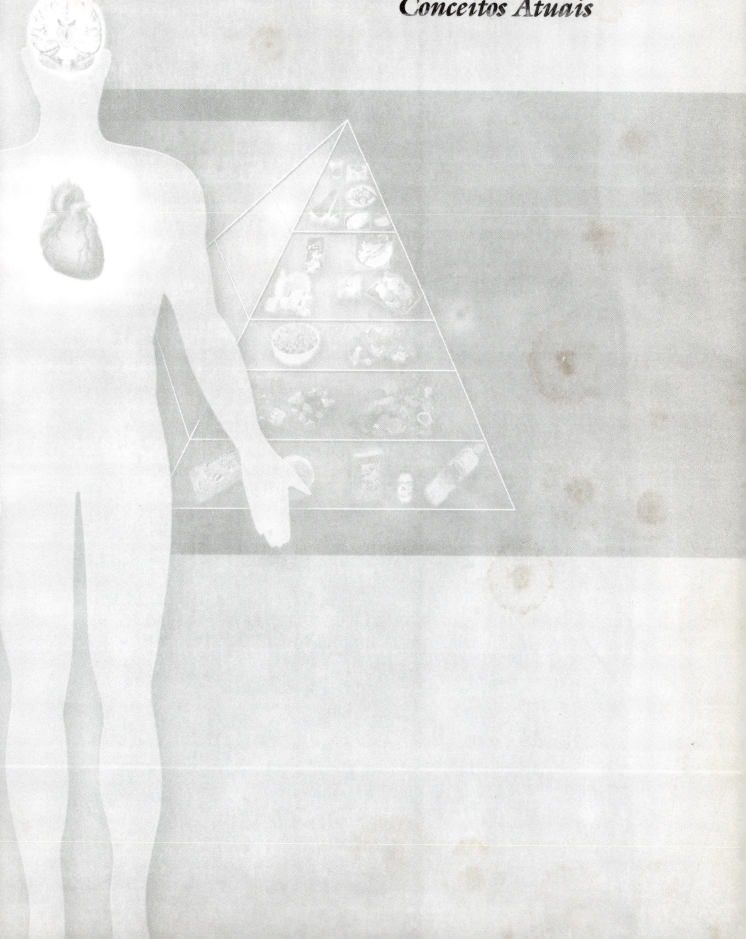

Síndrome Metabólica
Conceitos Atuais

Síndrome Metabólica
Conceitos Atuais

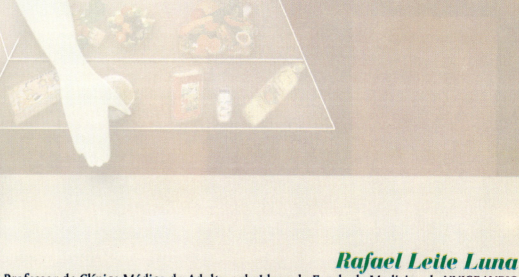

Rafael Leite Luna
Professor de Clínica Médica do Adulto e do Idoso da Escola de Medicina da UNIGRANRIO
Professor de Cardiologia do Instituto de Pós-Graduação Médica Carlos Chagas
Professor Livre-Docente de Cardiologia da UERJ
Ex-Professor do Curso de Pós-Graduação em Cardiologia da PUC-RJ
Ex-Presidente da Sociedade Brasileira de Cardiologia

REVINTER

Síndrome Metabólica – Conceitos Atuais
Copyright © 2006 by Livraria e Editora Revinter Ltda.

ISBN 85-372-0025-5

Todos os direitos reservados.
É expressamente proibida a reprodução
deste livro, no seu todo ou em parte,
por quaisquer meios, sem o consentimento
por escrito da Editora.

Contato com o autor:
rluna@cardiol.br

A precisão das indicações, as reações adversas e as relações de dosagem para as drogas
citadas nesta obra podem sofrer alterações.
Solicitamos que o leitor reveja a farmacologia dos medicamentos aqui mencionados.
A responsabilidade civil e criminal, perante terceiros e perante a Editora Revinter, sobre o
conteúdo total desta obra, incluindo as ilustrações e autorizações/créditos correspondentes,
é do(s) autor(es) da mesma.

Livraria e Editora REVINTER Ltda.
Rua do Matoso, 170 – Tijuca
20270-131 – Rio de Janeiro – RJ
Tel.: (21) 2563-9700 – Fax: (21) 2563-9701
livraria@revinter.com.br – www.revinter.com.br

PREFÁCIO

Estamos publicando o livro *Síndrome Metabólica* em um esforço honesto de trazer a público uma brilhante idéia, recheada, contudo, de dados controversos.

Primeiramente nos interessamos pela resistência à insulina, impelidos que fomos pelo avanço da medicina na pesquisa da causa da hipertensão arterial, e daí evoluímos para o estudo do diabete e da síndrome metabólica.

A primeira grande dúvida com que nos defrontamos foi se ela seria realmente uma síndrome, pois, desde os bancos escolares, apreendemos que uma síndrome é um conjunto de sintomas e sinais causados por várias etiologias, critério que, certamente, não é preenchido por completo pela síndrome metabólica.

A síndrome metabólica tem diversas definições elaboradas: primeiro, pela Organização Mundial de Saúde; depois, pelos americanos no *Third Adult Treatment Panel* (ATP III); em seguida, pela Associação Internacional de Diabetes; e outras mais, por variadas entidades e autores. Vemos, assim, quão difícil é defini-la.

Teoricamente, ela não seria apenas um agrupamento de fatores de risco, mas um que tivesse um único substrato fisiopatológico; no critério do ATP III este substrato seria a resistência à insulina, no da Associação Internacional de Diabetes seria a resistência à insulina/hiperglicemia e, de acordo com outras entidades, seria a obesidade.

O critério para o agrupamento de componentes (fatores de risco) é o substrato fisiopatológico que eles partilham; contudo, esta opinião não tem sido unânime e as incertezas existem.

Esta idéia brilhante nasceu na primeira metade do século passado, mas só foi cristalizada por Reaven, da Universidade de Stanford, na Califórnia, em 1988; contudo, em recente artigo, mesmo ele a sepulta com um terrível título: *Síndrome Metabólica, Requiescant in Pace* (descance em paz).

A maioria das mentes que lhe faz críticas, e neste grupo eu me incluo, acha que ela é uma idéia em evolução, pois, na verdade, ela é um escore de risco cardiovascular tal como o escore de risco coronariano de Framingham.

Temos quase certeza de que este é o primeiro livro especializado sobre síndrome metabólica, provavelmente por ser esta uma idéia em evolução, como já dissemos.

Entre outras, uma das incertezas que se discutem é se a síndrome ofereceria qualquer vantagem adicional, do ponto de vista terapêutico, sobre a possibilidade de os fatores de risco que a compõem serem tratados isoladamente ou em conjunto.

O assunto é tão fascinante que, de 1988 até este ano, quase 4.000 estudos foram realizados em todo o mundo.

Um benefício adicional que o estudo da síndrome metabólica trouxe foi que mais médicos estão avaliando melhor os distúrbios do peso e do metabolismo glicídico dos seus pacientes e oferecendo conselhos mais consistentes com relação à alimentação e à prática de exercícios físicos.

Este livro foi inicialmente escrito como memória para a Academia Nacional de Medicina, ao qual, depois, acrescentamos os capítulos sobre tratamento.

Quero agradecer, de modo especial, a duas pessoas que muito me ajudaram: minha esposa, Anna Maria, pelo tratamento da linguagem; e meu filho, Leonardo, cardiologista como eu, que se apaixonou pelo assunto, na discussão de aspectos críticos do tema. Gostaria de agradecer, também, ao editor Sergio Dortas, da Revinter, pela ousadia desta publicação e pelos cuidados gráficos.

Rafael Leite Luna

SUMÁRIO

1 PRÓLOGO 1
  Referências Bibliográficas 4

2 INFLUÊNCIAS GENÔMICAS NA SÍNDROME METABÓLICA . . 7
  Doença Genética Mendeliana Ligada ao
    Metabolismo dos Lipídios 9
  Doença Cardiovascular Poligênica 9
  Hipertensão Arterial Monogênica 10
  Hipertensão Arterial Poligênica 10
  Alterações Genômicas na Doença Arterial 11
  Referências Bibliográficas 12

3 FATORES DE RISCO 15
  Conceito 15
  Hipertensão Arterial 17
  Hipercolesterolemia 20
  Tabagismo 22
  Diabete Melito 24
  Fatores Não-Modificáveis 26
  Fatores Dependentes 27
  Fatores Hemodinâmicos 27
  Fatores Lipídicos 27
  Fatores Metabólicos 28
  Fatores Endócrinos 28
  Fatores Hemostáticos 29
  Fatores Inflamatórios 30
  Fatores Infecciosos 30
  Referências Bibliográficas 31

4 DISFUNÇÃO ENDOTELIAL 33
  Definição 33
  Estresse Oxidativo 35
  Hipertensão Arterial 36
  Diabete Melito 36
  Vida Sedentária e Exercício Físico 37
  Dislipidemia 37
  Tabagismo 37
  Idade e Envelhecimento 38
  Estrogênio 38
  Homocisteína 39
  Determinação e Análise da Função Endotelial 39
  Referências Bibliográficas 40

5 ETIOPATOGENIA DA HIPERTENSÃO ARTERIAL PRIMÁRIA . . 43
  Bases Ambientais da Hipertensão Arterial 43
  Fisiopatologia da Hipertensão Arterial 46
  Débito Cardíaco 47
  Resistência Periférica 49
  Referências Bibliográficas 52

6 RESISTÊNCIA À INSULINA 55
  Definição 55

Mecanismo de Resistência à Insulina 56
Medidas da Resistência à Insulina 57
Anormalidades Biológicas Associadas à Resistência à
  Insulina 62
Anormalidades da Hemostasia 68
Hiperuricemia 68
Anormalidade Hepática 68
Referências Bibliográficas 69

7 SÍNDROME METABÓLICA 71
  Conceituação 71
  Epidemiologia 71
  Componentes da síndrome metabólica de
    acordo com a OMS e os respectivos critérios de
    anormalidade 72
  Componentes da síndrome metabólica de
    acordo com o ATP III e os respectivos critérios de
    anormalidade 73
  Critério diagnóstico da síndrome metabólica 75
  Síndrome metabólica no homem 75
  Síndrome metabólica segundo o *American
    College of Endocrinology* 75
  Síndrome metabólica – novo critério segundo a
    International Diabetes Federation 75
  Componentes obrigatórios da síndrome metabólica
    segundo Fagan & Deedwania 75
  Fatores metabólicos, homeostáticos e de outros
    tipos envolvidos na síndrome metabólica 76
  Referências Bibliográficas 77

8 TRATAMENTO DO EXCESSO DE PESO E DA OBESIDADE NA
  SÍNDROME METABÓLICA 79
  Regime Alimentar 80
  Glicídios 81
  Proteínas 81
  Vegetais 81
  Frutas 81
  Tratamento Farmacológico 84
  Cirurgia Bariátrica 85
  Cirurgia de Lipoaspiração 86
  Conclusão 86
  Referências Bibliográficas 86

9 TRATAMENTO DO DIABETE TIPO 2 NA SÍNDROME
  METABÓLICA 87
  Definição e Fisiopatologia 87
  Epidemiologia e Clínica 88
  Automonitorização 89
  Seguimento 90
  Avaliação de Complicações 90
  Prevenção do Diabete Melito Tipo 2 90
  Terapia de Reposição da Nicotina (TRN) 91

Uso da Medicação para a Síndrome de Abstinência. . . . 92
Provável Agente Medicamentoso de Prevenção. 92
Tratamento Medicamentoso Oral do Diabete Melito
Tipo 2 93
Associações Medicamentosas 97
Conclusões 98
Referências Bibliográficas. .98

10 TRATAMENTO DA HIPERLIPIDEMIA NA SÍNDROME
METABÓLICA. 101
Generalidades sobre Lipídios 101
Classificação das Dislipidemias 102
Lipoproteínas Ricas em Triglicerídios. 103
Anormalidade no Metabolismo da
Lipoproteína de Alta Densidade. 103
Tratamento da Hipertrigliceridemia. 103
Referências Bibliográficas. 106

11 TRATAMENTO DA HIPERTENSÃO ARTERIAL NA SÍNDROME
METABÓLICA. 107
Hipertensão Acelerada e Maligna. 107
Mudanças de Estilo de Vida 108
Tratamento Medicamentoso 110
Diuréticos Tiazídicos 111
Agentes Betabloqueadores Adrenérgicos. 112
Inibidores da Enzima de Conversão da Angiotensina
(ECA). 112
Bloqueadores do Canal de Cálcio. 113

Bloqueadores do Receptor da Angiotensina II (BRA) . . 113
Associação de Anti-Hipertensivos 114
Referências Bibliográficas. .114

12 ESTUDO DE UMA COORTE DE PACIENTES 115
Referências Bibliográficas. .123

13 EPÍLOGO. 125
Definição 125
Epidemiologia 125
Prognóstico 125
Obesidade. 126
Hipertrigliceridemia e Colesterol-HDL Baixo 126
Diabete. 126
Hipertensão Arterial. 126
Genética 127
Resistência à Insulina 127
Variáveis Inflamatórias e Trombóticas 127
Síndrome Metabólica 127
Importância da Alimentação Sadia. 128
Tratamento do Diabete 128
Tratamento da Dislipidemia 128
Tratamento da Hipertensão Arterial. 129
Sumário 129
Considerações Finais 130

ÍNDICE REMISSIVO 131

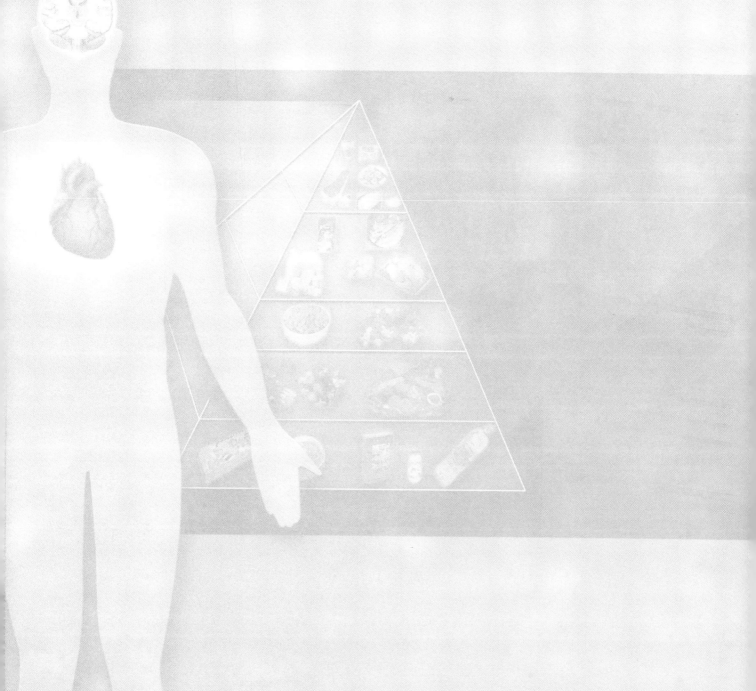

Síndrome Metabólica
Conceitos Atuais

PRÓLOGO 1

Por volta do ano de 1950, as doenças infecciosas foram substituídas pelas doenças cronicodegenerativas como líderes de causa de morte nas estatísticas mundiais.

Quando examinamos as estatísticas de mortalidade do começo do século XX, esse fato fica bem evidente (Quadro 1-1).

Veja que a mortalidade por doenças infecciosas no Quadro 1-1 chegava, àquela época, a 42% da mortalidade geral da humanidade.

Veja também, no Quadro 1-2, que a mortalidade por doenças cardiovasculares, neoplasias e diabete melito representava, na segunda metade do século XX, 60% da mortalidade humana.

Da mesma forma, a média de vida no Brasil, que era de 46 anos na década de 1950, passou para os 69 anos no fim do século e, nesses 23 anos acrescentados, foram as doenças cronicodegenerativas que predominaram na causa da morte, sendo o prolongamento da vida um dos fatores que mais contribuiu para o aparecimento dessas doenças, raras antes dos 46 anos.

Essas doenças cronicodegenerativas são tidas, de modo geral, como resultado de uma vida mais longa, de uma predisposição genética e de um determinado estilo completamente inadequado à manutenção da saúde e à sua qualidade; o homem moderno, para usufruir um conforto aparente, passou a cultivar a inatividade e, beneficiando-se do excesso de comida menos dispendiosa e farta, enveredou pelo caminho de uma alimentação errada, onde o prazer ultrapassou os limites da nutrição sadia.

Na segunda metade do século XX, como vimos, a vida, por várias razões, se prolongou de modo mais rápido e por causa, principalmente, dos antibióticos, que começaram a controlar um grande número de infecções ainda existentes, mesmo após o estabelecimento da vacinação em massa e de medidas sanitárias gerais, adotadas em todos os países civilizados (Quadro 1-3). Tudo isso deu margem ao aparecimento das chamadas doenças cronicodegenerativas, como a aterosclerose, o diabete melito e a hipertensão arterial. A aterosclerose era considerada uma doença degenerativa devido ao acúmulo de lipídios e de restos necróticos celulares nas lesões ateromatosas avançadas.[1]

Quadro 1-1. Causas de mortalidade no início do século XX

Doenças	%
1. Pneumonia	11,8%
2. Tuberculose	11,3%
3. Diarréias	8,3%
4. Doenças cardíacas	8,0%
5. Doenças cerebrovasculares	6,2%
6. Nefrite	4,7%
7. Lesões externas	4,2%
8. Neoplasia maligna	3,7%
9. Doenças na 1ª infância	3,8%
10. Difteria	2,3%

Fonte: Organização Mundial de Saúde.

Quadro 1-2. Causas de mortalidade no fim do século XX

Doenças	%
1. Doenças cardíacas	28,2%
2. Neoplasias malignas	22,0%
3. Doenças cerebrovasculares	8,0%
4. Lesões externas	4,6%
5. Doença pulmonar crônica	3,0%
6. Pneumonia	2,5%
7. Diabete melito	1,7%
8. Suicídio	1,4%
9. Hepatopatia crônica	1,4%
10. Aterosclerose	1,3%

Fonte: Organização Mundial de Saúde.

Quadro 1-3. Média de vida no Brasil

Ano	Média de vida
1950	45,9 anos
1960	52,4 anos
1970	52,7 anos
1980	60,1 anos
1990	64,0 anos
2000	68,9 anos

Fonte: IBGE.

Virchow, há 150 anos, propôs a idéia de que as alterações da parede arterial estivessem associadas a uma resposta inflamatória, resultando na lesão degenerativa aterosclerótica; ele pensava que a aterosclerose fosse conseqüência da degeneração da média e considerava as alterações da íntima secundárias, ao contrário do que pensamos hoje. Durante muito tempo o envelhecimento foi tido como a razão das lesões arteriais de natureza degenerativa e o resultado fisiológico da idade. O advento dessa teoria se deveu à observação simplista de a doença ser predominante em grupos de idade mais avançada. Assim, a aterosclerose, de modo geral, apenas traduzia um processo de degeneração ou modificação da parede arterial pela idade.[2]

Na primeira metade do século XX, a coronariopatia e o acidente vascular cerebral eram considerados manifestações de um processo degenerativo e conseqüências inevitáveis da herança genética e da idade avançada. Dorland, em seu famoso dicionário médico, define vagamente a degeneração ateromatosa como uma alteração das camadas arteriais.[3]

O perfil sanitário e o papel das doenças dominantes na sociedade têm se ligado, historicamente, em cada estágio dela, ao seu nível de desenvolvimento econômico e à sua organização social. As antigas deficiências nutritivas e as doenças infecciosas, as maiores causas de morte, se transmudaram para doenças crônicas, como o diabete, o câncer e as doenças cardiovasculares, tidas como doenças degenerativas e que apareceram após o progresso econômico durante a industrialização maciça das nações. Essa mudança importante tem sido chamada de transição epidemiológica.[4]

Já sabemos, há algum tempo, que cada indivíduo tem maior ou menor suscetibilidade genética a certas doenças ou distúrbios, e essa é uma razão primordial para se conhecer, de modo rotineiro, a história familiar do paciente como parte da anamnese.[5]

Até recentemente, o clínico pouco fazia para valorizar a presença de um infarto antes dos 50 anos num parente próximo do seu cliente; estudos epidemiológicos mostram que o fator genético é importante e, por isso, faz-se necessário empregar todas as medidas de prevenção para evitar que o infarto aconteça também no paciente. Veremos mais adiante que a hipertensão arterial é também uma doença familiar e se os pais forem hipertensos, a presença de certos fatores de risco desencadeia a hipertensão no filho. O mesmo pode acontecer com o diabete melito. Estimulado por essas observações clínicas, os geneticistas passaram a pesquisar e a localizar nos cromossomos os genes responsáveis pelas proteínas e enzimas-chave que, de uma ou outra forma podem influenciar os eventos cardiovasculares e o diabete melito.

Como exemplo, estamos transcrevendo no Quadro 1-4 a localização de alguns cromossomos que produzem substâncias pertinentes a esse estudo.

Uma variedade de fatores genéticos predispõe claramente à aterotrombose; não devemos esquecer, contudo, que os genes

Quadro 1-4. Cromossomos que expressam substâncias pertinentes a esse estudo

Localização	
No cromossomo 1	Molécula de adesão leucócito-endotelial
No cromossomo 2	Hipobetalipoproteinemia
No cromossomo 4	Desfibrinogenemia
No cromossomo 6	Deficiência de plasminogênio
No cromossomo 8	Hipolipoproteinemia
No cromossomo 10	Doença do armazenamento do éster de colesterol
No cromossomo 11	Hipertrigliceridemia e hiperproinsulinemia familiar
No cromossomo 17	Enzima conversora da angiotensina
No cromossomo 19	Diabete melito, resistência à insulina e hipercolesterolemia familiar[5]

que predispõem à hipertensão arterial, ao diabete melito e à obesidade o fazem também à aterotrombose.

Em 1948 foi iniciado o *Projeto Cardíaco de Framingham*, sob o patrocínio do recém-criado Instituto Nacional de Saúde dos Estados Unidos; ele começou a avaliar, continuamente, a saúde cardiovascular de 5.200 pessoas voluntárias, homens e mulheres, que moravam na pequena cidade de Framingham, estado de Massachussets, perto de Boston. A maior contribuição deste projeto foi demonstrar que certas variáveis, agora chamadas "*fatores de risco*", são poderosos sinais preditores do desenvolvimento da coronariopatia aterosclerótica. O Projeto foi demonstrando, evolutivamente, que os mais importantes fatores de risco eram os níveis elevados de colesterol, a hipertensão arterial, o tabagismo e o diabete melito. Esses trabalhos resultaram num marco histórico da medicina quando, em 1972, a *American Heart Association* publicou, baseada no Projeto Cardíaco de Framingham, o quadro da probabilidade em desenvolver uma coronariopatia aterosclerótica, em 6 anos, para homens e mulheres com idade entre 35 e 60 anos; foi a primeira grande tentativa de prever uma doença crônica, baseada em dados estatísticos calcados na existência de fatores de risco para esta doença; ficou logo evidente que ela não era, como se dizia, uma doença degenerativa, mas, uma doença que possuía, claramente, uma fisiopatologia explicável. Esses notáveis trabalhos foram corroborados por outros estudos, porém, o tempo vem mostrando que não se conseguiu entender ainda todo o mecanismo dessa doença.[6]

O Dr. Ancel Keys, em seu Projeto dos Sete Países, foi o primeiro a mostrar que a mortalidade por coronariopatia estava relacionada aos níveis de colesterol no soro; esse Projeto, publicado com muito sucesso em 1984, apresentou, em 15 anos, 2.289 mortes ligadas aos níveis de lipídios; essa associação já vinha sendo estudada em grandes populações e em vários centros, mas foi o Projeto dos Sete Países que, de maneira definitiva, estabeleceu a relação entre a mortalidade por coronariopatia e a dosagem de colesterol, tendo sido, nesse sentido, um estudo pioneiro.[7]

Sabemos hoje que as doenças cardiovasculares são, na sua maior parte, preveníveis e é imperativo que os médicos levem esse fato em conta. Existem, atualmente, meios efetivos de reduzir a morbidade prematura que vemos nas doenças cardiovasculares, inclusive na aterosclerose, na hipertensão e suas complicações, na obesidade e excesso de peso e no diabete melito. Essa é uma das grandes razões porque este livro foi escrito.

Décadas de pesquisa vêm demonstrando que as doenças cardiovasculares têm causas multifatoriais e o termo *"fator de risco"* foi, no início, usado neste contexto; hoje o conceito de fator de risco está baseado em dados exaustivamente demonstrados de que a relação entre a presença de certos aspectos e a doença que eles geram é inteiramente probabilística, isto é, o fator de risco é um traço predizendo a possibilidade do desenvolvimento da doença. Vários critérios têm sido usados como diretrizes para julgar se uma associação epidemiológica refletiria um papel causal para um fator de risco específico (Quadro 1-5).

O conceito de fator de risco tem sido ampliado pela evidência observacional e experimental de que o risco, para a maior parte das variáveis biológicas, opera em um continuum de progresso numa longa faixa, em lugar de limites arbitrários e curtos. Há a necessidade de se avaliar a distribuição do fator de risco numa determinada população, em vez de somente aqueles nas extremidades. A multiplicação do risco decorrente da combinação de vários fatores vem sendo reconhecida em grandes estudos longitudinais; agora está claro que a maior proporção de eventos cardiovasculares em qualquer comunidade ocorre em pessoas com modestas elevações de muitos fatores de risco; o agrupamento de vários deles, potencializando a suas ações danosas, é o que ocorre na síndrome metabólica.

Na realidade, a aterosclerose, tida no passado como a principal doença crônico-degenerativa tem, como sabemos hoje, forte componente genético, inflamatório, metabólico, trombótico e, possivelmente, imunológico. A descoberta de todos esses componentes permitiu um gigantesco salto científico,

---

Quadro 1-5. Critérios para se estabelecer um fator de risco*

1. Força de associação (risco relativo alto ou *odds ratio*)
2. Consistência de associação (muitos ensaios existentes)
3. Relação temporal (causa predizendo efeito)
4. Relação dose-resposta (maior a exposição maior o risco, p. ex., o fumo)
5. Plausibilidade biológica (carência)
6. Independência (o risco é evidente mesmo depois do ajuste de outros fatores)
7. Evidência experimental
8. Evidência de outros estudos no homem

*Chackalingan A, Balaguer-Vintró I. Impending global pandemic of cardiovascular diseases. Barcelona. *Prous Science* 30;1999.

---

levando-nos ao patamar onde se situa a disfunção endotelial, o estresse oxidativo, a resistência à insulina e a síndrome metabólica.

Até o início dos anos 1980, o endotélio vascular era tido, tão somente, como a superfície interna dos vasos por onde fluía o sangue. Em 1982, Furchgott,[8] num experimento muito simples, mas memorável, demonstrou que o endotélio era capaz de agir como um órgão que influencia o tônus da musculatura vascular lisa da camada média; estudos subseqüentes mostraram ser o endotélio um órgão parácrino, que poderia secretar substâncias constritoras, como a endotelina e os radicais livres e, substâncias dilatadoras, como óxido nítrico, o fator hiperpolarizante derivado do endotélio e a prostaglandina, substâncias essas que modulariam a musculatura vascular. Para secretar as substâncias anteriormente descritas, o endotélio sofre a influência de outros elementos que circulam no sangue, como a acetilcolina, que age no receptor muscarínico, a serotonina, que age no receptor serotoninérgico, o difosfato de adenosina (ADP), que age no receptor purinérgico e, entre muitos outros, o ácido aracdônico na formação da prostaciclina. Além disso, o endotélio sofre a influência do *shear stress* ou pressão longitudinal do sangue, modulando a produção das substâncias anteriormente descritas, que podem levar ao relaxamento ou à constrição da musculatura lisa da camada média vascular. A principal substância produzida pelo endotélio parece ser o óxido nítrico, cuja menor oferta condiciona o que se chama de disfunção endotelial. A descoberta dessa disfunção foi o maior acontecimento em biologia vascular ocorrido no fim do século XX, tendo mudado o pensamento sobre a modulação tensional das artérias. Com o passar dos anos verificou-se que os fatores de risco causam disfunção endotelial, sendo essa uma das razões porque eles se constituem num risco cardiovascular. A diminuição da oferta de óxido nítrico reduz o relaxamento arteriolar, impedindo assim um dos mais importantes mecanismos de facilitação da perfusão tissular.

A disfunção endotelial ocorre precocemente na patogênese da aterosclerose, desempenhando papel-chave no surgimento das doenças vasculares e de suas complicações.[9]

Nos últimos 20 anos vem desaparecendo o conceito das chamadas doenças degenerativas, sendo substituído por consistentes conhecimentos fisiopatológicos mais específicos, como veremos adiante.

A resistência à insulina é definida como um defeito no metabolismo da glicose quando a resposta biológica à insulina é menor do que a habitual.

Inicialmente, para compensá-la, haveria um aumento da liberação de insulina; embora a hiperinsulinemia possa compensar a resistência e ser benéfica, algumas ações biológicas da insulina tornam-se maléficas a órgãos ou tecidos que tenham sensibilidade normal à insulina, contribuindo para a ocorrência de problemas metabólicos e cardiovasculares.[10] A resistência à insulina diminui a captação de glicose nos músculos estriados e no tecido adiposo e o organismo compensa a resistência aumentando a produção hepática de glicose, levando ao diabete tipo 2.[11,12] Por outros mecanismos que serão eventualmente descritos, a hiperinsulinemia pode levar também à hipertensão arterial.[13]

Em 1988, Gerald Reaven, da Universidade de Stanford, na Califórnia, reintroduziu o conceito de síndrome X para um conjunto de fatores de risco cardiovasculares, como hipertensão arterial, intolerância à glicose, triglicerídios elevados e baixa concentração de colesterol-HDL.[14] Este conceito foi originalmente emitido pelo cientista alemão E. Kylin, que o introduziu em 1923 para um conjunto de três fatores: hipertensão arterial, hiperglicemia e gota, reunidos em uma síndrome.[15] O trabalho de Reaven impressionou toda uma geração de pesquisadores, que acrescentaram outros componentes metabólicos à síndrome, como obesidade, microalbuminúria e anormalidades da fibrinólise e da coagulação.[16] Durante a década de 90 a síndrome foi chamada de resistência à insulina ou de síndrome plurimetabólica, pois a maioria das variáveis é metabólica; durante muitos anos o nome de síndrome de resistência à insulina predominou porque havia sempre um denominador comum que era a resistência à insulina. Não existe concordância entre os pesquisadores sobre os componentes que devem definir a síndrome, pois cada um dos diferentes estudos descreve o seu próprio critério. A sua importância, sobre o ponto de vista epidemiológico e patofisiológico, tem crescido tanto nestes últimos anos que, em 1998, a Organização Mundial de Saúde adotou oficialmente o nome de síndrome metabólica em lugar de síndrome da resistência à insulina, assim escolhida porque se verificou que a resistência à insulina não era a causa de todos os componentes da síndrome.[17]

Tem se questionado o fato de se nomear este agrupamento de fatores metabólicos, de síndrome; desde o tempo da escola médica aprendemos que síndrome é um conjunto de sintomas e sinais resultante de diversas causas. No caso específico, não temos sintomas e sinais, mas, sim, fatores de risco e uma tendência para a explicação de que esses fatores sejam provenientes de um único mecanismo fisiopatológico, a resistência à insulina, como veremos adiante. De qualquer forma, mesmo não satisfazendo a definição estrita de síndrome, a metabólica já é reconhecida e consagrada pela sua freqüência, tendo, portanto, por tradição, adquirido o direito de assim ser chamada. Em medicina, como em todas as áreas do conhecimento humano, este fenômeno se repete, e, quando se quer corrigir uma palavra ou um termo e ele já está consagrado, a correção foge do alcance da mudança.

Kahn *et al.* têm chamado atenção de que a palavra "síndrome" é, nesse caso, questionável. Sugerem o uso de "risco metabólico" ou o de "risco cardiometabólico" para descrever o ajuntamento de fatores de risco relacionados a um metabolismo alterado; dizem que o conceito é muito útil, porém, não usando a palavra síndrome.[18]

Os estudos feitos na avaliação da resistência à insulina e da síndrome metabólica têm nos levado a descobertas de substâncias surpreendentes no terreno da medicina molecular, como a leptina, que é produzida pelo adipócito e regula, parcialmente, o peso e o apetite, o PYY3-36, que promove a sensação de plenitude no fim da refeição, o ghrelin, que gera a sensação de fome quando o estômago está vazio, a adiponectina, que, produzida também pelo adipócito, modula a sensibilidade à insulina, e, por fim, a resistina, hormônio descoberto no rato e também produzido pelo adipócito, que é, possivelmente, o elemento de ligação entre a obesidade e a resistência à insulina; parece que ela modula também a resistência à insulina no animal de experimentação; seus estudos no homem ainda estão em fase inicial.[19]

A chamada síndrome metabólica é capaz de unificar certos componentes de risco cardiovascular; a importância do seu estudo e conseqüente esclarecimento é a provável explicação etiopatogênica das duas mais importantes doenças crônicas que assolam, hoje, a humanidade: a hipertensão arterial e o diabete melito tipo 2, e sua provável relação entre as duas.

É necessário que haja mais pesquisa em relação ao risco que representa a existência da síndrome metabólica; para tanto, a Organização Mundial de Saúde assim como o ATP III *(Third Adult Treatment Panel)* dos Estados Unidos, conhecedores desses fatos, têm chamado a atenção para a possível importância dessa síndrome; ela atinge, na América do Norte, mais de 40% da população idosa e pode aumentar o risco de coronariopatia, de infarto do miocárdio, de acidente vascular cerebral e de morte, em níveis que ainda não sabemos, mas que podem exceder os riscos associados de cada um dos componentes individuais que definem a síndrome metabólica.[20]

Estas idéias são tão revolucionárias e estão, de tal forma mudando o pensamento tradicional, que já se admite examinar as hipóteses de que a hipertensão arterial seja uma doença metabólica e o diabete melito tipo 2, uma doença vascular.[21,22]

REFERÊNCIAS BIBLIOGRÁFICAS

1. Ross R. The pathogenesis of atherosclerosis. In: *Braunwald's Heart Disease.* 4th ed. Philadelphia: Saunders, 1992. p. 1106.
2. Virchow R. *Gesammelte adhandlemger zur wissenschaftlichen medicin.* Frankfurt-am-Main: Meidinyer John and Company, 1856. p. 458-636.
3. Dorland Wan. *The American Ilustrated Medical Dictionary.* Philadelphia: Saunders, 1944.
4. Chocklingan A, Belaguer-Vintro (Eds). *World Heart Federation. Impending Global Cardiovascular Disease.* Barcelona: Prous Sciences, 1999.
5. Pyentz RE. Genetics and cardiovascular disease. In: *Braunwald's Heart Disease.* 5th ed. Philadelphia: Saunders, 1997. p. 1850.
6. Martin MJ, Hulley SB, Browner WS. Serum cholesterol, blood pressure and mortality: implications from a cohort of 361.662 men. *Lancet* 1986;ii:933-936.
7. Keys A, Menotti A, Aravanis C. The seven countries study: 2289 deaths in 15 years. *Prev Med* 1984;13:141-154.

8. Furchgott RF. Role of endothelium in response of vascular smooth muscle. *Circ Res* 1983;53-57.
9. Seligman BGS, Clausell N. Disfunção endotelial no diabetes mellitus. *Rev Bras Hiperts* 1999;16:288-292.
10. McFairlane SI, Benerji M, Sowers JR. Insulin resistance and cardiovascular disease. *J Clin Endocrinol Matab* 2001;86:713-18.
11. De Fronzo RA. The triunvirate: beta-cell, muscle, liver; a collusion responsible for NIDDM. *Diabetes* 1988;37:667-87.
12. Saltiel AR, Olefsky JM. Thiazolidinediones in the treatment of insulin resistance and type 2 diabetes. *Diabetes* 1996;45:1661-69.
13. De Fronzo RA. Insulin resistance: a multifaceted syndrome responsible for NIDDM, obesity, hypertension, dyslipidemia and atherosclerosis. *Neth J Med* 1997;50:191-97.
14. Reaven GM. Role of insulin resistance in human disease. *Diabetes* 1988;37:1595-607.
15. Kylin E. Studien ueber das Hypertonie-Hyperglykämie-Hyperurikämie syndrom. *Zentralblatt fuer innere Medizen.* 1923;44:105-27.
16. Isomaa B, Lahte K, Almgren P. Cardiovascular morbidity and mortality associated with metabolic syndrome. *Diabetes Care* 2001;24:683-98.
17. Alberti KGMM, Zimmel PZ for the WHO Consultation: Definition, diagnosis and complications. Part I: diagnosis and classification of diabetes mellitus; provisional report of a WHO consultation. *Diabet Med* 1998;15:539-48.
18. Kahn R, Bure J, Fernanini E, Stern M. The Metabolic Syndrome: Time or a Critical Appraisal. *Diabetes Care* 2005;28:2289.
19. Shuldison AR, Yang RY, Gong DW. Resistin, obesity and insulin resistance. The emerging role of adipocyte as an endocrine organ. *N Engl J Med* 2001;18:1345-46.
20. American College of Cardiology. Care of patients with metabolic syndrome continues to evolve. *Cardiology* 2003;32:1-4.
21. Luna RL. Editorial: aspectos metabólicos da hipertensão. *HiperAtivo* 1996;3:201-02.
22. Hayden MR, Tyagi SC. Is type 2 diabetes mellitus a vascular disease (atheroscleropathy) with hyperglycemia a late complication. The role of NOS, NO and redox stress. *Cardiovascular Diabetology* 2003;2:14-19.

INFLUÊNCIAS GENÔMICAS NA SÍNDROME METABÓLICA 2

O fato de maior relevância em relação à influência genética na doença cardiovascular é o de que múltiplos fatores, como a pressão arterial, o colesterol, o peso corporal, o diabete e outros, são presumivelmente determinados por certo número de genes. As associações epidemiológicas e as correlações entre fenótipos cardiovasculares individuais sugerem que cada fenótipo seja parte de uma síndrome metabólica subjacente. Caso isso seja verdade, é bem possível que os componentes do fenótipo sejam determinados por certo número limitado de genes que levam à formação de peptídios que controlam os passos mais importantes da fisiologia metabólica. A descoberta de tais genes será de fundamental importância na predição e prevenção da doença cardiovascular.

A identificação de genes de relevância metabólica cardiovascular basear-se-á, naturalmente, numa exploração multifatorial. Desse modo, alguns genes afetarão a pressão arterial, outros o peso corporal, outros o colesterol e outros a glicose e, quando identificados, ajudarão a entender melhor a síndrome metabólica.[1]

As doenças de origem genética podem ser classificadas em cromossômicas, mendelianas, envolvendo um só gene, e poligênicas; estudos experimentais em ratos, animais de vida curta, vêm permitindo o estudo dos seus cromossomos e neles, dos seus genes. São poucos os genes já identificados que explicam as doenças cardiovasculares poligênicas.

Temos que reconhecer que, embora nosso entendimento da patologia haja crescido rapidamente nas décadas recentes, o mecanismo subjacente de muitas doenças continua obscuro, como é o caso da aterosclerose. A pesquisa genética nos abre a possibilidade de elucidar os mecanismos de muitas doenças, usando tanto experimentos naturais quanto uma crescente variedade de ferramentas sofisticadas de pesquisa, tudo com a finalidade de identificar anormalidades moleculares que estão por trás de processos patológicos.

Muitos exemplos demonstram que é comum uma relação lógica entre a seqüência do ácido desoxirribonucléico (DNA) de um indivíduo (genótipo) e a saúde geral que ele apresenta (fenótipo). O efeito funcional do genótipo é o fator-chave na elucidação das características moleculares e da intensidade de uma determinada doença.[2]

As variações encontradas em diferentes genes formam a base para a contribuição genética às doenças por meio de um amplo espectro, desde doenças raras até doenças comuns, porém complexas, como o diabete e as doenças do coração. As variações genéticas ocorrem porque novas mutações se dão, de modo lento, mas continuado, durante todo o tempo e em todos os tecidos humanos. As mutações que aparecem na linha germinativa podem, eventualmente, ser herdadas, aumentando a variação genética da população.

Nos últimos anos, todo o seqüenciamento do genoma humano foi completado, inclusive com a catalogação de 1,4 milhões de polimorfismos em nucleotídios isolados, lugares onde ocorrem variações nas bases que formam os blocos da seqüência do DNA. A maior parte das variações do DNA seqüenciado ocorreu em regiões não-codificantes do genoma, isto é, em regiões que não contribuem para a formação de proteínas.[3]

Essas diferenças (polimorfismo) podem ter efeitos fisiológicos, que são clinicamente importantes, pois causariam variações nas respostas às influências ambientais, às drogas ou causar diferença de suscetibilidade ou predisposição às doenças. Algumas variações genéticas, que contribuem para o risco de doenças comuns como as do coração, já foram identificadas. Diferentes das alterações mendelianas que causam doenças genéticas e que tendem a ser raras e resultam em graves defeitos, a maioria das variações genéticas comuns gera, relativamente, pequenas alterações de função (como leve alteração de pressão, discreta elevação de glicose, etc.).[3]

Ambos os fatores, tanto os de risco ambiental (Capítulo 3) como os genéticos (aqui estudados), têm um papel importante na maioria das doenças comuns (Fig. 2-1).

As mesmas estratégias desenvolvidas para o estudo das doenças mendelianas (raras) podem ser aplicadas às doenças

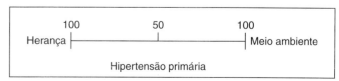

Fig. 2-1. A hipertensão arterial primária tem origem na interação de um fator genético (herança) e de um fator ambiental (psicossocial ou nutricional).

comuns, porém a tarefa é mais difícil por causa da complexidade dos padrões de interação gene-gene e gene-ambiente, que devem ser avaliados.[3]

Estudos epidemiológicos oferecem evidência de que múltiplos fatores genéticos e ambientais devem contribuir para a causa da aterosclerose, uma condição clínica que pode ser vista como um agrupamento de distúrbios inter-relacionados (fatores de risco). Os pacientes com aterosclerose variam em relação à idade em que ela começa, em relação ao seu curso, em relação aos fatores ambientais que a deflagram, em relação à resposta aos medicamentos e à contribuição relativa de fatores genéticos e não-genéticos que variam entre os pacientes.[3]

O estudo da genética permitirá melhor definição de modificações nos fatores ambientais que possam reduzir os riscos da aterosclerose. Ele nos conduzirá também a novos medicamentos, melhorados através de testes genéticos, predizendo a resposta terapêutica.[3]

Estão em andamento estudos para identificar genes associados à aterosclerose, usando técnicas de mapeamento de locais nos genes ligados à doença, e estudos fisiológicos para identificar genes que influenciem o processo patológico; técnicas de mapeamento já mostraram vários genes associados à aterosclerose, como veremos adiante e, outros estudos fisiológicos, levaram à caracterização de variações genéticas, também associadas à aterosclerose.

Essas técnicas ainda estão nos primeiros estágios do seu desenvolvimento e enfrentam problemas que são comuns às doenças, como a aterosclerose, a hipertensão arterial, a obesidade e ao diabete; elas incluem a necessidade de definição dos fenótipos da aterosclerose, de medidas biológicas associadas ao risco da doença, de estudos sem vieses em populações bem definidas, com poder suficiente para detectar pequenos efeitos, e a medida simultânea dos fatores de risco ambientais e genéticos. No entanto, qualquer relatório descrevendo a ligação entre uma variação genética e o risco de uma doença não pode ser considerado definitivo, a não ser que o resultado tenha sido confirmado.[3]

A determinação da associação entre um gene e uma doença é justamente o primeiro passo para a transferência da pesquisa genômica para a aplicação clínica. Esse esforço vai requerer atenção especial ao estudo da função das proteínas, hoje chamado de *proteomics* (em inglês), incluindo a caracterização de proteínas identificadas pelo resultado da pesquisa genômica (veja adiante o exemplo da trombospondina). Estima-se o genoma humano entre 30.000 e 35.000 genes, contudo pensa-se que, aproximadamente, a metade codifique proteínas até agora desconhecidas. Com o crescente uso dessas novas técnicas genéticas, agora à disposição dos pesquisadores, essas proteínas, suas funções e suas interações serão identificadas em crescente número. A análise da interação entre o efeito genético e o ambiental em relevantes vias biológicas que ainda não foram identificadas, formarão, certamente, uma parte importante no conhecimento de doenças comuns como a aterosclerose; a metodologia para atingir este objetivo já foi desenvolvida e fornecerá, com certeza, um quadro mais completo dos processos fisiológicos das doenças, jamais disponível há alguns anos.

Poucos genes que explicam as doenças cardiovasculares poligênicas, foram, até agora, identificados. Estudos de associação entre o polimorfismo e a doença cardiovascular, quando a plausibilidade biológica não for conhecida, deverão ser sempre interpretados com cuidado; um único nucleotídio trocado (polimorfismo) pode ser funcionalmente importante ou ser apenas um marcador para uma outra variação da seqüência causadora da doença. Estudos de associação fornecem poderoso meio de identificar variações do DNA que sejam responsáveis por traços cardiovasculares complexos e úteis para localizar um intervalo genético reconhecido pela análise de ligação.

Um tipo de pesquisa realizada atualmente, é o de cruzamentos genéticos controlados com a finalidade de maximizar os resultados dos estudos de ligações genéticas; eles são chamados (em inglês) de *total genoma scan* e baseiam-se na utilização de marcadores moleculares, distribuídos por todos os 21 cromossomos do rato, permitindo a identificação de determinados genes nas diversas regiões cromossômicas. Outra ferramenta de identificação genética é a que está permitindo a identificação dos chamados "genes candidatos"; essa identificação é importante também pelas conseqüências fisiopatológicas que dela advêm, separando os indivíduos propensos a uma doença e definindo os meios de preveni-la.

Devido à complexidade que caracteriza a doença cardiovascular, de etiologia heterogênica, outras estratégias são necessárias na realização de estudos de herança genética:

1. **Estudos da associação ou de casos-controle**: nestes, comparam-se as características dos genes entre pacientes (casos) e indivíduos sadios (controle) e, se diferentes, conta-se a freqüência dessas diferenças, tanto em estudos prospectivos quanto em estudos retrospectivos. Estes estudos, que não requerem nenhum modelo genético são, a princípio, capazes de detectar as células suscetíveis de desenvolver uma doença cardiovascular, mesmo com pequena influência na doença. Pode haver um erro estatístico tipo II, ou seja, a probabilidade de não se encontrar uma diferença quando na realidade ela existe e pode haver também resultados falso-positivos (erro tipo I), se a escolha dos casos e dos controles for errada, na verdade o erro mais comum.

2. **Pesquisa do "gene-candidato"**: a idéia é testar, em modelos experimentais, genes que produzam substâncias importantes envolvidas na fisiopatologia da hipertensão arterial; este tipo de teste apresenta maior poder estatístico.

3. **Clonagem posicional**: essa estratégia se submete ao poder da análise de ligação, descoberta nos últimos anos, pelo fantástico progresso da definição do código.

4. **Análise de ligação de par-de-irmãos afetados por uma doença**: essa é uma avaliação não-paramétrica que não requer, a *priori*, qualquer modelo de herança e é baseada no número de alelos partilhados por irmãos doentes.

Se houver um *locus* ligado à doença, os irmãos afetados apresentarão distribuição menor que a esperada, que é de 50%. Este método requer, necessariamente, um grande número de pares envolvidos no estudo.[4]

A patogenia da aterosclerose é, assim, multifatorial, envolvendo interações em diversos fatores genéticos e ambientais, conhecidos ou desconhecidos. Os genes do metabolismo dos lipídios, em relação à formação da placa aterosclerótica são, até agora, os melhores estudados. A variabilidade genética do metabolismo das lipoproteínas, da regulação da pressão arterial e da sensibilidade à insulina pode influenciar a intensidade dos fatores metabólicos de risco e, aberrações genéticas nas vias de sinalização comprometem ainda mais a sua ação. Certo número de pessoas parece ser propenso a uma menor sensibilidade à ação da insulina; quando isso ocorre, registra-se uma insuficiência no suprimento da lipólise ao tecido adiposo causada pela forma genética de resistência à insulina, levando à situação de obesidade, em virtude de um maior fluxo de ácido graxo não-esterificado (NEFA) e seu acúmulo no fígado e no músculo. A suscetibilidade genética parecer exercer papel importante na expressão da síndrome metabólica.

A compreensão das bases genéticas das doenças cardiovasculares mais comuns, que são, obviamente, as mais complexas, é facilitada pelo conhecimento do mecanismo do defeito de um único gene causador de doenças mais simples, embora raras.

DOENÇA GENÉTICA MENDELIANA LIGADA AO METABOLISMO DOS LIPÍDIOS

A elevação do colesterol-LDL, o causador da coronariopatia, pode ser conseqüência de defeito num único gene e é, por isso, chamado mendeliano. A LDL é uma lipoproteína de baixa densidade, que carrega o colesterol no plasma e é o agente causal da aterosclerose; a hipercolesterolemia familiar é um distúrbio monogenético, que estimula a elevação do colesterol plasmático devido a um defeito primário, representado pelo menor número de receptores hepáticos para a LDL. Mais de 600 mutações deste receptor já foram identificadas nesse distúrbio; um paciente em cada 500 indivíduos é heterozigótico para pelo menos uma mutação, enquanto um paciente em um milhão de indivíduos é homozigótico* em um único *locus*; os que são heterozigóticos produzem metade do número de receptores hepáticos da LDL, no que resulta em alta taxa do colesterol-LDL, mais ou menos um fator de 2 a 3 vezes mais do que o normal; os que são homozigóticos elevam este fator para níveis de 6 a 10, e os pacientes morrem, em geral, na segunda infância por infarto agudo do miocárdio. Contudo, na maioria dos indivíduos, a hipercolesterolemia é atribuída à dieta rica em gordura animal influenciada por uma suscetibilidade genética pouco

_____

*A localização cromossômica das duas cópias de cada gene (uma do pai e outra da mãe) é chamada de lócus genético; quando as duas cópias são idênticas o indivíduo é chamado de homozigótico e, quando diferentes, de heterozigótico.

Quadro 2-1. Doença monogenética que eleva o colesterol-LDL plasmático*

Doença	Gene mutante	Mecanismo molecular	Colesterol-LDL
Hipercolesterolemia familiar	LDLR	Receptor não-funcion.	
Heterozigótico			300 mg/dl
Homozigótico			600 mg/dl

*Estas doenças monogenéticas são, como acabamos de ver, relativamente raras, porém muito esclarecedoras em relação à estrutura comprometida (receptor) e ao mecanismo defeituoso (síntese do colesterol e a sua excreção).

conhecida. O estudo de uma alteração monogenética, como vimos anteriormente, aponta para um defeito nos receptores hepáticos e esclarece a importância da síntese do colesterol e do uso da excreção hepática (Quadro 2-1).[2]

DOENÇA CARDIOVASCULAR POLIGÊNICA

Para determinar a variação genética no infarto do miocárdio, Yamada *et al.* examinaram, no Japão, a prevalência de 112 polimorfismos e 71 genes-candidatos em pacientes com infarto e os respectivos controles. A análise revelou uma associação estatisticamente significativa no homem (um polimorfismo da citosina para tiamina no nucleotídio 1019 do gene 37) e em duas mulheres, (a substituição de 4 guaninas por 5 guaninas na posição 668 no gene do inibidor do ativador do plasminogênio tecidual tipo 1, e a substituição de 5 adeninas por 6 adeninas na posição 1171 do gene da estromelisina-1), sugerindo que esses polimorfismos, de um único gene, possam conferir suscetibilidade ao infarto do miocárdio nessa população.[5]

Por outro lado, o *Estudo GeneQuest* investigou 62 genes-candidatos em pacientes e seus irmãos com infarto do miocárdio prematuro (homem < 45 anos e mulher < 55 anos). Nesse estudo, tipo caso-controle, comparando as seqüências genômicas de 72 polimorfismos de um único nucleotídio, entre pacientes com coronariopatia prematura e indivíduos sadios da população-controle, foram identificadas 3 variantes de genes, que codificam, respectivamente, a trombospondina-4, a trombospondina-2 e a trombospondina-1, mostrando uma associação estatística significativa com a coronariopatia prematura. O mecanismo biológico pelo qual essas variantes das proteínas trombospondinas levariam a um infarto do miocárdio ainda é desconhecido, como comentamos anteriormente, sendo um exemplo real do que havíamos especulado.[6]

Um outro fator de risco é a hipertensão arterial; até agora o único gene candidato bem estudado foi o do angiotensinogênio, que pode elevar a pressão arterial. Estamos descrevendo abaixo os nucleotídios comprometidos e os experimentos realizados. Há mais de 40 anos pesquisadores vêm notando que a hipertensão arterial é uma doença familiar.

HIPERTENSÃO ARTERIAL MONOGÊNICA

Não existe nenhum defeito cromossômico que leve à hipertensão. Na última década o grande progresso da genômica e da proteômica (a nova ciência genética e a nova ciência da proteína) e o das biologias celular e molecular permitiram que amostras genéticas fossem processadas num curto espaço de tempo. Avanços técnicos levaram à descoberta de 19 genes humanos de doenças mendelianas, causadoras de hipertensão ou hipotensão. Em relação a estas formas, três delas, todas muito raras, foram identificadas ultimamente: o aldosteronismo remediado por glicocorticóide, a síndrome de Liddle e a síndrome do aparente excesso de mineralocorticóide; estes são três exemplos de tipos de hipertensão secundária.[7]

HIPERTENSÃO ARTERIAL POLIGÊNICA

Como já dissemos, a hipertensão arterial primária é uma doença multifatorial causada, portanto, por vários fatores que se juntam e dão origem à desorganização do complexo e delicado sistema de controle da tensão arterial. Até agora os geneticistas não obtiveram sucesso na descoberta de genes que apresentassem um forte efeito na hipertensão arterial primária. Alguns investigadores pensam que esses genes, na realidade, não existem e que a pressão sangüínea é dependente de variados *loci*, cada um contribuindo de acordo com o sexo, idade e estilo de vida. Em indivíduos idosos há inúmeros mecanismos complicadores, como o aumento da sensibilidade ao sal, a maior inclinação da curva que relaciona a pressão ao sódio corporal, a diminuição do ganho do reflexo barorreceptor, a redução da perfusão renal e o comprometimento dos efeitos tampões das grandes artérias, tanto nas pressões sistólicas quando nas diastólicas. Durante os últimos anos, dados que falam a favor de uma influência genética no tipo primário da hipertensão arterial vêm se acumulando. É muito freqüente aparecer casos de hipertensão numa mesma família e o estudo de Miyao e Furusho, no Japão, em 1978, já sugeria este agrupamento familiar da hipertensão (Quadro 2-2).[8]

Este foi o estudo que, há mais de 20 anos, despertou a atenção para a influência hereditária na hipertensão arterial primá-

Quadro 2-2. Ocorrência de hipertensão nos filhos de pacientes hipertensos

Aldeia	Pais	Filhos hipertensos
Kunamoto	N × N	4,2%
	H × N	56,8%
	H × H	73,3%
Misumi	N × N	17,6%
	H × N	33,5%
	H × H	45,1%
Kikuchi	N × N	10,2%
	H × N	15,9%
	H × H	44,0%

N, normal; H, hipertenso.

ria. Além dos estudos epidemiológicos no gênero humano, raças de ratos espontaneamente hipertensos (SHR), que imitam em quase tudo a hipertensão primária do homem, estão sendo desenvolvidas nos últimos anos. Estes ratos, juntamente com aqueles normais, por serem animais de laboratório de vida curta, permitem o estudo de seus cromossomos* e, dentro deles, dos seus genes.**

Foram, assim, identificadas cinco regiões cromossômicas (duas no cromossomo 2 e uma nos cromossomos 4, 8 e 16), associadas à elevação da pressão arterial desses animais, após sobrecarga salina; essas cinco regiões devem conter genes que predispõem esses animais à hipertensão, se submetidos a uma sobrecarga de sal; essa hipótese está sendo testada e, provavelmente, acontece também com o homem.

Entre os "genes-candidatos" à hipertensão primária humana, um parece ter sido definido no sistema renina-angiotensina: o gene do angiotensinogênio, descrito em vários estudos, tanto em indivíduos brancos como em afro-caribenhos e, também, na hipertensão ligada à gravidez. O gene do angiotensinogênio está no braço q do cromossomo 1 (q42 a q43) e algumas mutações já foram descritas; em posições 174 e 235 podem existir os aminoácidos metionina (M) e treonina (T); indivíduos homozigóticos para o alelo*** 235T têm níveis de angiotensinogênio plasmático 20% mais alto do que para o alelo 235M. Alguns estudos encontraram uma associação entre os alelos 174M e 235T e a hipertensão. A mutação do gene 235M parece associada à hipertensão. Essa variante do gene angiotensinogênio pode elevar à produção da angiotensina II e, portanto, predispor o indivíduo à hipertensão primária.[4]

De acordo com Corvol e Jeunemaitre, a resposta a essa questão depende das contribuições dos fatores genético e ambiental no nível da pressão, do risco relativo de se desenvolver hipertensão, da doença cardiovascular ou da morte de pacientes com história familiar de hipertensão e, finalmente, do papel de vários genes-candidatos.[5] Devido à complexidade da hipertensão arterial, causada pela heterogenia etiológica, há ainda necessidade de outras estratégias na realização de estudos de herança genética.[9]

Sethi *et al.* investigaram se o polimorfismo M235T, do gene do angiotensinogênio estava associado a níveis de angiotensinogênio, pressão arterial sistólica e diastólica, hipertensão e risco de doença cardiovascular isquêmica, em diferentes populações étnicas. Selecionaram 127 estudos publicados entre janeiro de 1992 e março de 2002, nos quais examinaram a associação do polimorfismo do gene do angiotensinogênio com

---

*Cromossomo – pequeno filamento existente no núcleo das células, formado por longos fios de DNA, uma metade proveniente do pai e a outra da mãe, contendo o código genético e a ação daquela célula.
**Gene – a unidade genética, constituindo um segmento do cromossomo que representa a base original de uma determinada proteína.
***Alelo – quando a cópia de um gene é diferente do outro, esta forma diferente tem nome de alelo.

os desfechos anteriormente mencionados. A importância do efeito e a razão de chance, pelo método de Mantel-Haenszel, foi calculada. Em indivíduos de cor branca, o genótipo resultante esteve associado a um aumento no nível do angiotensinogênio plasmático de 5% (IC de 95%, de 2% a 8% e p = 0,0004) em heterozigóticos MT e, de 11% (IC de 95%, de 7% a 15% e p < 0,00001) em homozigóticos TT, comparados a indivíduos MM. Correspondentemente, o genótipo esteve associado a um aumento da razão de chance para a hipertensão de 1,08 (IC de 95%, de 1,01 a 1,15) em indivíduos MT e de 1,19 (1,10 a 1,30) em indivíduos TT, em pessoas de cor branca, e de 1,29 (IC de 95%, de 0,96-1,74) e 1,60 (1,19 a 2,15) em pessoas asiáticas. O genótipo M235T não prediz a pressão arterial sistólica e diastólica ou o risco de coronariopatia ou de infarto do miocárdio em qualquer dos dois grupos étnicos, porém esteve associado a um aumento dos níveis de angiotensinogênio na população branca e a um correspondente aumento do risco de hipertensão nas pessoas brancas e asiáticas.[10]

A descoberta do papel da aducina na hipertensão arterial humana ilustra bem a necessidade da pesquisa multidisciplinar ao longo da hipótese fisiopatológica levantada. A aducina é uma nova proteína do esqueleto celular; vários experimentos têm mostrado a existência de uma mutação na subunidade alfa que pode influenciar na atividade da bomba de sódio, aumentando também a reabsorção tubular no rim, o que leva à hipertensão. Em povos de origem caucasiana o alelo mutante de aducina, juntamente com o polimorfismo por deleção de gene de ECA, podem predizer a prevalência de hipertensão.[11] Em análises transversais da mesma população, esses dois polimorfismos combinados estiveram associados à taxa de creatinina sérica aumentada e ao maior espessamento das camadas íntima-média da artéria femoral. A hipótese da aducina foi, subseqüentemente, substanciada pelo achado de que a pressão arterial baixava com um inibidor específico da bomba de sódio, o diurético, e a observação de que os pacientes hipertensos que possuíam esta mutação da alfa-aducina, se tratados com um diurético, reduziam o número de complicações cardiovasculares, o que não acontecia com os medicamentos que não antagonizassem a reabsorção tubular de sódio (Quadro 2-3).[12]

Um polimorfismo do gene do receptor do glicocorticóide vem sendo relacionado a diferenças teciduais, na sensibilidade ao esteróide, podendo, teoricamente, iniciar um processo de retenção de sódio e possível elevação da pressão arterial.

ALTERAÇÕES GENÔMICAS NA DOENÇA ARTERIAL

A influência familiar na doença cardiovascular já é reconhecida há muitos anos; esta herança se dá em todos os componentes que contribuem, de modo direto ou indireto, para a aterosclerose. A presença de um parente de 1º grau com coronariopatia antes dos 45 anos no homem e antes de 55 anos na mulher, é uma comprovação de doença aterosclerótica familiar e, principalmente, de um traço genético que é um risco 10 vezes maior

Quadro 2-3. Genes estudados e teoricamente ligados à hipertensão arterial*

1. Enzima de conversão da angiotensina
2. Angiotensinogênio
3. Receptor de glicocorticóide
4. Receptor adrenérgico alfa-1b
5. Receptor adrenérgico alfa-2
6. Receptor adrenérgico beta 2
7. Aducina-alfa
8. Receptor da angiotensina II-1
9. Receptor da dopamina tipo 1A
10. Gene AS

*Imitado de Harrap.[1]

para o desenvolvimento de uma coronariopatia em outro membro dessa mesma família.

Segundo Zappi et al., os fatores genéticos para a aterosclerose incluem genes responsáveis pelo tônus vascular, pela resposta inflamatória ou qualquer dano que ocorra no endotélio. Fatores de risco para infartos do miocárdio ou encefálico podem incluir genes que regulam a hemostasia, podendo prognosticar eventos trombóticos. Os autores propõem uma série de genes que, teoricamente, podem estar envolvidos em certos processos fisiopatológicos. (Quadro 2-4)

Aplicando o Quadro de Zappi et al., vemos o exemplo da hipercolesterolemia familiar, cuja mutação genética pode elevar em até 10 vezes o colesterol plasmático, dando origem ao infarto do miocárdio precoce; também já falamos do substrato angiotensinogênio, cujo gene mutante também consegue elevá-lo, criando condições para o aparecimento da hipertensão, através do sistema renina-angiotensina-aldosterona. Vamos descrever adiante dois experimentos que influenciaram geneticamente no processo aterotrombótico.

O primeiro é um estudo japonês de Inoue et al. no qual se investiga a oxidasse NADP/NADPH (fosfato de nicotinamidaadenina-dinucleotídio/forma reduzida), a enzima-chave na pro-

Quadro 2-4. Processos fisiopatológicos e genes teoricamente responsáveis

Fisiopatologia	Genes propostos
Síntese lipídica	Lipoproteínas, apoproteínas e receptores
Pressão arterial	Enzima conversora/AI* e angiotensinogênio
Coagulação	Fatores VII, VIII e von Willibrand e fibrinogênio
Fibrinólise	t-PA** e PAI-1***
Resistência à insulina	Receptor da insulina
Proliferação celular	Receptor da angiotensina II
Função dos macrófagos	Receptor das células scavenger

*Angiotensina I.
**Ativador do plasminogênio tecidual.
***Inibidor do ativador do plasminigênio tecidual-1.

dução de superóxido (O^2) no endotélio vascular e que causa o estresse oxidativo; foram descobertos quatro tipos de polimorfismo no gene que dá origem a essa enzima: o polimorfismo C242T muda a histidina por tirosina e o polimorfismo A640G, situado na região 3', que não foi traduzido. Foi investigado se estes polimorfismos estariam associados ao risco para a coronariopatia; a prevalência do genótipo TC + TT do polimorfismo C242T era muito mais freqüente nos indivíduos-controle (n = 201) do que em pacientes com coronariopatia (n = 201). A prevalência do polimorfismo A640G foi idêntica nos dois grupos: o dos pacientes coronariopatas e o dos indivíduos-controle. A associação do polimorfismo C242T do gene p22phox manteve-se estatisticamente significativa e independente de outros fatores de risco; a razão de chance (*odds ratio*) do genótipo TC + TT *versus* o genótipo CC do polimorfismo C242T, entre indivíduos-controle e pacientes-casos, foi de 0,49 (IC de 95% entre 0,28 e 0,87 e p = 0,015).

A conclusão é de que a mutação do gene p22phox, situado no local potencial da ligação heme, pode reduzir a suscetibilidade à coronariopatia; o polimorfismo do C242T do gene p22phox é um novo marcador genético que deve possuir um efeito protetor em relação ao risco coronário.[13]

O segundo é o estudo francês de Bahague *et al.*, em que se investiga o polimorfismo do gene do fibrinogênio-beta, sugerido por afetar os níveis plasmáticos de fibrinogênio e, conseqüentemente, o risco de formação de trombo arterial; existem 10 polimorfismos identificados para o gene do fibrinogênio-beta e, aquele que franqueia a região 3' foi investigado em 565 pacientes com infarto do miocárdio e em 668 indivíduos-controle; a freqüência dos genótipos foi semelhante em pacientes com infarto do miocárdio e nos indivíduos-controle. Numa análise multivariada somente dois polimorfismos, o Hae III-beta (p < 0003) e o 854-beta (p < 0,01) estavam associados, de modo independente, ao fibrinogênio plasmático. A associação mais significativa entre o polimorfismo do fibrinogênio-beta e o fibrinogênio plasmático esteve presente somente entre os fumantes, porém não se deu entre os não-fumantes. O hábito de fumar é um importante fator de risco para a coronariopatia e a doença arterial periférica, e também uma importante determinante do fibrinogênio plasmático. Concluindo: fibrinogênio e fibrina se acumulam na placa ateromatosa e estimulam a proliferação celular do músculo liso vascular.[14]

O estabelecimento do problema e a busca da solução nos estudos genéticos são fundamentais para que haja uma progressão nos conhecimentos da influência genética na doença cardiovascular; essas soluções seriam: estudar um grande número de pacientes com fenótipos bem definidos, estender esses estudos por longo prazo, obter dosagens metabólicas de cada paciente de modo a bem caracterizar o seu perfil, incluindo esses novos fatores no modelo de análise e, por fim, estudar populações etnicamente homogêneas.

Essa evolução da medicina que estamos descrevendo nesse capítulo é um dos dois pontos de apoio da nova *translational medicine*, como os americanos a estão chamando, e que se inicia no genoma e termina no evento clínico, passando também pelos fatores de risco, biologia vascular, epidemiologia da doença, hipertensão, diabete e ensaio clínico, oferecendo assim uma nova visão da doença coronária, da cerebrovascular e da arterial periférica, tentando esclarecer o impacto, tanto dos riscos cardiovasculares clássicos quanto os dos não-clássicos, na evolução e complicação da doença isquêmica arterial.

O papel dos distúrbios metabólicos sistêmicos continua a se expandir nesses últimos anos, tentando definir o risco vascular associado à síndrome metabólica (associação da dislipidemia à hipertensão, resistência à insulina e à obesidade), o que é o objetivo desse trabalho.

É fundamental o conhecimento de todas as vias metabólicas vasculares, desde o genoma até o risco clínico, como foi demonstrado sucintamente, nesse capítulo, em relação ao metabolismo das lipoproteínas.

A "*revolução genômica*", como está sendo chamado todo o fantástico processo genético desenvolvido nesse início do século XXI, abrirá, sem dúvida, novos horizontes em relação à possibilidade de predição do risco cardiovascular. Sabemos que certas linhas de pesquisa foram desapontadoras, como ocorreu com o estudo do polimorfismo de um único gene da trombose arterial, limitando, no momento, o entusiasmo inicial pelos distúrbios da hemostasia, da trombose e da inflamação; contudo, o progresso da ciência se dá por surtos e, somente estudos bem planejados e adequadamente desenvolvidos chegarão aos resultados promissores.

REFERÊNCIAS BIBLIOGRÁFICAS

1. Harrap SB. Genetics. In: Oparil S, Weber MA. *Hypertension*. Philadelphia: W B Saunders Company, 2000. p. 29-42.
2. Nabel EG. Genomic medicine. Cardiovascular disease. *N Engl J Med* 2003;349:60-72.
3. Burke W. Genomics as a probe for disease biology. *N Engl J Med* 2003;249:964-74.
4. Menezes de Oliveira E, Irigoyen MC, Krieger JE. Genética e hipertensão. *Revista Brasileira de Hipertensão* 1977;4:214-20.
5. Yamada W, Isawa H, Ichihara S. Prediction of the risk of myocardial infarction from polymorphism in candidate-genes. *N Engl J Med* 2002;374:1916-23.
6. Grundy SM, Metabolic syndrome. What is it and how should I treat it? *ACC Current Journal Review* 2003;12:37-40.
7. Topol EJ, Mc Carthy J, Gabriel S. Single nucleotide polymorphism in multiple novel trombospondin genes may be associated with familial premature myocardial infarction. *Circulation* 2001;104:2641-44.
8. Myiao S, Furusho T, Genetic study of essential hypertension. *Jap Circ J* 1978;42:1161-86.
9. Corvol P, Jeunemaitre X. Genetics of hypertension. In: Topol ES (Ed). *Textbook of cardiovascular medicine*. Philadelphia: Lippincott-Raven, 1977. p. 2415.

10. Sethi AA, Nordestgaard BG, Tybjorg-Hansen A. Angiotensin gene polymorphism, plasma angiotensinogen and risk of hypertension and ischemic heart disease. A meta-analysis. *Arterioscler Throm Vasc Biol* (in print).

11. Zappi DM, Castro RF, Felicioni SP. Fatores de risco emergentes para doença coronariana. Rio de Janeiro: Revinter, 2000.

12. Stassen JA, Wang J, Bianchi G, Birkenhager WH. Essential hypertension. *Lancet* 2003;361:1629-41.

13. Inoue N, Kanazawa K. Polymorphism of the NADP/NADPH oxidase p22phox gene in patients with coronary artery disease. *Circulation* 1998;97:135-37.

14. Bahague I, Poirier O, Nicaud V. Beta-fibrinogen gene polymorphism are associated with plasma fibrinogen and coronary artery disease in patients with myocardial infarction. The ECTIN Study. *Circulation* 1996;93:440.

FATORES DE RISCO 3

CONCEITO

Durante muitos anos e até metade do século XX se pensava que as doenças crônicas, comuns àquela época, como vimos no Capítulo 1, eram causadas pela degeneração vascular que aparecia com a idade.

Começando em 1948, o *Projeto Cardíaco de Framingham* examinou, a intervalos regulares, o aparelho cardiovascular de 5.200 homens e mulheres e publicou uma série de estudos epidemiológicos mostrando como se processa a evolução das doenças cardiovasculares numa população. Em 1978, 30 anos depois, ficou evidente que certos fatores, biológicos ou não, de um modo ou de outro, poderiam ser danosos à saúde. Começou, então, a ser estabelecido o conceito de fatores de risco que possui, hoje, uma importância fundamental na explicação dos mecanismos das doenças crônicas multifatoriais, antigamente chamadas degenerativas, predominantes desde a segunda metade do século XX. E mais do que isso, o conceito de fator de risco está nos ensinando como prevenir e diminuir a progressão ou mesmo evitar o aparecimento dessas doenças crônicas.

O conceito de fator de risco foi surgindo graças a vários projetos epidemiológicos que se desenvolveram, não só nos Estados Unidos, mas também na Europa, e que mostraram a consistência da associação entre determinadas características observadas em um indivíduo (fator de risco) e o subseqüente aparecimento de uma doença arterial nesse mesmo indivíduo. As características notadas nesses estudos começaram a ser paulatinamente identificadas, sendo o colesterol e a hipertensão arterial os primeiros que foram associados à doença arterial coronária e ao acidente vascular cerebral. Algum tempo depois, dois outros foram identificados, o tabagismo e o diabete melito, ligados à aterosclerose como doença causal de grande número de casos de comprometimento das artérias coronárias e cerebrais. Vemos então que no fim dos anos 70 os mais importantes fatores de risco já haviam sido descobertos, fazendo com que a aterosclerose deixasse de ser uma doença degenerativa para ser o resultado de um processo multifatorial. Essa foi a conseqüência da evolução da nova ciência, a epidemiologia, devidamente associada à estatística, dando uma exatidão matemática aos fatores que estavam sendo descobertos e estudados.

É importante lembrar que a presença do fator de risco não implica, necessariamente, no surgimento da doença; existem muitas influências que podem alterar a importância de um fator, quando ele é avaliado. Um exemplo que nos vem à mente, de imediato, é a dosagem elevada do colesterol total, digamos 250 mg/dl; essa taxa, que é alta, tem a sua importância reduzida pela contrapartida de um colesterol-HDL de 70 mg/dl, hoje considerada a fração protetora; outros exemplos, menos evidentes, decorrem provavelmente de fatores genéticos ainda mal conhecidos que explicariam a longa sobrevida de certos fumantes, que até aos 80 anos continuam tendo uma vida relativamente sadia.

Na maior parte dos exemplos, fator de risco é o traço que produz o risco do aparecimento de uma doença na população.

A definição de fator de risco é qualquer hábito, característica ou traço que possa conduzir à probabilidade de um indivíduo desenvolver uma doença.[1]

O Ministério da Saúde assim conceitua o fator de risco: probabilidade de alguém ou de um grupo populacional sofrer um dano à saúde resultante de determinadas características biológicas, genéticas, ambientais, psicológicas, sociais, econômicas ou outras, inter-relacionadas, e que conferem um risco próprio a esse grupo específico.

Fator de risco à saúde é algo (coisa ou acontecimento) que favorece o surgimento ou agravamento de uma doença, qualquer que ela seja: física, mental ou social. O grupo populacional que apresenta maior risco à saúde é chamado de grupo de risco e se caracteriza pela possibilidade de adoecer permanentemente, de maneira mais fácil do que os demais, sendo merecedor de maior atenção. Para cada risco existe um grupo de risco específico que deve ser identificado.

Na década de 1980 ficou claro que diferentes padrões culturais, estilos de vida e características pessoais carregam consigo diferentes graus de risco para um eventual ataque cardíaco ou cerebral.

Schmidt *et al.* definem fator de risco como qualquer fator clinicamente identificado (antecedentes pessoais e familiares, doenças concomitantes, etc.) ou laboratorialmente identificado (hiperglicemia, hipercolesterolemia, etc.), que se associe, ainda que sem relação nítida de causa e efeito, com a probabili-

15

dade de ocorrência de determinada doença em período variável de tempo.

O primeiro fator de risco identificado como tal foi o nível elevado de colesterol sérico ou colesterol-LDL; a associação foi estabelecida, de modo convincente, por Ancel Keys no *Projeto dos Sete Países*.[2] Law *et al.* fizeram uma revisão, em 1994, dos 10 maiores estudos de coorte, inclusive do MRFIT, confirmando, pela primeira vez, que a queda dos níveis de colesterol total se correlaciona com a diminuição da coronariopatia. Esse estudo estabeleceu a relação entre o fator de risco e a doença, inclusive quando o grau de intensidade do fator de risco é aliviado.[3]

O segundo fator de risco identificado foi a hipertensão arterial. Gordon e Kannel o fizeram em 1972, observando que a elevação da pressão, sistólica ou diastólica, em todas as idades e em ambos os sexos, aumenta muito o risco da coronariopatia aterosclerótica. O aumento do risco é, nesse caso e em outros, um *continuum* pois, quanto mais alta a pressão arterial, maior o risco mesmo dentro de limites arbitrários chamados de normais.

Os outros dois fatores de risco mais importantes, em seguida identificados, foram o tabagismo e o diabete melito. O fumo, segundo o Instituto Nacional de Câncer, é de tal importância epidemiológica que contribui para morte de uma em cada cinco pessoas no Brasil, nem todas, obviamente, por causas cardiovasculares. O diabete melito tem, como principais complicações, a longo prazo, o acidente vascular cerebral, a coronariopatia, a insuficiência cardíaca e a doença arterial periférica. Oitenta por cento de mortes nos diabéticos são por doenças cardiovasculares (DCV). A presença do diabete melito num paciente é tão importante que ela é tida, epidemiologicamente, como um equivalente coronariano.

Estudos epidemiológicos bem desenhados e reproduzidos por vários grupos semelhantes permitiram a caracterização e quantificação ponderal de diversos fatores de risco independentes, assim como de seus efeitos em grupo. É sempre necessário diferenciar o conceito de fator de risco (como agente causal) do conceito marcador de risco (agente associado a determinado risco, mas sem uma causalidade estabelecida).

Durante todos esses anos foram identificadas mais de quatro dezenas de fatores de risco, além dos quatro principais mais importantes e mais antigos (Quadro 3-1).[4]

Sabemos que um grande número dessa longa lista é constituído de fatores de risco reais, enquanto outros apontam para essa possibilidade, sem que haja uma plena certeza, devido à complexidade de influências que possam confundir ações específicas.

Os fatores de risco podem ser agrupados de acordo com certas características que ostentam, facilitando a sua análise. Um grupo clássico, importante e independente se destaca e, a este grupo, listado no Quadro 3-2, daremos maior atenção.

Durante muitos anos foram discutidas as razões que levam os fatores a se constituir num risco para as doenças cardiovasculares. Em 1982, Furchgott descobriu a disfunção endotelial e desde então temos progressivamente observado que a maioria desses fatores leva à disfunção endotelial, razão principal do

Quadro 3-1. Fatores de Risco

1. Colesterol (ou C-LDL)	22. Ácido úrico
2. Pressão arterial	23. Estresse oxidativo
3. Tabagismo	24. Álcool
4. Diabete melito	25. Estrogênio
5. Idade	26. Testosterona
6. Sexo	27. Plaqueta
7. Raça	28. Leucócito
8. História familiar prematura para DCV	29. Fibrinogênio
9. Obesidade	30. Ativador do plasminogênio tecidual
10. Vida sedentária	31. Inibidor do ativador/plasmonogênio
11. Tensão emocional	32. Fator VII
12. Situação socioeconômica	33. Fator VII!
13. Hipertrofia ventricular esquerda	34. Fator de von Willibrand
14. Triglicerídio	35. Viscosidade sangüínea
15. Colesterol-HLD	36. Dímero-D
16. Lipoproteína (a)	37. Marcador da geração de trombina
17. Subpartícula da LDL	38. Trombomodulina
18. Apoproteína	39. Fator inflamatório
19. Ácido graxo insaturado trans	40. Fator infeccioso
20. Resistência à insulina/insulinemia	41. Menopausa
21. Homocisteína	

Quadro 3-2. Fatores de risco independentes

1. Colesterol ou colesterol-LDL
2. Hipertensão arterial
3. Tabagismo
4. Diabete melito

risco que eles carregam. No próximo capítulo, sobre disfunção endotelial, comentaremos o provável mecanismo que induz cada fator a interferir no mecanismo normal do endotélio, a maior razão biológica para a saúde vascular de um indivíduo.

Uma das hipóteses teóricas aceita para explicar o aparecimento da aterosclerose é aquela em que ocorre alguma forma de lesão estrutural ou funcional das células endoteliais. O endotélio é formado por uma camada celular única, cobrindo toda a superfície interna dos vasos sangüíneos, válvulas cardíacas e outras cavidades do corpo. Um equilíbrio crítico entre os fatores endoteliais relaxantes e os fatores endoteliais contráteis mantém a homeostasia vascular. Além de modular o tônus vascular, o endotélio tem outras ações importantes como a ação antiproliferativa, a ação antitrombótica, a ação antiinflamatória, a ação reguladora da permeabilidade e a da angiogênese.

A produção de óxido nítrico pelo endotélio e a sua colocação à disposição do músculo liso são essenciais para o bom funcionamento arterial; a menor expressão de óxido nítrico não compromete apenas a capacidade vasodilatadora da artéria, mas também o crescimento das células musculares lisas dos vasos, impedindo a hiperplasia da íntima e o espessamento da membrana basal; além disso, o óxido nítrico inibe a expressão de moléculas de adesão, como por exemplo, a molécula de adesão intracelular, a da E-selectina e a molécula de adesão das células musculares-1. O óxido nítrico inibe, também, o efeito de citocinas, como o fator de necrose tumoral alfa (TNF-alfa) e o de quimiocinas, como a proteína de atração dos monócitos-1.[5] Nas próximas páginas, os mais importantes fatores de risco, antigos e clássicos, e também independentes em sua ação, serão analisados.

HIPERTENSÃO ARTERIAL

É um fator de risco de fácil diagnóstico e tratamento. Já era consenso, desde 1972, que a elevação das cifras tensionais aumentava o risco para a doença arterial coronária; contudo, hoje sabemos que a hipertensão arterial é importante doença crônica do adulto, só superada pela obesidade/excesso de peso, que se encontra em primeiro lugar. Existe, atualmente, no Brasil, um número aproximado de 25 milhões de hipertensos, mas a prevalência da hipertensão arterial sofre as influências da idade, do peso, do sexo, da etnia, da ingestão de sal, do álcool e da situação socioeconômica.[6]

O ponto de corte entre normotensão e hipertensão, seja ele sistólico ou diastólico, vem sendo arbitrariamente estabelecido, durante todos estes anos, seguindo dados epidemiológicos, fixando-se níveis acima dos quais o aparecimento de complicações aumenta de modo significativo. No Quadro 3-3 vamos encontrar as cifras que definem a hipertensão arterial como consta nas IV Diretrizes Brasileiras de Hipertensão, resultado do consenso entre várias sociedades médicas, principalmente a Sociedade Brasileira de Cardiologia.[7]

Assim, a pressão arterial acima de 139/89 resulta em lesão dos órgãos-alvo, que vamos descrever no Quadro 3-4.

A hipertensão arterial, como um dos mais importantes fatores de risco para o desenvolvimento das doenças cardiovasculares, explica 40% das mortes por acidente vascular encefálico e 25% daquelas por coronariopatia.[8]

Vimos no Quadro 3-3 que a hipertensão no estágio 1 tem sido chamada, até agora, de hipertensão leve; este nome, para uma entidade patológica, é um termo inadequado, pois gera uma atitude de descrédito à importância que ela possui, já que representa 70% de todos os hipertensos e que, a longo prazo, pode dar origem a todas aquelas complicações descritas no Quadro 3-4.

Nos últimos anos vem se confirmando a idéia de que a pressão sistólica e a pressão de pulso são, após os 50 anos de idade, mais importantes do que a pressão diastólica. Sabe-se agora que uma pressão sistólica entre 140 e 150 mmHg triplica o risco cardiovascular em relação a uma pressão entre 110 e 120 mmHg; níveis de pressão sistólica que num passado recente eram considerados normais (159 mmHg), são hoje associados a uma taxa elevada de eventos cardiovasculares. Sabemos que de 50% a 70% da população idosa atual apresenta

Quadro 3-3. Classificação da pressão arterial (> 18 anos)

Classificação	Sistólica em mmHg	Diastólica em mmHg
Ótima	< 120	< 80
Normal	< 130	< 85
Limítrofe	130 a 139	85 a 89
Hipertensão		
Estágio 1 (leve)	140 a 159	90 a 99
Estágio 2 (moderada)	160 a 179	100 a 109
Estágio 3 (grave)	≥ 180	≥ 110
Sistólica isolada	≥ 140	< 90

Quadro 3-4. Lesão dos órgãos-alvo na hipertensão arterial

- Doenças cardíacas
  - Hipertrofia ventricular esquerda
  - Infarto agudo do miocárdio prévio ou angina de peito
  - Revascularização miocárdica prévia
  - Insuficiência cardíaca
- Episódio isquêmico ou acidente vascular cerebral
  - Retinopatia hipertensiva
  - Nefropatia hipertensiva
  - Doença vascular arterial das extremidades

pressão arterial sistólica acima de 139 mmHg.[9] Essa mudança de ênfase aconteceu porque se notou que o tratamento anti-hipertensivo era mais eficaz na prevenção do ataque cerebral (acidente vascular encefálico) do que na prevenção do ataque cardíaco; tal achado sugeria ser necessário mais atenção à pressão sistólica e à pressão de pulso. A certeza dessa especulação apareceu no ensaio HOT, realizado em pacientes de meia idade hipertensos, que fracassou na redução do risco cardiovascular, pois embora a pressão diastólica estivesse satisfatoriamente controlada, as pressões sistólicas e de pulso se mantiveram elevadas.[10]

Outro comentário que queríamos fazer é a respeito do risco cardiovascular oferecido pela chamada pressão limítrofe no Quadro 3-3 (pressão sistólica de 130 a 139 mmHg, pressão diastólica de 85 a 89 mmHg ou ambas). No Projeto Cardíaco de Framingham foi investigada a evolução de 6.859 participantes que inicialmente apresentavam pressões normais e estavam livres de doenças cardiovasculares; uma incidência cumulativa de complicações apareceu em 10 anos, em pacientes de 35 aos 64 anos, agora com pressões limítrofes da ordem de 4% (IC de 95% entre 2% e 5%) para as mulheres e de 8% (IC de 95% entre 6% e 10%) para os homens; em pacientes de 65 a 90 anos a incidência foi de 18% (IC de 95% entre 2% e 23%) para as mulheres e de 25% (IC de 95% entre 17% e 34%) para homens; comparada à pressão ótima, a pressão limítrofe, mesmo ajustada para um fator de risco, apresentou uma razão de chance de 2,5 (IC de 95% entre 1,6 e 4,1) para a mulher e de 1,6 (IC de 95% entre 1,1 e 2,2) para o homem. Por esse estudo, a pressão arterial limítrofe ou normal alta, como chamam alguns, está associada a um aumento de risco cardiovascular de mais de 150% na mulher idosa e 60% no homem idoso.[11]

O problema de risco cardiovascular é complexo e nesses últimos anos nota-se uma divergência entre os dados epidemiológicos e a prática médica. Não existe ainda um divisor confiável entre normotensão e hipertensão, como vimos no parágrafo anterior; um grande número de complicações ocorre entre as pessoas normotensas com pressões limítrofe ou normal alta; não podemos negar que para uma elevação de 5 a 6 mmHg na pressão diastólica haverá um aumento de 40% na porcentagem de ataques cerebrais; da mesma forma, com o mesmo aumento da pressão diastólica ocorre uma elevação de 25% na porcentagem de ataques cardíacos. Assim, um mesmo nível de pressão arterial pode fazer variar de 1 a 6 vezes o prognóstico de um ataque cerebral em 10 anos, em pacientes brancos de 55 anos de idade, na dependência de outros fatores de risco que existam no indivíduo ou no grupo.

De acordo com o 7º Relatório Americano sobre Prevenção, Detecção, Avaliação e Tratamento da Hipertensão Arterial, os fatores de risco associados à hipertensão arterial e que agravam o seu prognóstico estão no Quadro 3-5.

A combinação dos estágios descritos no Quadro 3-3 com as lesões de órgãos-alvo descritas no Quadro 3-4 e os fatores de risco descritos no Quadro 3-5 permitiram à *Organização Mundial de Saúde* e à *International Society of Hypertension* construir um quadro com a classificação do risco individual, possibilitando, como veremos no Quadro 3-6, estratificar o risco do paciente de uma maneira fácil e prática.

No Brasil, de acordo com o Datasus de 1997, em relação à mortalidade, o acidente vascular cerebral foi responsável por 82.105 mortes, a coronariopatia por 73.624 mortes, o infarto agudo do miocárdio por 56.373 mortes, e outras doenças cardiovasculares por 37.508 mortes. Num total de 907.124, as doenças cardiovasculares responderam por 249.610 óbitos. A hipertensão arterial é muito importante na explicação dessas cifras, obviamente junto com outros fatores de risco.

Durante 36 anos a população de Framingham, nos Estados Unidos, foi observada medicamente, procurando-se em cada consulta repetida, a presença de doença arterial coronária (DAC), de acidente vascular encefálico (AVE) e de doença arterial periférica (DAP) entre pessoas de 35 a 64 anos e em presença ou não de hipertensão arterial. O resultado, dado em porcentagem, está na Figura 3-1.

Vemos que a DAC é 2 vezes mais comum no hipertenso, o AVE é 3 vezes e a DAP é também 2 vezes mais comum. Entre 64 e 90 anos de idade os números são ainda mais expressivos. Esse estudo mostra, muito claramente, a existência do risco que a hipertensão arterial representa para os pacientes que a possuem.

Quadro 3-5. Fatores de risco associados à hipertensão arterial

1. Obesidade
2. Dislipidemia
3. Diabete melito
4. Tabagismo
5. Vida sedentária
6. Microalbuminúria (taxa de filtração glomerular < de 60 ml/minuto)
7. Idade (> 55 anos para homens e > 65 para mulheres)
8. História familiar prematura para DCV (< de 55 anos para homens e < de 65 para mulheres)

Quadro 3-6. Estratificação de risco na hipertensão arterial

Paciente	Hipertensão arterial		
	Estágio 1	Estágio 2	Estágio 3
Sem fator de risco	Baixo	Médio	Alto
Um ou dois fatores de risco	Médio	Médio	Alto
Três ou mais fatores de risco ou lesão de órgão-alvo ou diabete	Alto	Alto	Muito alto
Doença cardiovascular	Muito alto	Muito alto	Muito alto

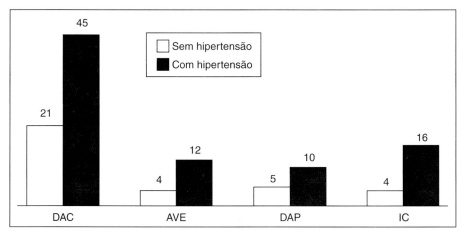

Fig. 3-1. Trinta e seis anos de seguimento pelo estudo de Framingham –% (35 a 64 anos). (Kannel WB. *Proc R Coll Phys* 1991;21:273-87.)

De acordo com a Diretriz de 1999 da OMS/ISH, a probabilidade de um indivíduo hipertenso vir a apresentar um acidente vascular encefálico (AVE) ou um infarto agudo do miocárdio (IAM), num espaço de 10 anos, está relacionada à sua colocação na estratificação de risco apresentada no Quadro 3-6. O prognóstico individual, de acordo com esse risco, está demonstrado no Quadro 3-7.

É importante que se estabeleça o prognóstico do paciente em relação a cada fator e, conforme vemos acima, quanto maior for esse risco, maior é a probabilidade de um AVE ou IAM em 10 anos, que é o tempo médio estabelecido para essa probabilidade. O Quadro 3-7 é muito útil ao médico, pois mostra o risco real que o paciente corre, risco esse transmitido para que ele avalie a realidade da situação; todo tratamento deverá ser baseado na probabilidade da porcentagem de uma complicação anteriormente referida.

Meios de avaliação do risco cardiovascular têm sido usados, freqüentemente, pelos médicos para predizer a probabilidade de acidentes cerebrovasculares, coronarianos ou mesmo morte súbita e, nesses casos, quantificar e instituir o tratamento adequado. Em geral, essa avaliação se faz em relação ao risco absoluto (RA) que o paciente corre, termo esse muito usado hoje em epidemiologia, por meio do qual os pacientes são avisados da probabilidade de acontecimentos cardiovasculares durante determinado período de tempo.

Estamos descrevendo adiante, de uma maneira estandartizada, os cinco passos necessários para se estabelecer essa estimativa de risco.

Quadro 3-7. Prognóstico cardiovascular de acordo com o risco individual

Risco	Probabilidade de um AVE ou IAM em 10 anos
Risco baixo	Menos de 15%
Risco médio	15% a 20%
Risco alto	20% a 30%
Risco muito alto	Mais de 30%

Fluxograma para estimativa de risco cardiovascular em pacientes hipertensos

Para estimar o risco de complicações cardiovasculares, em 10 anos, em um paciente hipertenso, devemos seguir os seguintes passos:

- *Passo 1:* determinar o nível de pressão arterial diversas vezes, até que as cifras sejam muito parecidas; uma única medida de pressão arterial não é o bastante para defini-la, nem tampouco servir de base para o prognóstico e posterior tratamento.

- *Passo 2:* determinar, de acordo com a anamnese, o exame físico e os exames de laboratório do paciente, se existe alguma lesão de órgão-alvo, isto é, do cérebro, do coração, dos rins e das artérias, de acordo com o que foi descrito no Quadro 3-4.

- *Passo 3:* determinar também, de acordo com o que foi descrito no Quadro 3-5, os fatores de risco que o paciente apresenta, lembrando que o diabete é um equivalente coronário.

- *Passo 4:* estratificar o risco do paciente de acordo com o estágio em que se encontra a sua cifra tensional, na linha mais alta do Quadro 3-6, e combinar com os fatores de risco presentes e lesões de órgãos-alvo, que se encontram na coluna esquerda do mesmo, publicada pela OMS/ISH. O risco pode ser baixo, médio, alto e muito alto, de acordo com as características do doente mencionadas nesse mesmo quadro.

- *Passo 5:* determinar o prognóstico do paciente, em 10 anos, de acordo com o risco já conhecido; essa determinação está exposta no Quadro 3-7, também da OMS/ISH. Uma probabilidade de menos de 15%, em 10 anos, é considerada pequena, mas, ao contrário, uma probabilidade de mais de 30%, em 10 anos, torna-se muito propícia para o aparecimento de uma complicação cardiovascular no paciente.

HIPERCOLESTEROLEMIA

A elevação do colesterol sérico está intimamente relacionada à aterosclerose, mais ainda quando a artéria coronária estiver comprometida.

Como já vimos no Capítulo 1, essa relação ficou comprovada no clássico Projeto dos Sete Países, dirigido na década de 1970 por Ancel Keys.[2] O Departamento de Aterosclerose da Sociedade Brasileira de Cardiologia publicou, em 2001, a *III Diretriz Brasileira de Dislipidemias*, de onde extraímos diversos Quadros aqui utilizados e que ilustram o conhecimento atual desse importante fator de risco.[13]

As moléculas lipídicas existentes no plasma, do ponto de vista de valorização clínica, são os ácidos graxos, o triglicerídio, o fosfolipídio e o colesterol. Os ácidos graxos podem ser saturados, monoinsaturados ou poliinsaturados; entre os saturados estão o palmítico e o esteárico e entre os insaturados estão o linoléico e o oléico. Os fosfolipídios têm a função primordial de formar a estrutura básica da membrana das células. O colesterol, a molécula lipídica que mais nos interessa no momento, é o lipídio precursor dos hormônios esteróides, dos ácidos biliares e da vitamina D.

As lipoproteínas são responsáveis pelo transporte dos lipídios no sangue e compostas, também, por proteínas chamadas de apoproteínas. Existem cinco grandes classes de lipoproteínas descritas no Quadro 3-8, com suas respectivas características.

Uma outra lipoproteína de interesse clínico é a lipoproteína (a) considerada muito aterogênica.

Os quilomícrons são os responsáveis pelo transporte dos lipídios da alimentação (via exógena). A VLDL e a LDL são as lipoproteínas responsáveis pelo transporte dos lipídios de origem hepática e caracteristicamente contêm apoB-100 (via endógena). Os triglicerídios da LDL e dos quilomícrons são hidrolisados pela lipase lipoprotéica, liberando os ácidos graxos. Tanto a VLDL quanto a LDL são removidas pelo fígado por ligações com receptores específicos. A expressão desses receptores (produção) é a principal responsável pelo nível de colesterol no sangue, dependendo da enzima HMG-CoA-redutase, que é a enzima limitante à síntese do colesterol hepático. As partículas da HDL são formadas no plasma. Existe uma molécula de LDL formada por partículas pequenas e densas (fenótipo D), muito importante na síndrome metabólica.

O acúmulo de LDL no compartimento plasmático resulta na hipercolesterolemia, que pode ocorrer pela pequena produção do receptor no fígado e que, usualmente o retira da circulação; esse fenômeno é causado pela diminuição do metabolismo da lipoproteína. A maioria dos pacientes com hipercolesterolemia pertence ao grupo poligênico e a minoria, chamada de hipercolesterolemia familiar, ao monogênico.

As dislipidemias são classificadas em laboratório, de acordo com o Quadro 3-9.

Estudos epidemiológicos têm demonstrado que cada elevação de 1% no nível de colesterol plasmático dobra o risco de doença coronária. A Figura 3-2 mostra a relação entre o colesterol total e a mortalidade coronária no período de 1970 a 1980 em 19 países.

Um resultado semelhante foi obtido no *Multiple Risk Factor Intervention Trial* (MRFIT), que estudou a taxa de morte durante 6 anos, ajustada para a idade, de 361.662 indivíduos com o colesterol entre 150 e 300 mg/dl (Fig. 3-3). Vemos na ilustração que, à medida que o colesterol sobe a taxa de morte por 1.000, em 6 anos, ajustada para a idade, também se eleva.

O Projeto Cardíaco de Framingham, num estudo de 1948 a 1958, evidenciou a importância clínica do nível do colesterol em indivíduos normais e no desenvolvimento da doença aterosclerótica.[16]

O *National Health and Nutrition Examination Survey* (NHANES) mediu quatro vezes, nos últimos 40 anos, o nível de colesterol total dos adultos americanos; primeiro no triênio 1960-62 e o último, no triênio 1988-91; nesses períodos a média do colesterol diminuiu de 220 para 205 mg/dl. Coincidentemente, a taxa de cardiopatia coronária aterosclerótica começou a declinar nos Estados Unidos na década de 1960 e na década de 1990 esse declínio chegou a 54% (Fig. 3-4).[17]

Quadro 3-9. Classificação das dislipidemias

- Hipercolesterolemia isolada: aumento do colesterol total (CT) ou do colesterol-LDL (C-LDL)
- Hipertrigliceridemia isolada: aumento do triglicerídio (TG)
- Hiperlipidemia mista: aumento do CT e TG
- Diminuição isolada do colesterol-HDL (C-HDL)

Quadro 3-8. Principais características das lipoproteínas plasmáticas*

Lipoproteína	Densidade	Composição %	Apoproteína
Quilomícrons	< 0,95	84% de triglicerídio	B-48
VLDL	< 1,006	55% de triglicerídio	B-100
IDL	1,006-1,019	32% de triglicerídio	B-100
LDL	1,019-1,063	38% de colesterol	B-100
HDL	1,063-1,210	50% de proteína	A-1

*III Diretriz Brasileira de Dislipidemia.

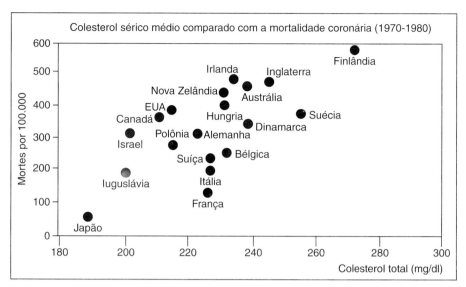

Fig. 3-2. Mortalidade por coronariopatia em diferentes países; os extremos são Japão e Finlândia; atenção para o baixo nível de colesterol da França, que deu origem ao chamado "paradoxo francês".[14]

Uma análise desse decréscimo, em 1984, concluiu, que cerca de 40% dessa diminuição deve ser atribuída a intervenções médicas específicas, porém, mais de 50% esteve relacionada à redução do colesterol e do tabagismo; alguns médicos acharam essa conclusão de validade duvidosa.

No Brasil, não temos nenhum estudo epidemiológico comparando nível de colesterol com doença, contudo, temos dois estudos que mediram o colesterol total em vários grupos; o primeiro, realizado em Porto Alegre, em 1988, por Duncan et al., mostrou um colesterol total médio de 202,4 ± 43 mg/dl; desses grupos, 14,5% estavam entre 100 e 160 mg/dl, 25% entre 161 e 190 mg/dl, 44% entre 191 e 250 mg/dl, e 14,9% acima de 250 mg/dl. O outro trabalho, feito em São José do Rio Preto, SP, em 1992, por Nicolau et al., mostrou que 62% dos indivíduos apresentavam colesterol total até 200 mg/dl, 22% entre 201 e 239 mg/dl, e 16% acima de 240 mg/dl.[18]

Quando se mede o colesterol total, estamos dosando uma mistura de colesterol-VLDL, de colesterol-LDL e de colesterol-HDL, dependendo do porcentual de cada lipoproteína; por essa razão, nos últimos anos, por questão de maior precisão, deu-se preferência à fração colesterol-LDL, como lipídio representativo da taxa real do colesterol. Além disso, é a LDL a fração mais freqüente encontrada nas infiltrações das grandes artérias e nos ateromas em geral. Embora o colesterol total seja bem representativo do colesterol LDL, a medida desse último é a preferida, quando possível.

O risco da doença aterosclerótica é avaliado pela análise conjunta das características e fatores que aumentam a probabilidade de um indivíduo desenvolver a doença. A estratificação desse risco é feita pelo cálculo do risco absoluto, o risco que um indivíduo tem de desenvolver algum evento clínico num determinado período de tempo.

A fração colesterol-LDL é considerada fator causal e independente da aterosclerose. O poder preditor de um risco e a meta lipídica a ser adotada para prevenção variam de acordo com a associação de outros fatores de risco.

Para a estratificação do risco de um indivíduo deve-se tomar outras medidas que nos ofereçam dados que ajudem a classificá-lo. A primeira medida é a dosagem dos níveis de colesterol, de acordo com os valores de referência estabelecidos pela Sociedade Brasileira de Cardiologia (Quadro 3-10).

Nos últimos anos, os *Quadros do Escore* publicados pelo *Projeto Cardíaco de Framingham* para avaliação de risco coronário, vêm sendo muito usados nos Estados Unidos. Eles predizem a possibilidade de mortalidade cardiovascular de um indivíduo, no decorrer dos 10 anos seguintes de vida, pertencente a uma população de cor branca, devendo ser usadas no Brasil com o conhecimento desse viés epidemiológico.

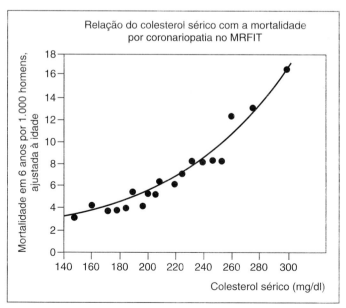

Fig. 3-3. Esta relação entre mortalidade e colesterol é definida numa grande coorte de homens (n = 361.662) que foi levantada, epidemiologicamente, para o MRFIT; nota-se que quanto mais alto o colesterol maior é a taxa de mortalidade.[15]

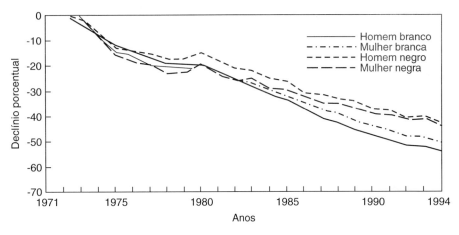

Fig. 3-4. Declínio porcentual nos traços da mortalidade, ajustados para a idade, na coronariopatia, por sexo e raça, nos EUA (1972-1994). Fonte: preparado pelo NHLBI usando dados das "Estatísticas Vitais dos Estados Unidos". Ajustado para a idade da população americana do censo de 1940. O declínio médio da coronariopatia foi de 53,2%.

■ **Fluxograma para estimativa do risco cardiovascular em pacientes com colesterol alto**

- *Passo 1:* meça o colesterol total ou colesterol-LDL do indivíduo.
- *Passo 2:* determine a presença de outros fatores de risco que possam modificar as metas do colesterol (Quadro 3-11).
- *Passo 3:* usar o *Escore de Risco Coronário de Framingham,* para homens e mulheres, levando em consideração a idade, o colesterol total, o tabagismo, o colesterol-HDL e a pressão arterial. O resultado estima, em porcentagem, o risco cardiovascular nos próximos 10 anos de vida (Quadros 3-12 e 3-13).
- *Passo 4:* como já vimos no item sobre hipertensão arterial, para uma correta avaliação de risco é necessário estratificá-lo numa determinada classe em relação aos próximos 10 anos de vida (Quadro 3-14).

TABAGISMO

A idéia que se tem da relação do tabagismo com a aterosclerose, é a de que ele se constitui num importante fator de risco, pois essa relação é muito consistente. Já em 1965, Auerbach *et al.*, estudando 1.372 necropsias, relacionaram o grau de aterosclerose das artérias coronárias com o tabaco usado pelos pacientes; os autores verificaram que havia uma relação direta entre o número de cigarros consumidos por dia e a extensão das lesões arteriais, sendo a diferença entre as artérias do grupo fumante e não-fumante muito marcante.[19]

Outros estudos confirmaram essa associação e, na década de 1960, a *American Heart Association* confirmou a ligação entre fumo e aterosclerose.[20]

O risco da doença coronária é, de acordo com Giannini, de duas a quatro vezes maior em fumantes em geral se relaciona com o número de cigarros consumidos por dia; as mulheres na pré-menopausa têm um risco seis vezes maior do que os homens; em indivíduos jovens, o hábito de fumar se constitui no mais importante fator de risco, sendo que, para as mulheres, esse risco pode ser aumentado com o uso simultâneo de anticoncepcionais.

Resultados do Projeto Cardíaco de Framingham e de outros projetos prospectivos permitiram estabelecer que o fumo atua de maneira associada aos outros fatores de risco, em relação à aterosclerose.[21]

O fumo é, certamente, o maior problema de saúde pública existente, com um bilhão de fumantes no mundo segundo a estimativa da OMS; o tabagismo é, sem dúvida, um dos principais fatores de risco para o desenvolvimento da aterosclerose.[21]

Quadro 3-10. Valores de referência para o colesterol (em mg/dl)

Lipídios	Valores	Categoria
Colesterol total	< 200	Ótimo
	200-239	Limítrofe
	> 240	Alto
Colesterol-LDL	< 100	Ótimo
	100-129	Desejável
	130-159	Limítrofe
	160-189	Alto
	≥ 190	Muito alto
Colestero-HDL	< 40	Baixo
	≥ 60	Alto

Quadro 3-11. Fatores de risco que podem modificar metas do colesterol

1. Tabagismo
2. Hipertensão arterial (≥ 140/90 ou usando medicação anti-hipertensiva)
3. Colesterol-HDL (< 40 mg/dl)

Quadro 3-12. Escala de pontuação cumulativa (Escore de Risco Coronário de Framingham) –
Estimativa do risco de DAC em 10 anos em homens com fatores de risco coronariano

Idade	Colesterol total		LDL-C	HDL-C
30 a 34 = –1	< 160 = –3		< 100 = –3	< 35 = 2
35 a 39 = 0	160 a 199 = 0		< 100 a 129 = 0	< 35 a 44 = 1
40 a 44 = 1	200 a 239 = 1	- ou -	< 130 a 159 = 0	< 45 a 49 = 0
45 a 49 = 2	240 a 279 = 2		< 160 a 190 = 1	< 50 a 59 = 0
50 a 54 = 3	> 280 = 3		> 280 = 2	< 60 = –1
55 a 59 = 4	**Pressão arterial**	**Tabagismo**	**Diabete**	
60 a 64 = 5	< 120/< 80 = –0	Não = 0	Não = 0	
65 a 69 = 6	120 a 129/80 a 84 = 0	Sim = 2	Sim = 2	
70 a 74 = 7	130 a 139/85 a 89 = 1			
	140 a 159/90 a 99 = 2			
	160/> 100 = 3			

Total de pontos:	< –2	–2	–1	0	1	2	3	4	5	6	7	8	9	10	11	12	13	> 14
Risco de DAC em 10 anos (%):	1	1	2	2	3	4	5	7	8	10	13	17	21	26	32	38	46	54

A importância do risco de coronariopatia no fumante é tão grande que corresponderia à soma dos riscos da hipertensão e da hipercolesterolemia juntos. A porcentagem da população que fuma é, também, maior do que a de hipertensos e de hipercolesterolêmicos.[22]

A influência do tabagismo nas taxas de mortalidade ficou bem estabelecida na experiência de 20 anos do Projeto Karelia do Norte, na qual, a queda de 16% do tabagismo foi acompanhada de uma redução, na mortalidade por coronariopatia, de cerca de 10% entre os homens; por outro lado, no mesmo projeto, um aumento de 9% no uso do cigarro provocou aumento de 11% na taxa de mortalidade.[23]

Apesar de, epidemiologicamente, estar provado que os fumantes têm um alto risco para desenvolverem aterosclerose, os mecanismos dessa ação não estão bem elucidados; sabe-se que o fumo causa espasmo arteriolar, talvez por disfunção endotelial; o tabaco tem elevadas quantidades de vários tipos de radicais livres, caracterizados principalmente por oxigênio e carbono. Já foi demonstrado que o fumo favorece a oxidação da LDL *in vivo*, no que contribui, muitíssimo, para a aterosclerose.

Quadro 3-13. Escala de pontuação cumulativa (Escore de Risco Coronário de Framingham)
Estimativa do risco de DAC em 10 anos em mulheres com fatores de risco coronariano

Idade	Colesterol total		LDL-C	HDL-C
30 a 34 = –9	< 160 = –3		< 100 = –2	< 35 = 5
35 a 39 = –4	160 a 199 = 0		< 100 a 129 = 0	< 35 a 44 = 2
40 a 44 = 0	200 a 239 = 1	- ou -	< 130 a 159 = 0	< 45 a 49 = 1
45 a 49 = 3	240 a 279 = 1		< 160 a 190 = 2	< 50 a 59 = 0
50 a 54 = 6	> 280 = 3		> 280 = 3	< 60 = –3
55 a 59 = 7	**Pressão arterial**	**Tabagismo**	**Diabetes**	
60 a 64 = 8	< 120/< 80 = 3	Não = 0	Não = 0	
65 a 69 = 8	120 a 129/80 a 84 = 0	Sim = 2	Sim = 4	
70 a 74 = 8	130 a 139/85 a 89 = 0			
	140 a 159/90 a 99 = 2			
	160/ > 100 = 3			

Total de pontos:	< –2	–2	–1	0	1	2	3	4	5	6	7	8	9	10	11	12	13	14	15	16	> 17
Risco de DAC em 10 anos (%):	1	1	2	2	2	3	3	4	5	6	7	8	9	11	12	14	16	20	22	25	30

24 | Capítulo 3 ◆ FATORES DE RISCO

Quadro 3-14. Estratificação de risco para complicação cardiovascular

Risco baixo	≤ 10% em 10 anos
Risco médio	> 10% porém < 20% em dez anos
Risco alto	≥ 20% em 10 anos

Segundo Rosemberg, os principais componentes do cigarro que se relacionam ao aumento da morbimortalidade por coronariopatia são o monóxido de carbono e a nicotina.[24] Além do aumento do tônus vascular, o tabagismo eleva também a adesividade e a agregação plaquetárias, a viscosidade sangüínea, a formação de tromboxane A2, a atividade do fibrinogênio e do fator VII, reduzindo, por outro lado, a geração de prostaciclina e de plasminogênio. A participação do tabaco na formação da placa do ateroma deve estar relacionada à ação da nicotina nas células endoteliais. Além da nicotina e do monóxido de carbono, o cigarro tem cerca de 4.720 substâncias tóxicas, entre as quais se destacam a amônia, o benzeno, o alcatrão, as nitrosaminas e outros cancerígenos.

Vários estudos mostram que o tabagismo passivo também aumenta o risco de morte por coronariopatia em não-fumantes expostos à poluição tabágica ambiental. Alguns desses estudos demonstraram que a exposição do paciente coronariopata estável ao fumo pode agravar os sintomas de angina.[25]

A nicotina é um dos principais agentes agressores do aparelho cardiocirculatório e, associada ao monóxido de carbono proveniente da queima do tabaco, torna-se um dos maiores agentes causadores da aterosclerose e da doença coronária. Há comprovação de que o infarto do miocárdio incide mais no fumante do cigarro de baixos teores; 25% de todos os fumantes regulares morrem precocemente devido às doenças relacionadas ao tabagismo, perdendo, em média, 20 anos de vida. O tabagismo é hoje considerado, além de um importante fator de risco, também uma doença, devendo, portanto, ser abordado como tal por qualquer profissional de saúde que assista o paciente. Já se disse que o tabagismo eleva o risco do paciente em desenvolver a doença coronária e, quando ele pára de fumar, esse risco é reduzido à metade em 1 ano, igualando-se ao de um indivíduo não-fumante em 10 anos.[26]

O tabagismo, sendo um fator causal importante para a aterosclerose, ao se associar à hipertensão e a hipercolesterolemia eleva em 8 vezes o risco da doença coronária. Essa evidência é muito significativa, já que a doença cardiovascular é a primeira causa de morte em nosso país e nela estão incluídos a cardiopatia coronária, a doença cerebrovascular, o aneurisma de aorta abdominal e a doença vascular periférica. Nas pessoas com menos de 65 anos de idade, o tabagismo contribui com aproximadamente 45% das mortes por DCV no homem e 40% na mulher; nestas, como já dissemos, os riscos decorrentes do ato de fumar, associados ao uso de anticoncepcionais orais, contribuem 10 vezes mais para a ocorrência de cardiopatia coronária em relação àquelas não-fumantes.[26]

Existe uma clara relação entre o abandono do fumo e a diminuição da morbidade e da mortalidade por doença cardiovascular. Essa evidência constitui-se na base terapêutica para sensibilizar os pacientes fumantes a diminuírem o risco da doença cardiovascular, através da interrupção do fumo. Assim, o aconselhamento rotineiro e sistemático realizado pelo médico, em pacientes de qualquer faixa etária, de modo especial o adulto jovem, permite uma intervenção de cunho reconhecidamente preventivo e eficaz, na apresentação e desenvolvimento da doença cardiovascular.

No Brasil existem, hoje, mais de 30 milhões de fumantes que necessitam de ajuda. Todos os pacientes fumantes devem ser enfaticamente aconselhados a deixar de fumar pelo médico que os alertará, sem agressividade, porém com firmeza, para a importância de parar de fumar de imediato. Dessa forma, eles estarão prevenindo possíveis doenças tabaco-dependentes ou se elas já existirem, a sua rápida evolução.

Combater o tabagismo é, com certeza, um dos grandes desafios da atividade clínica, sobretudo pela dificuldade e resistência do paciente e porque o sucesso nem sempre é de caráter permanente, ocorrendo recidivas em mais de 60% dos casos.

A necessidade de combater o tabagismo em portadores de doença aterosclerótica é uma ação imperiosa, pois a interrupção do vício produz redução da mortalidade total em cerca de 50% dos casos, particularmente após infarto agudo do miocárdio.

Na maioria dos coronariopatas, o tabagismo vem associado a outros fatores de risco, tornando esses pacientes predispostos a maiores complicações e até à morte.

Conseguir a interrupção do tabagismo é, pois, ponto de honra na atividade clínica, não sendo permitido ao médico atitudes dúbias em relação ao problema, uma vez que estão disponíveis recursos científicos farmacológicos e não-farmacológicos para tratá-lo.

Queremos lembrar que o tabagismo, como importante fator de risco independente, entra no **Passo nº 3** do fluxograma para a estimativa do risco cardiovascular em pacientes hipertensos e, do mesmo modo, no **Passo nº 2** do fluxograma para a estimativa de risco cardiovascular em pacientes com colesterol alto.

DIABETE MELITO

O diabete melito é uma doença de evolução crônica, de caráter multifatorial, que acomete o ser humano em qualquer idade e em qualquer condição social e geográfica. Durante sua evolução, dependendo do controle metabólico, podem advir complicações crônicas.

O tipo 2 do diabete é o mais comum e se caracteriza por apresentar resistência à insulina numa primeira fase, e uma deficiência relativa de insulina, numa segunda fase; a contribuição de cada uma dessas fases varia, tanto de um paciente para outro, como em um mesmo paciente ao longo da doença. Sabemos hoje que fatores genéticos podem ser determinantes da importância de cada um desses mecanismos patogênicos, embora esteja bem demonstrado que fatores ambientais, como sedentarismo e dieta, possam agravar a resistência à insulina. Mesmo quando os níveis de hiperglicemia estão ainda relativamente modestos e restritos a períodos pós-prandiais, podem induzir à disfunção secretora das células beta (glicotoxicidade), impedindo que o mecanismo de compensação seja mantido no nível necessário a evitar a eclosão do diabete. Superficialmente, poder-se-ia pensar que a evolução do diabete tipo 2 nos indicasse tratar-se de uma condição benigna, porém, este pensamento é desmentido pelo grande risco que este tipo de diabete apresenta, que é o perigo de poder desencadear um infarto do miocárdio com importante diminuição na expectativa de vida.

Na década de 1980 foi realizado, no Brasil, um estudo multicêntrico sobre a prevalência do diabete melito, que mostrou ser de 7,5% dos habitantes entre 30 e 69 anos; essa taxa aumentava com a idade e, no grupo etário de 60 a 69 anos, ela atingia 17,4% de pacientes; no Rio de Janeiro, entre as mulheres desse mesmo grupo etário a taxa atingia 24,4%. Ainda foi verificado que a prevalência da doença aumentava 2 vezes entre obesos e 3 vezes entre aqueles que tinham parentesco direto com pacientes diabéticos; nessa pesquisa, a metade dos diabéticos recém-descobertos não sabia que o eram, desconhecendo o risco da morbimortalidade por causa de complicações renais, cardíacas, neurológicas, oftalmológicas e infecciosas.[27]

Novos casos de diabete melito tipo 2 vêm aparecendo em grande freqüência e número devido a vários fatores, entre os quais destacamos a vida sedentária da maioria da população, excesso de peso e obesidade, que são as doenças mais prevalentes nos dias atuais, elevação da média de idade da população em todas as estatísticas sanitárias que se repetem a cada decênio e tudo isso, juntamente com uma predisposição genética, gera esse aumento descomunal do diabete.

A prevalência de complicações entre diabéticos tipo 2, com média de idade de 59,9 anos, e em 10,4 anos de evolução, foi de 64,7% de casos de hipertensão arterial, 34,6% de macroangiopatia, de 22,8% de retinopatia e de 6,8% de nefropatia. Em relação à mortalidade, as maiores causas foram a coronariopatia, com 31% de casos e a doença cerebrovascular com 19,5% de casos e, nos atestados de óbito em que o diabete figura como causa associada às doenças cardiovasculares, as cifras atingiram 62,9%.[28]

Uma das complicações mais temidas do diabete é o infarto agudo do miocárdio; ele é responsável por 1/3 dos óbitos em pacientes diabéticos. Algumas características fisiopatológicas explicam a maior propensão dos diabéticos ao infarto (Quadro 3-15).

O Estudo de Kumamoto sobre o diabete melito tipo 2 demonstra, claramente, a importância do controle glicêmico na prevenção do desenvolvimento das complicações microvasculares (retina, rim e nervos) porém, em relação ao desenvolvimento da doença macrovascular, os resultados não foram tão bons. Os fatores mais estreitamente associados a uma redução de eventos cardiocirculatórios foram a elevação dos níveis de colesterol HDL e o controle da hipertensão arterial; a redução na incidência do número de eventos cardiovasculares de 16%, no grupo de controle mais rígido de glicemia, teve uma significância estatística apenas marginal (p = 0,052).[29]

As artérias do paciente diabético parecem muito suscetíveis à lesão aterosclerótica, pois os fatores de risco vascular clássicos, como a dislipidemia e a hipertensão arterial, causam nelas um enorme impacto.[30] As células da parede vascular devem ser incluídas entre os órgãos-alvo da resistência à insulina, a qual inibe o efeito estimulador da insulina sobre a produção endotelial do óxido nítrico. Já se sabe que a hiperglicemia agrava o risco cardiovascular, como veremos no Capítulo 4, quando discutirmos a disfunção endotelial.

O diabete melito é considerado um dos mais importantes fatores de risco para a doença cardiovascular, comprometendo negativamente o metabolismo dos carboidratos, o metabolismo das proteínas, o metabolismo dos lipídios e produzindo sérias alterações nas paredes vasculares e conseqüentes complicações em vários órgãos.

Segundo dados do Ministério da Saúde, o diabete é a sexta causa de internação hospitalar no Brasil e responsável por 30% das internações de pacientes com dor precordial nas UTIs. A doença cardiovascular é, aproximadamente, de 2 a 4 vezes mais comum nos diabéticos do que nas pessoas sem diabete; até 52% dos óbitos em pacientes diabéticos de 45 a 65 anos de idade, que fazem diálise renal, podem ser atribuídos ao sistema cardiovascular, como parada cardíaca, infarto agudo do miocárdio, cardiopatia aterosclerótica e edema agudo de pulmão; a disfunção ventricular esquerda é sempre mais grave no diabete, aumentando o risco de morbidade e mortalidade.[5]

Um estudo de 7 anos de evolução, tendo como desfechos primários a incidência de morte ou do primeiro infarto, revelou, para essas complicações, uma incidência de 20% para o paciente com diabete e de 3,5% para aquele sem diabete; a taxa de recorrência de infartos do miocárdio e de eventos cardiovasculares foi de 45% para o diabético e de 18,8% para o sem diabete, portanto, mais do dobro para o primeiro. O paciente diabético, em relação à coronariopatia, comporta-se como se já tivesse tido essa doença, levando o *Adult Treatment Panel III*, do

Quadro 3-15. Razões da propensão do diabético ao infarto

1. Maior tendência à aterosclerose
2. Capacidade vasodilatadora anormal
3. Alteração na trombose e na fibrinólise
4. Predisposição para a ruptura da placa aterosclerótica

National Cholesterol Education Program (NCEP) dos Estados Unidos, a estabelecer que o diabete é um equivalente da doença arterial coronária, demandando, portanto, uma agressiva terapia antiaterosclerótica.[31]

O diabete também piora a evolução, tanto precoce quanto tardia, das síndromes coronárias agudas. No Registro OASIS, um estudo que envolveu seis nações, sobre infarto sem onda Q e angina instável, o diabete, independente de qualquer outro fator, aumentou o risco de morte para 57%. No Estudo GISSI, feito na Itália, de terapia fibrinolítica no IAM, o risco relativo (RR) de mortalidade ajustado para a idade e para o paciente diabético foi de 1,4 para o homem e de 1,9 para a mulher, apesar da intervenção realizada. Vemos que, independente da gravidade e da apresentação clínica, pacientes portadores de diabete e de eventos coronarianos estão sujeitos a altas taxas de infarto agudo do miocárdio e de morte. A taxa de mortalidade, nos cinco anos seguintes a um infarto do miocárdio, pode ser tão alta quanto 50% para pacientes diabéticos, o que é mais do que o dobro em relação aos não-diabéticos; o mesmo pode acontecer na doença arterial das extremidades, exercendo o diabete também o efeito adverso que se observou com a doença coronária, isto é, uma taxa de complicações, aproximadamente de 2 a 4 vezes maior do que nas pessoas não-diabéticas. Os pacientes diabéticos desenvolvem, com mais freqüência, as formas sintomáticas da doença arterial periférica, isto é, a claudicação intermitente e o risco de amputação. Registra-se a mesma prevalência na doença cerebrovascular; as artérias carótidas e vertebrais são mais acometidas na aterosclerose extracraniana, com uma prevalência 5 vezes maior de ateroma calcificado de carótida nos pacientes diabéticos em relação aos não-diabéticos; a freqüência do diabete entre indivíduos que apresentam acidente vascular encefálico é três vezes maior do que nos controles; a piora do controle glicêmico está diretamente relacionada ao risco do AVE. Concluindo, o diabete altera as artérias, predispondo esses pacientes ao desenvolvimento e progressão da aterosclerose, aumentando, assim, o seu risco cardiovascular.[32,33]

Queremos recordar que o diabete melito, como grande fator de risco independente, entra no **Passo nº 3** do **fluxograma para a estimativa do risco cardiovascular em pacientes hipertensos** e, do mesmo modo, entra no **Passo nº 2** do **fluxograma para a estimativa do risco cardiovascular em pacientes com colesterol alto.**

Demos ênfase, até agora, aos fatores de risco tradicionais, clássicos, independentes e também mais importantes, porém, existem mais quatro dezenas de fatores de risco, a maioria consistente, mas alguns ainda incertos e de menor possibilidade de comprovação. O Quadro 3-16 mostra a **classificação de outros fatores de risco, alguns emergentes**, agrupados segundo certas características próprias. Faremos, adiante, comentários sobre cada grupamento desse quadro.

Quadro 3-16. Classificação de outros fatores de risco, alguns emergentes

Fatores não-modificáveis	Idade, sexo, raça e história familiar prematura para DCV
Fatores dependentes	Obesidade, vida sedentária, tensão emocional e situação socioeconômica
Fatores hemodinâmicos	Hipertrofia ventricular esquerda
Fatores lipídicos	Triglicerídio, colesterol-HDL, lipoproteína (a), subpartículas da LDL, apoproteína e ácidos graxos insaturados trans
Fatores metabólicos	Resistência à insulina / hiperinsulinemia, ácido úrico, homocisteína, estresse oxidativo da LDL e álcool
Fatores endócrinos	Estrogênio, menopausa e testosterona
Fatores hemostáticos	Plaqueta, leucócito, fibrinogênio, ativador do plasminogênio tecidual (t-PA), inibidor do ativador do plasminogênio tecidual (PAI-1), fator VII, fator VIII, fator de von Willibrand, viscosidade sangüínea, dímero-D, marcadores de geração de trombina e trombomodulina
Fatores inflamatórios	
Fatores infecciosos	

FATORES NÃO-MODIFICÁVEIS

Idade

Tem se determinado que a idade é um fator de risco para a aterotrombose e que modifica as metas que devemos atingir em relação à correção do colesterol; para os homens, a idade maior ou igual a 55 é um fator de risco e, para as mulheres, idade maior ou igual a 65 anos também é fator de risco; sabemos que, em média, a partir dessas idades, aparece uma disfunção endotelial e esse conhecimento nos indica que devemos levá-lo em consideração, quando somamos fatores de risco para cálculo de probabilidade de uma complicação em 10 anos. O efeito da idade nos resultados dos exames de laboratório tem sido reconhecido pela mudança do valor de referência, quando se trata de indivíduos acima e abaixo de 18 anos. Em relação à hipertensão, a idade que representa um fator de risco maior é a de 60 anos e esse fator está ligado à rigidez da aorta, que aumenta a pressão sistólica e, conseqüentemente, a pressão de pulso. Portanto, a idade acima de 60 anos entra como componente na classificação do risco individual e influi na decisão terapêutica.[34]

O efeito da idade no endotélio não tem tido uma explicação consistente; nos últimos anos apareceu um trabalho indicando que a diminuição progressiva das células progenitoras deve contribuir para a disfunção endotelial e, como conseqüência, para a aterosclerose.[35]

Sexo

A mulher, até a menopausa, está mais ou menos protegida da doença aterosclerótica; fogem dessa regra aquelas que fumam, ainda mais se usarem anticoncepcional, as que são hipertensas, obesas ou têm colesterol elevado. A carência de estrogênio, após a menopausa, causa importante alteração hormonal e metabólica, retirando a marcada proteção cardiocirculatória que o estrogênio confere pelo seu efeito vasodilatador endotélio-dependente; haveria uma diferença de 8 anos, a favor da mulher quando comparada ao homem, no desenvolvimento de complicações cardiovasculares; provavelmente essa diferença ocorre por conta do risco da coronariopatia, que é mais freqüente no homem, em contraste com o acidente vascular cerebral e a insuficiência cardíaca, que têm idêntica freqüência em ambos os sexos. Recentes ensaios terapêuticos não detectaram nenhuma vantagem da terapia de reposição hormonal, do ponto de vista da prevenção cardiovascular.

Raça

A IV Diretriz Brasileira de Hipertensão Arterial, no seu capítulo sobre Situações Especiais, chama atenção para o fato de que em pessoas negras, a prevalência e a gravidade da hipertensão é 2 vezes maior do que nas pessoas brancas, o que pode estar relacionado a fatores étnicos e/ou socioeconômicos, uma afirmação baseada em estudos clínicos e observacionais bem desenhados. Como no Brasil predominam os miscigenados, existe uma influência racial negra determinando a maior prevalência da hipertensão entre nós.

História familiar prematura para DCV

O mesmo comentário que fizemos em relação à idade aqui se aplica: uma história familiar prematura pode modificar as metas que devemos atingir quando desejamos intervir no colesterol, e parentes de primeiro grau com aterosclerose e menos de 55 anos para homens e menos de 65 anos para mulheres, representam um risco. O que comentamos sobre a idade também se relaciona à hipertensão arterial.

FATORES DEPENDENTES

Obesidade ou excesso de peso

Está geralmente associada a outros fatores de risco, razão porque era, até agora, chamado de fator dependente; os outros fatores de risco seriam o tabagismo, a hipertensão arterial, o diabete melito e a dislipidemia. O excesso de peso é, de modo geral, influenciado por fatores genéticos, socioeconômicos e comportamentais. Nos últimos anos foi possível demonstrar que a localização do tecido adiposo é importante para determinar se o excesso de peso causará complicações metabólicas ou se constitui num risco para a aterosclerose. A obesidade visceral ou abdominal representa um risco maior para a doença cardiovascular do que a obesidade periférica e, assim sendo, requer a medida da circunferência da cintura para fornecer uma estimativa de risco. Nos últimos anos foi dada ênfase à participação do tecido adiposo visceral como um dos principais componentes fisiopatogênicos da síndrome metabólica.

Vida sedentária

Sabe-se, hoje, que a atividade física contribui para prover uma função endotelial normal. O sedentarismo é um estilo de vida que acompanhou a urbanização, alastrando-se por todo mundo, predispondo à obesidade, à intolerância à glicose, à hipertensão arterial e, conseqüentemente, à aterosclerose.

Tensão emocional

A situação psicossocial pode influenciar a doença cardiovascular, tal como o isolamento racial, o comportamento, a carga de trabalho, a agressividade e a hostilidade; para a maioria dos pesquisadores a relação da tensão emocional com os fatores de risco cardiocirculatórios permanece incerta; muito se tem escrito sobre a relação entre o tipo psicológico e o risco de doença coronária, como a chamada personalidade tipo A de Friedman, porém, no Projeto Cardíaco de Framingham não se encontrou associação dela com infarto do miocárdio ou eventos coronários fatais.

Situação socioeconômica

Nos últimos 40 anos foi demonstrada uma relação inversa entre a DCV e vários indicadores da situação socioeconômica, como educação, renda familiar e ocupação. A maioria desses estudos foi realizada em países desenvolvidos e deve ser olhada com cautela.[34]

FATORES HEMODINÂMICOS

Hipertrofia ventricular esquerda

É um importante fator de risco para a cardiopatia; na explicação do seu mecanismo existem três fortes evidências para que ele seja um fator causal de risco pelo aumento da massa ventricular: hipertensão arterial/estresse da parede, volume sistólico e obesidade. Devemos, também, chamar atenção para a evidência da resistência à insulina como causa do aumento da massa do ventrículo. Alterações estruturais e funcionais das pequenas artérias coronárias resultam na diminuição da reserva de irrigação coronária, predispondo à isquemia miocárdica.

FATORES LIPÍDICOS

Triglicerídios

Recentes publicações demonstraram a importância da hipertrigliceridemia como fator de risco para a coronariopatia. Já se registrou que o tratamento dessa alteração metabólica reduziria a prevalência da coronariopatia. Ao longo da revisão sobre síndrome metabólica (Capítulo 7) vamos verificar que a tricliceridemia elevada faz parte do critério para o diagnóstico dessa síndrome. Provavelmente, sua importância clínica vem da sua associação com outros fatores de risco.

Colesterol-HDL

Esta lipoproteína, por transportar o colesterol-LDL do tecido periférico para o fígado, tem sido chamada de "fator protetor". O colesterol-HDL baixo é, para alguns, um indicador indireto da existência de hiperinsulinemia. Ultimamente, apareceram evidências de que ele teria, também, marcada ação antioxidante e essa ação seria dada pela paraoxonase-1 (PON-1), como veremos no Capítulo 6.

Lipoproteína (a), subpartículas da LDL e da HDL, apoproteínas e ácidos graxos insaturados trans

Existe certo tipo de evidência que mostra que o excesso desses lipídios representa um risco, sendo a lipoproteína (a), ligada pela semelhança da fórmula química tanto ao plasminogênio quanto à LDL, a mais estudada e, por isso, associada à aterosclerose e à trombose; a evidência da sua importância na aterogênese vai se acumulando. O mesmo não se pode dizer em relação às subpartículas da LDLe da HDL. Os lipídios são transportados na circulação juntamente com as apoproteínas; vez por outra essas moléculas, quando aumentadas, são tidas como fatores de risco cardiovascular, mas, resultados de estudos prospectivos necessitam de confirmação. Em relação aos ácidos graxos insaturados "trans", são ainda necessários melhores estudos para esclarecer o seu verdadeiro papel na doença coronária.

FATORES METABÓLICOS

Resistência à insulina/hiperinsulinemia

É um fator de risco muito importante, resultante de um conjunto de alterações clinicopatológicas representadas por intolerância à glicose, diabete melito tipo 2, obesidade, principalmente visceral, hipertensão arterial, hipertrigliceridemia associada a baixas taxas de colesterol-HDL, tudo resultando, com forte impacto, na doença cardiovascular aterosclerótica. Todo o Capítulo 6 desse livro é dedicado à resistência à insulina.

Homocisteinemia

Hoje, está muito claro que níveis plasmáticos elevados de homocisteína estão relacionados à doença vascular aterosclerótica precoce; um discreto aumento da homocisteína ocorre em, aproximadamente, 5% a 7% da população, mas um aumento importante é raro. Recordando: a homocisteína é a substância resultante do metabolismo da metionina, um dos aminoácidos essenciais; ela é catalizada pela enzima metionina-sintetase e a vitamina B12 é um cofator essencial para a função dessa enzima. Quando existe excesso de metionina a homocisteína se junta à serina para formar a cistotionina, em uma reação catalisada por uma enzima vitamina B12-dependente. Deficiências nutricionais de folato, vitaminas B6 e B12 podem provocar a elevação da homocisteína. O exato mecanismo que causa o dano vascular não está estabelecido, porém, vários estudos apontam para um efeito direto sobre o endotélio, sobre os fatores de coagulação, sobre as plaquetas, sobre o colesterol-HDL, sobre a musculatura vascular lisa e sobre o estresse oxidativo.

Ácido úrico

O **Estudo NHANES-1** sugere que a elevação do ácido úrico, entre as mulheres, pode ser um fator de mortalidade para a cardiopatia isquêmica.

Sabemos que níveis plasmáticos elevados de ácido úrico parecem aumentar a adesividade plaquetária, induzindo à trombose. De qualquer forma, a associação de hiperuricemia e aterosclerose necessita de dados mais objetivos.[34]

Estresse oxidativo

A oxidação das lipoproteínas de baixa densidade (LDL) pelos ânions superóxidos parece exercer um papel fundamental na patogênese da aterosclerose. Como veremos no Capítulo 4, a LDL oxidada é avidamente absorvida pelos macrófagos, originando as células espumosas, parte central da placa ateromatosa; a LDL oxidada é quimiotática para o monócito circulante, inibe a motilidade dos macrófagos teciduais que deveriam retornar à circulação, exerce forte efeito citotóxico nas células endoteliais e pode aumentar a vasoconstrição arterial.

Álcool

Há uma clara associação entre o consumo quantitativo de álcool e a hipertensão arterial, a morte súbita e a doença cerebrovascular hemorrágica; o balanço entre riscos e benefícios modifica-se, dramaticamente, nos níveis de consumo mais baixos. Vem sendo postulado que o dano oxidativo dado pelo álcool tem papel importante no desenvolvimento da aterosclerose, e que o álcool em baixas doses teria efeito protetor, pois causaria a elevação da fração HDL-3 do colesterol-HDL.[34]

FATORES ENDÓCRINOS

Insulinemia

Já escrevemos antes sobre a resistência à insulina.

Estrogênio

No item sobre sexo, falamos sobre estrogênio.

Testosterona

Os estudos sobre a relação da testosterona e doença coronária são bastante conflitantes, apesar de a coronariopatia ser mais comum no homem do que na mulher antes da menopausa.

FATORES HEMOSTÁTICOS

Plaqueta

Esses elementos figurados do sangue possuem importância fundamental no processo aterotrombótico; em qualquer lesão endotelial a plaqueta adere ao colágeno exposto por meio do fator de von Willibrand e logo se agrega às outras pela ligação do fibrinogênio aos receptores específicos e as glicoproteínas IIb/IIIa; as plaquetas aderidas são ativadas por vários mediadores independentes, incluindo o colágeno, o tromboxano, a serotonina, a adrenalina, o ADP e a trombina. O resultado do uso dos antiagregantes plaquetários constitui-se num dos mais retumbantes sucessos da medicina moderna, melhorando e prolongando a qualidade de vida, embora ainda não saibamos como identificar as pessoas com alto risco de trombose.

Leucócito

O papel da leucocitose na doença aterosclerótica ainda é uma especulação; um dos fatos inegáveis é de que a leucocitose relativa seria parte da resposta inflamatória crônica existente na doença, constituindo-se muito mais num marcador do que num risco; os monócitos seriam capazes de liberarem radicais livres de oxigênio e fatores de crescimento envolvidos na proliferação vascular.

Vem sendo repetidamente comprovada a associação do tabagismo com a leucocitose.

Fibrinogênio e viscosidade sangüínea

De todos os fatores hemostáticos associados às doenças cardiovasculares, o fibrinogênio é aquele que apresenta maior evidência de ligação. O fibrinogênio é uma glicoproteína produzida no fígado, com uma concentração plasmática que pode variar, normalmente até 0,3 g/l, constituindo-se num componente fundamental da via final comum da cascata de coagulação que, sob a ação da trombina, é degradado em moléculas de fibrina na formação do trombo, juntamente com os elementos figurados do sangue. Seus níveis plasmáticos são determinados por fatores genéticos e ambientais; os fatores ambientais que elevam o fibrinogênio são: idade avançada, tabagismo, excesso de peso, diabete melito, hiperinsulinemia, LDL, lipoproteína (a), leucocitose e menopausa; de todas essas o tabagismo é a determinante mais poderosa. O Projeto Cardíaco de Framingham estima que o dano cardiovascular causado pelo cigarro é mediado pelo fibrinogênio. Segundo alguns, o fibrinogênio é a principal determinante da viscosidade sangüínea e pode induzir à agregação das hemácias. No momento, não há evidência clínica que sustente a necessidade de reduzir os níveis de fibrinogênio no plasma, como uma rotina; a dosagem confiável do fibrinogênio está sujeita a problemas metodológicos e ainda é pobremente estandartizada, limitando o seu uso.

Ativador do plasminogênio tecidual (t-PA) e inibidor do ativador do plasminogênio tecidual-1 (PAI-1)

Existem evidências consistentes da recanalização natural das artérias ocluídas em processos agudos de trombose, como infarto agudo do miocárdio e infarto cerebral, sugerindo um papel ativo e importante da fibrinólise; alterações do sistema fibrinolítico contribuem, certamente, para o início e formação do trombo; a degradação do coágulo de fibrina é mediada pela enzima plasmina, formada a partir do plasminogênio. Há inibidores específicos desse processo, no qual o PAI-1, sintetizado pelo endotélio, é o mais importante. Embora os níveis de t-PA e do PAI-1 tenham sido associados ao infarto agudo do miocárdio, nem todos os estudos os confirmam como fatores causais, mas tão somente como efeitos.

Fator VII, fator VIII e fator de von Willibrand

Esses fatores são produzidos pelo fígado; a vitamina K é crucial para a ligação do Fator VII ao cálcio e importante para a sua função; a ativação do fator VII se dá quando ele se combina ao fator tecidual no local da lesão, fase inicial da cascata de coagulação. Os resultados dos estudos populacionais são contraditórios em relação à sua capacidade preditiva. O fator VIII se liga, na circulação, ao fator de von Willibrand, o que impede sua inativação; provavelmente, por falta do fator VIII, os hemofílicos têm menor mortalidade por coronariopatia. Poucos estudos prospectivos associam altos níveis do fator de von Willibrand aos eventos coronários.

Dímero-D

A sua dosagem é um dos meios utilizados para detectar o estado de hipercoagulabilidade, já que ele é um dos produtos de degradação da fibrina, útil como marcador do potencial trombogênico do plasma. Níveis elevados do dímero-D estão associados a um risco elevado de infarto pulmonar futuro, ainda que não pareça um fator independente de valor prognóstico.

Marcadores de geração da trombina

A trombina tem importância fundamental no processo de hemostasia, pois ativa a plaqueta, transforma o fibrinogênio solúvel em fibrina insolúvel etc. A dosagem do complexo trombina-antitrombina (TAT), dos fragmentos 1 e 2 da protrombina (F1 + 2) e do fibrinopeptídio A (FPA) é importante para medir a geração e ativação da trombina, como marcador da prevalência e extensão da coronariopatia.

Trombomodulina

Ela é uma glicoproteína da membrana celular endotelial que regula a coagulação ao alterar a função da trombina pela ativação da proteína C, e representaria, quando aumentada, a lesão endotelial, embora esse mecanismo ainda seja desconhecido. Sabe-se que as concentrações de trombomodulina solúvel são mais elevadas em pacientes diabéticos; em pacientes com doença aterosclerótica preexistente, as concentrações de trombomodulina solúvel podem refletir o grau de lesão endotelial ou da inflamação associada, em vez da expressão de trombomodulina; essa substância seria, então, um marcador hemostático para a predição de eventos coronarianos em indivíduos inicialmente saudáveis; em indivíduos com aterosclerose ela pode refletir o grau de lesão endotelial e o processo inflamatório associado.[4]

FATORES INFLAMATÓRIOS

Existem, atualmente, muitas evidências a favor da participação de um processo inflamatório no desenvolvimento e progressão da aterosclerose e suas complicações. No início do processo, o monócito da corrente sangüínea é atraído quimicamente pelo endotélio, adere à sua superfície, penetra na íntima e se transforma em macrófago, que tem a função de fagocitar o colesterol-LDL; essa ação fagocitária define, por si só, a inflamação.

Nos últimos anos, Ridker vem aconselhando que se focalize como o melhor marcador de inflamação a proteína C-reativa (PCR); ele tem mostrado que essa proteína pode predizer o risco de isquemia arterial e de morte entre os pacientes; dados clínicos muito consistentes suportam bem essa evidência sendo, na opinião do autor, um melhor preditor de complicação cardiovascular que o colesterol-LDL. Em pacientes selecionados, como aqueles com aterosclerose prematura e não explicada, a avaliação de outros marcadores, como lipoproteína (a) e homocisteína apresentam utilidade clínica, contudo, em estudos populacionais, a relativa magnitude daqueles marcadores tem sido muito pequena em comparação direta com a PCR.[36]

De qualquer modo não se sabe, até agora, se a elevação dos níveis de proteína da fase aguda (PCR) na coronariopatia seria resultante de um efeito vascular direto ou pró-trombótico, se refletiria disfunção endotelial de base, se seria conseqüência da peroxidação lipídica ou se representaria apenas um marcador secundário a estímulo ambiental ou infeccioso.[37]

FATORES INFECCIOSOS

Uma possível causa infecciosa para a aterotrombose vem sendo estudada; na realidade, muitas bactérias, como a *Chlamydia pneumoniae* e o *Helicobacter pylori,* e muitos vírus, como o *Citomegalovírus* e o vírus do *Herpes simplex* vêm sendo implicados. Em geral, procura-se uma associação entre sorotipagem dos anticorpos e esses microrganismos e os achados de aterosclerose nas artérias coronárias, cerebrais e carótidas. Não se tem uma idéia segura se estes estudos de titulação de anticorpos (soroepidemiologia) seriam realmente representativos e relacionassem a evidência de uma infecção com o risco vascular. Acredita-se que grandes estudos clínicos de tratamento devam ser realizados para se determinar se a *Chlamydia* tem mesmo um papel crítico na patogênese da DCV.[37]

Acabamos de ver, assim, os outros fatores de risco, que hoje são muitos; a importância de conhecê-los bem tem a finalidade de aprendermos a evitá-los e a tratá-los. Alguns dos componentes da síndrome metabólica, como veremos no Capítulo 7, não são os grandes fatores de risco independentes, mas os chamados fatores de risco emergentes, tais como o triglicerídio, as partículas da LDL, pequenas e densas, a resistência à insulina, a intolerância à glicose, o estado pré-trombótico e o estado pré-inflamatório.

Em 1996, o *American College of Cardiology* reuniu a *27th Bethesda Conference* e propôs uma nova classificação para os fatores de risco (Quadro 3-17), baseada no resultado de intervenções preventivas; com ela estamos fechando este capítulo.

Quadro 3-17. Classificação dos fatores de risco segundo as intervenções*

Classe 1 – Fatores nos quais as intervenções usadas seguramente reduzem o risco de coronariopatia
- Colesterol-LDL
- Dieta hiperlipídica
- Hipertensão ventricular esquerda
- Tabagismo
- Fibrinogênio sérico

Classe 2 – Fatores em que as intervenções, provavelmente, reduzem o risco
- Diabete melito
- Vida sedentária
- Colesterol-HDL
- Triglicerídio
- Obesidade
- Menopausa

Classe 3 – Fatores associados à doença aterosclerótica coronária e que, se modificados, talvez reduzam suas conseqüências
- Tensão emocional
- Lipoproteína
- Homocisteína
- Estresse oxidativo
- Álcool

Classe 4 – Fatores não-modificáveis ou se modificados, raramente produzirão qualquer resultado
- Idade
- Raça
- História familiar
- Situação socioeconômica

*Fuster V, Pearson TA, 27th Bethesda Conference. JACC 1966, 27:959-1047.

REFERÊNCIAS BIBLIOGRÁFICAS

1. Ross R. The pathogenesis of atherosclerosis. In: Braunwald (Ed.) *Heart Disease*. 4th ed. Philadelphia: Saunders, 1992. p. 1106.
2. Keys A, Menotti A, Aravanis C *et al*. The seven countries study: 2289 deaths in 15 years. *Prev Med* 1984;13:141-51.
3. Law MR, Nold NJ, Thompson SG. By how much and how quickly does reduction in serum cholesterol concentration lower risk of ischemic heart disease? *Br Med J* 1994;308:367-373.
4. Zappi DM, Castro RF, Felicioni SP *et al*. *Fatores de risco emergentes para DAC*. Rio de Janeiro: Revinter, 2000. p. 9.
5. Sant'Ana PRP. *Epidemiologia do risco cardiovascular em hipertensos com diabetes tipo 2: comparação entre idosos e não idosos*. Tese. Universidade Federal Fluminense, 2003.
6. Intersalt Cooperative Research Group. An international study of electrolyte excretion and blood pressure. Results for 24 hours urinary sodium and potassium excretion. *Br Med J* 1998;292:319-28.
7. Sociedade Brasileira de Cardiologia. *IV Diretrizes Brasileiras de Hipertensão*. Rio de Janeiro, 2003.
8. Franklin SS, Khan AS, Wong ND *et al*. Is pulse pressure useful in predicting risk for coronary heart disease? The Framingham Heart Study. *Circulation* 1999;100:354-60.
9. Moser M, Weber M, Townsend R. Systolic blood pressure change the emphasis. *J Clin Hyperts* 2000;2:399-05.
10. Hansson L, Zanchetti A, Carruthers SG *et al*. Effects of intensive blood pressure lowering and low-dose aspirin in patients with hypertension. Principal results of the Hypertension Optimal Treatment (HOT) randomized trial. *Lancet* 1998;351:1755-62.
11. Vasen RS, Larson MG, Leip EP *et al*. Impact of high-normal blood pressure on the risk of cardiovascular disease. *N Engl J Med*. 2001;345:1291-97.
12. Alderman MH. Total risk. In: Oparil S, Weber MB. *Hypertension*. Philadelphia. Saunders 2000. p. 221.
13. Sociedade Brasileira de Cardiologia. III Diretrizes Brasileiras sobre Dislipidemias. *Arq Bras Cardiol* 2001;77(suppl III):1-48.
14. Simons LA. Interrelations of lipids and lipoproteins with coronary disease mortality in 19 countries. *Am J Cardiol* 1986;77(suppl G):5-10.
15. Martin MJ, Hulley SB, Browner WS *et al*. Serum cholesterol, blood pressure and mortality: implications from a cohort of 361.662 men. *Lancet* 1986;2(8513):933-6.
16. Kannel WB. The Framingham Study. Its 50 years legacy and future promise. *J Atheroscler Thromb* 2000;6:60-6.
17. Johnson CL, Rifkind BM, Sempos CT *et al*. Declining serum total cholesterol levels among US adults. The National Health and Nutrition Examination Survey. *JAMA* 1993;269:3002-08.
18. Nicolau JC, Bechara DL, Nascimento SD *et al*. Perfil do colesterol na cidade de S. José do Rio Preto. *Arq Bras Cardiol* 1992;59:433-40.

19. Auerlach O, Hammond BC et Garfinkel L. Smoking in relation to atherosclerosis of the coronary arteries. *N Engl J Med* 1965;273:775-80.
20. Giannini SD. *Aterosclerose/Dislipidemia*. São Paulo: GB Cultural, 1998. p. 39.
21. Afiune Neto A, Rassi RH, Lalladia EM. Tabagismo e doença cardiovascular. In: Porto CC. *Doenças do coração, prevenção e tratamento*. Rio de Janeiro: Guanabara-Koogan, 1998. p. 135.
22. Church DF, Pryor WA. Free radical chemistry of cigarette smoke and its toxicological implications. *Health Perspect* 1985;64:111-20.
23. Vastiainen E, Puska P, Perkkarum J *et al*. Changes in side factor explain changes in mortality from ischemia heart disease. *Br Med J* 1994;309:23-7.
24. Rosenberg J. *Tabagismo. Sério problema de saúde pública*. São Paulo: Editora Universal, 1981.
25. National Health and Medical Research Council. *The health effect of passive smoke*. Austrália, 1997.
26. Ministério da Saúde. Instituto Nacional de Câncer. Coordenação Nacional de Controle do Tabagismo e Prevenção do Câncer. *Falando sobre tabagismo*. 2ª ed. Rio de Janeiro, 1996.
27. Oliveira JEP. Aspectos epidemiológicos e tratamento da hiperglicemia. In: Franco RJS. *Hipertensão e Diabetes, complicações e tratamento*. São Paulo: Lemos Editorial, 2002. p. 13-38.
28. Hoppener JVVM, Ahren B, Lips CJM *et al*. Isle amyloid and type 2 diabetes. *N Engl J Med* 2000;343:411-19.
29. UK Prospective Diabetes Study (UKPDS) Group. Tight blood pressure control and risk of macrovascular and microvascular complications in type 2 diabetes. *BMJ* 1998;317:703-13.
30. Yki-Jarvinen H. Management of type 2 diabetes mellitus and cardiovascular risk lessons from intervention trial. *Drugs* 2000;60:975-83.
31. Executive Summary of the 3d Report of the NCEP Expert – Adult Treatment Panel III. *JAMA* 2000;285:2486-97.
32. Taske JE. Possible pathophysiological mechanism for diabetic angiopathy in type 2 diabetes. *J Diabetes Complic* 2000;14:197-200.
33. Beckman JA, Creager MA, Libby P. Diabetes and atherosclerosis epidemiology, pathophysiology and management. *JAMA* 2002;287:2570-81.
34. Luna RL. *Hipertensão arterial*. Rio de Janeiro: Medsi, 1989. p. 27.
35. Rauscher FM, Goldschmidt-Clermont PJ, Davis J *et al*. Aging progenitor cell exhaustion and atherosclerosis. *Circulation* 1993;108:457-61.
36. Ridker PM. Clinical application of C-reactive protein for cardiovascular disease, detection and prevention. *Circulation* 2003;107:363-69.
37. Luna RL. O *Helicobacter pylori* e o coração. In: Copelman H. *Gastroproctologia clínica, endoscopia e cirurgia*. São Paulo: Lemos Editorial, 2003.

DISFUNÇÃO ENDOTELIAL   4

DEFINIÇÃO

Disfunção endotelial é um distúrbio vascular, em que a oferta habitual de óxido nítrico pelo endotélio ao músculo liso está deficiente, ou então outras funções, como a permeabilidade, a função antiproliferativa, a função antiinflamatória, a função antitrombótica e a angiogênese, encontram-se comprometidas.

O termo *endothelium* foi criado por His, para designar a fina camada de células que reveste as cavidades internas do corpo. No final do século XIX já se reconhecia que o endotélio formava o lúmen de todos os vasos. Há pouco tempo ficou patente que essa camada interna é o setor mais ativo da parede vascular, graças aos múltiplos fatores e funções das células endoteliais.[1]

Em 1980, Furchgott e Zawadski verificaram que o relaxamento de um segmento de artéria pela acetilcolina é mediado por um fator relaxante liberado pela célula endotelial.[2] Em 1983 esse fator foi chamado de *Endothelium Derived Relaxing Factor* (EDRF) e em l986, Furchgott e Ignaro, independentemente, confirmaram que ele era o óxido nítrico (ON). Em 1998, Yanagisawa *et al.* descobriram e sintetizaram a endotelina, um potente fator constritor produzido pelo endotélio.[3]

A participação do endotélio na fisiopatologia da aterosclerose está bem estabelecida, daí a existência desse capítulo, pois a disfunção endotelial é considerada fundamental, não só nas fases mais precoces, mas também durante todo o desenvolvimento do ateroma. Em 1987, Andrews *et al.* verificaram na aorta de coelhos, que a lipoproteína de baixa densidade (LDL) era capaz de inibir o relaxamento mediado pelas células endoteliais.[4]

Em 1995, Vanhoutte constatou que a hipertensão arterial aumenta a produção de radicais superóxidos, os quais reduzem a formação de óxido nítrico no endotélio.[5]

A grande função do endotélio é modular o tônus arterial e, secundariamente, a permeabilidade, a angiogênese e as funções antiproliferativa, antitrombótica e antiinflamatória, em parte pela liberação do fator relaxante (ON). O óxido nítrico produz vasodilatação e inibe a adesão plaquetária por um mecanismo que depende da guanil-ciclase nas células musculares lisas e nas plaquetas. A liberação do óxido nítrico é estimulada pela serotonina, pela vasopressina, pelo ácido aracdônico, pela trom-

bina, pela acetilcolina, pela ADP e pela pressão tangencial (*shear-stress*) associada ao aumento agudo ou crônico do fluxo sangüíneo (Fig. 4-1).

Existe, hoje, toda uma possibilidade potencial de melhoria da função endotelial nos pacientes com doença cardiovascular, sendo que, numa perspectiva histórica, a descoberta da disfunção endotelial foi a mais importante inovação vascular do fim do século XX.

Além do óxido nítrico, são descritas outras substâncias relaxantes produzidas pelo endotélio; veremos aqui duas delas, a prostaglandina I_2, também chamada de prostaciclina, derivada do ácido aracdônico através da enzima ciclooxigenase e o fator de hiperpolarização derivado do endotélio (EDHF), também produzido pelo estímulo da acetilcolina, sendo esse o menos conhecido dos fatores de relaxamento que age abrindo os canais de potássio diretamente na musculatura lisa; o óxido nítrico age aumentando o monofosfato de guanosina (GMP) cíclico intracelular, reduzindo o cálcio e proporcionando o relaxamento, e a prostaciclina que tem ação de aumentar o monofosfato de adenosina (AMP) cíclica, todas essas substâncias causando vasodilatação. Não há dúvida de que o óxido nítrico é a mais importante delas, pois mantém um tônus vascular favorável a uma irrigação normal.

Por outro lado, pelo endotélio há também produção de fatores que causam contração vascular: a endotelina e os ânions superóxidos são dois dos chamados fatores de contração. A produção dos ânions superóxidos é também influenciada pela acetilcolina (Ach) em seu receptor muscarínico (M), pela serotonina (5-HT) em seu receptor serotoninérgico (S), pelo difosfato de adenosina (ADP) em seu receptor purinérgico (P), assim como pelo ácido aracdônico (AA); a produção de endotelina é influenciada pela hipóxia.

O grande conhecimento que se retirou, nestes últimos 20 anos, de toda a evolução da pesquisa em relação ao endotélio, foi o de que o relaxamento vascular é endotélio-dependente; se ele for comprometido por qualquer causa, seu relaxamento arterial natural, tão importante para a irrigação de todos os órgãos, fica fortemente prejudicado. Existe uma série de substân-

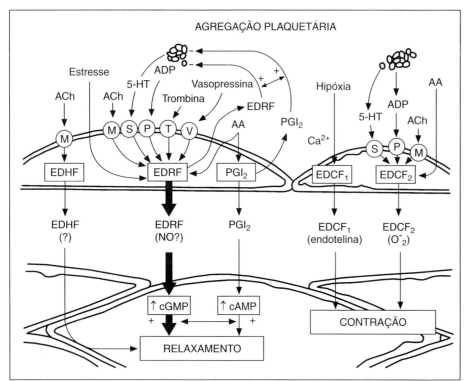

Fig. 4-1. Parte superior mostra a camada endotelial que sofre a influência de ACh (acetilcolina) em seu receptor muscarínico (M), do 5-HT no seu receptor serotoninérgico (S), da ADP em seu receptor purinérgico (P) e do ácido aracdônico na formação da prostaciclina (PGI$_2$). Estes receptores estimulam, no endotélio, a formação do fator de hiperpolarização derivado do endotélio (EDHF), do fator de relaxamento derivado do endotélio (EDRF), que é o óxido nítrico, do fator de contração derivado do endotélio (EDCF$_1$), que é a endotelina, e do fator de contração derivado do endotélio (EDCF$_2$), que é o ânion superóxido. Estes fatores modulam na camada média o tônus muscular, relaxando e contraindo.

cias vasodilatadoras produzidas pelo endotélio e outras que atuam através do endotélio (Quadro 4-1).

Da mesma forma, como já comentamos, existe uma série de substâncias que causam aumento da contratilidade vascular e que são produzidas pelo endotélio ou atuam através do endotélio (Quadro 4-2).

Queremos ressaltar o papel dos superóxidos, importantíssimos no estresse oxidativo, pois atuam no mecanismo inicial de formação da placa ateromatosa. Uma outra substância primordial em toda a fisiologia vascular é a angiotensina, cuja importância só ultimamente foi acentuada, por causa do emprego dos inibidores da enzima de conversão.

O endotélio vascular produz, também, uma série de substâncias que muito contribuem para a homeostase; além de modular o tônus vascular, o endotélio produz substâncias anticoagulantes, antitrombóticas e antiagregantes (Quadro 4-3).

Por outro lado, quando existe um sangramento, o endotélio é capaz de produzir uma série de substâncias pró-coagulantes (Quadro 4-4).

Quadro 4-1. Endotélio: substâncias vasodilatadoras

Produzidas pelo endotélio	Atuando através do endotélio
Óxido nítrico	Acetilcolina
Prostaciclina	Serotonina
EDHF	Trombina
Adenosina	ADP
Leucotrieno	Histamina
Prostaglandina I$_2$	Vasopressina
Prostaglandina F$_1$	Ácido aracdônico
	Bradicinina
	Catecolamina
	Leucotrieno

Quadro 4-2. Endotélio: substâncias vasoconstritoras

Produzidas pelo endotélio	Atuando através do endotélio
Endotelina	Acetilcolina
Ânions superóxidos	Serotonina
Leucotrieno	ADP
	Ácido aracdônico
	Vasopressina
	Cálcio
	Angiotensina

Quadro 4-3. Endotélio: substâncias anticoagulantes antitrombóticas ou antiagregantes

Produzidas pelo endotélio	Atuando através do endotélio
Óxido nítrico	Heparina
Adenosina	
Ativador do plasminogênio tecidual (t-PA)	
Prostaglandina E$_1$ e E$_2$	
Prostaciclina	
Trombomodulina	

Quadro 4-4. Endotélio: substâncias pró-coagulantes por ele produzidas

Colágeno
Fator VII
Fator von Willebrand
Fibronectina
Fator tecidual
Inibidor do ativador do plasminogênio tecidual-1 (PAI-1)

Quadro 4-5. Alterações aterogênicas iniciais endotélio-dependentes

1. Acúmulo da LDL na íntima arterial (acima de 130 mg/dl)
2. Leve oxidação da LDL (minimamente oxidada)
3. Sinalização do endotélio para a atração do monócito
4. Sinalização do endotélio para a adesão do monócito
5. Transformação do monócito em macrófago
6. Oxidação completa da LDL
7. Fagocitose da LDL oxidada pelo macrófago

Num indivíduo saudável, o endotélio se comporta de um modo onde predominam as substâncias anticoagulantes e antiagregantes.

No endotélio normal é dominante o óxido nítrico que promove a vasodilatação habitual, controla o efeito da pressão tangencial do sangue (*shear-stress*), inibe a adesão das plaquetas e previne a adesão dos leucócitos; também, no endotélio normal, a relação t-PA/PAI-1 promove a fibrinólise e evita a formação de trombos.[6]

Por outro lado, na disfunção endotelial, a diminuição do óxido nítrico predispõe à vasoconstrição, ao aumento da velocidade do sangue pela pressão tangencial, à adesão das plaquetas, à adesão dos leucócitos, à promoção da oxidação, mitogênese, trombose, coagulação, inflamação vascular e, finalmente, a aterosclerose; também na disfunção endotelial se constata uma diminuição da relação t-PA/PAI-1, a promoção da trombose, o aumento das moléculas de adesão que fazem os monócitos, leucócitos e mastócitos aderirem ao endotélio, resultando na inflamação e na fagocitose na íntima.[7]

A disfunção endotelial é o mais importante conceito que já se desenvolveu no terreno da biologia vascular, e o conhecimento que se tem dela hoje comprova que a aterosclerose é o protótipo da doença caracterizada em todas as suas fases por uma disfunção endotelial; esse pensamento fisiopatológico liga, inexoravelmente, o mais importante conceito de biologia à mais instigante doença deste início do século XXI.

Uma das funções valiosas do endotélio, não falada até agora, é a da barreira ao influxo de substâncias; quando existe uma disfunção do endotélio há, entre outras, a possibilidade de maior acúmulo da LDL na íntima do vaso, principalmente se a concentração do colesterol-LDL plasmático ultrapassar 130 mg/dl; as células endoteliais possuem receptores para a LDL que se acumulam no espaço subintimal e este acúmulo é o primeiro passo para a formação da placa ateromatosa (Quadro 4-5).

ESTRESSE OXIDATIVO

A presença do macrófago na íntima vascular traz a completa oxidação da LDL, que é reconhecida pelos receptores de varredura (*scavenger receptor)* e fagocitada pelo macrófago, formando a chamada célula espumosa pela quantidade de gordura que acumula; em conjunto com outros restos celulares, a célula espumosa forma o chamado núcleo lipídico da placa fibrosa. Essa idéia que se tem hoje, é extremamente importante pois, quanto maior a oxidação maior também o núcleo lipídico, maior a vulnerabilidade da placa à ruptura, maior a possibilidade de formação de um trombo oclusivo na artéria, resultando em um processo isquêmico; atualmente, um dos objetivos das pesquisas na aterosclerose é o da procura de um antioxidante com potencial de baixar o nível de oxidação da LDL e conseqüente redução na probabilidade de formação da placa ateromatosa. A disfunção do endotélio está ligada, também, à produção aumentada e liberação dos superóxidos; estas substâncias são capazes de degradar o óxido nítrico, inativando-o. Como a estratégia maior no manuseio da doença vascular está mudando pela tendência de se tratar a disfunção primária, torna-se, então, extremamente importante entender as bases biológicas da doença.

A evidência das pesquisas se acumula no fato de que a aterosclerose é causada ou acompanhada por eventos oxidativos que acontecem na parede arterial. Esses eventos têm sido implicados nas modificações pré-aterogênicas de proteínas, alterações de expressões de genes, promoção da inflamação, remodelação de vasos e perturbação do tônus vascular. A oxidação como pré-requisito do processo aterosclerótico está se tornando um dogma, particularmente a oxidação das lipoproteínas por macrófagos ativados na subíntima arterial, que tem sido postulada como um passo precoce e importante no processo de formação do ateroma. Nos macrófagos, a principal via de espécies reativas de oxigênio (ROS) é a enzima fosfato de nicotinamida-adenina-dinucleotídio (reduzido) oxidase (NADPH-oxidase); suspeita-se, fortemente, que ela esteja envolvida na oxidação lipídica e na iniciação da aterosclerose.[8]

O conceito de aterosclerose que prevalece no momento diz que a disfunção endotelial é o marco inicial e parte integral de todo o processo inflamatório proliferativo, constituindo-se numa resposta a diversos fatores de risco cardiovasculares (Quadro 4-6).

Vemos que existe uma longa lista de condições associadas à disfunção endotelial. Se compararmos o Quadro 4-6 com o Quadro 3-1 de *fatores de risco* (Capítulo 3), verificaremos que em muitos itens os dois quadros coincidem, sugerindo que diversos fatores de risco dão origem à disfunção endotelial, Essa disfunção está agora implicada na patogênese e na evolução clí-

Quadro 4-6. Condições associadas à disfunção endotelial

Síndrome metabólica	Tabagismo passivo
Hipercolesterolemia total	História familiar de coronariopatia
Colesterol-LDL elevado	Vida sedentária
Colesterol-HDL baixo	Homocisteína elevada
Colesterol-LDL oxidado	Hipertrofia ventricular esquerda
Lipoproteína (a) elevada	Vasculite
Colesterol-LDL pequena e densa	Menopausa
Hipertensão arterial	Infecção
Idade avançada	Depressão mental
Insuficiência cardíaca congestiva	Insuficiência renal
Tabagismo ativo	Proteína C-reativa aumentada

nica da maioria das doenças cardiovasculares e associadas às suas complicações futuras; um grande número delas dá, hoje, autenticidade ao padrão de disfunção endotelial como elo de ligação entre os fatores de risco e a aterosclerose. A disfunção endotelial participa ativamente, como já foi dito, em todo o processo de formação da placa ateromatosa, desde a ativação das moléculas de adesão, ao aumento da secreção das quimiocinas, à adesão dos leucócitos, ao aumento da permeabilidade celular, à estimulação da oxidação da LDL, à ativação das plaquetas, ao aumento da secreção de citocinas e à proliferação e à migração das fibras musculares lisas das artérias.[9]

Durante a evolução clínica das doenças cardiovasculares constatamos que existe uma disfunção endotelial por causa do comprometimento da vasodilatação das artérias coronárias endotélio-dependentes, resultando numa vasoconstrição paradoxal que levaria à redução da perfusão miocárdica e conseqüente isquemia. Adicionalmente, a disfunção endotelial modularia a arquitetura da placa ateromatosa e elevaria a vulnerabilidade da lesão com possibilidade de ruptura. A disfunção endotelial pode, através de um mecanismo de vasoconstrição e de inflamação, levar a artéria comprometida pela aterosclerose a desenvolver uma síndrome coronária instável (angina instável, infarto agudo do miocárdio, arritmia cardíaca ou morte súbita).[10]

Como já estudamos detalhadamente os principais fatores de risco, vamos aqui, tão somente, tentar explicar o mecanismo de disfunção endotelial, em cada caso.

HIPERTENSÃO ARTERIAL

Tanto a hipertensão arterial sistólica, como a pressão diastólica e a pressão de pulso altas causam disfunção endotelial; sabemos que a elevação da pressão reduz a resposta vasorrelaxadora da ar-

téria sob a ação da acetilcolina; essa resposta pode ser restaurada com o tratamento pelo dismutase superóxido, indicando a presença do estresse oxidativo. Em 1990, Linder *et al.* relatavam que, em presença de hipertensão arterial, a resposta vasodilatadora à acetilcolina era reduzida; dada a volatilidade da acetilcolina é difícil repetir exatamente o experimento. Os dados que se tem no gênero humano são de que a atividade funcional da via L-arginina-ON está comprometida na hipertensão arterial, sendo ela secundária à cifra tensional elevada e não causativa, como se poderia pensar de maneira simplista.[1]

Em certos tipos de hipertensão, como a renovascular, as pesquisas vêm mostrando que a angiotensina II aumenta o estresse oxidativo e a vasoconstrição. A ativação tecidual do sistema renina-angiotensina estimula a produção vascular da ROS através da ativação da NADH e da NADPH-oxidase da membrana das células endoteliais, das fibras vasculares lisas, dos fibroblastos e das células mononucleares fagocitárias. O aumento da ROS se dá por várias vias, inclusive pela ativação da xantina-oxidase, da auto-oxidação da NADH e da inativação da superóxido dismutase. Está se tornando cada vez mais evidente que a degradação do óxido nítrico ou sua inativação pela ROS, em vez da reduzida produção de ON propriamente dita, representa o principal mecanismo de comprometimento da vasodilatação endotélio-dependente vista no diabete e em outras doenças vasculares caracterizadas pela ativação tecidual do sistema renina-angiotensina. Assim, a produção aumentada do ROS (inclusive radicais de oxigênio livres) causa uma perda de biodisponibilidade de ON, que impede a vasodilatação endotélio-dependente. A reação dos radicais de oxigênio com o óxido nítrico leva à produção de peroxinitrito ($OONO^-$), um potente oxidante que contribui ainda mais para a vasoconstrição e lesão vascular.[11]

Deve-se também chamar a atenção de que a pressão mecânica da hipertensão diretamente no endotélio, estimula a ativação da NADPH, levando ao estresse oxidativo.

DIABETE MELITO

No paciente diabético as anormalidades funcionais das células endoteliais e das fibras musculares lisas vasculares e a propensão à trombose levam à aterosclerose e suas complicações. A perda da ação do ON procedente do endotélio aumenta a atividade do fator de transcrição pró-inflamatório, o fator nuclear-kappa-B (NF-kappa-B), resultando na expressão de moléculas de adesão dos leucócitos, quimiocinas e citocinas. Essas ações promovem a migração de monócitos e de fibras musculares lisas para a subíntima, com formação de células macrófagas espumosas, caracterizando as alterações morfológicas iniciais da aterosclerose.[12]

Evidências experimentais suportam a noção de que a hiperglicemia reduz o ON derivado do endotélio. A hiperglicemia induz a uma série de eventos celulares que aumenta a produção de ROS (como o ânion superóxido), o qual inativa o ON e forma o peroxinitrito (OONO⁻). É possível que a hiperglicemia inicie esse processo aumentando a produção do ânion superóxido via cadeia de transporte de elétrons da mitocôndria; dá-se então um processo endotelial em cascata, no qual o ânion superóxido ativa a proteinocinase-C (PKC) ou vice-versa. A produção do ânion superóxido pela mitocôndria aumenta, também, a produção intracelular de produtos finais avançados da glicose (AGE). O peroxinitrito oxida, através do cofator tetraidrobioterim (BH4), a síntetase do óxido nítrico; esse evento gera um efeito em cascata, resultando numa produção cada vez maior do ânion superóxido com inativação do ON. O conceito que se tem é de que o estresse oxidativo induzido pela hiperglicemia media a disfunção endotelial em pacientes diabéticos.

No diabete também existe aumento dos ácidos graxos livres que danificam a função endotelial através de vários mecanismos, inclusive a exacerbação da dislipidemia. O fígado responde ao fluxo de ácidos graxos livres aumentando a produção de lipoproteínas de muito baixa densidade e, conseqüentemente de triglicerídios; a elevação da concentração desses reduz o colesterol-HDL e essas anormalidades lipêmicas alteram a forma da LDL que se torna mais aterogênica, menor e mais densa.

No paciente resistente à insulina, a vasodilatação endotélio-dependente está reduzida; a explicação que se tem é a de que distúrbios da sinalização intracelular diminuem a produção de ON, pois a via fosfatidilinosital-3-cinase está comprometida e a insulina é menos capaz de ativar a sintetase do ON e produzir óxido nítrico. Além disso, no diabete a disfunção endotelial também aumenta a síntese dos prostanóides vasoconstritores e da endotelina; essa última, além da vasoconstrição, promove a inflamação e causa proliferação do músculo vascular liso.

Finalizando: os distúrbios metabólicos que caracterizam o diabete, tais como a hiperglicemia, o aumento dos ácidos graxos livres e a resistência à insulina, provocam uma série de mecanismos moleculares que contribuem para a disfunção vascular na diminuição da biodisponibilidade de ON, no aumento do estresse oxidativo, na alteração da transdução intracelular de sinais e na ativação de receptores da AGE. Essas anormalidades levam a eventos celulares que causam a aterosclerose e suas subseqüentes complicações.

VIDA SEDENTÁRIA E EXERCÍCIO FÍSICO

O mecanismo de controle do fluxo sangüíneo do vaso está relacionado à pressão tangencial (shear-stress) e conseqüente liberação de ON. A pressão tangencial tem grande importância no início do exercício, quando aumenta o débito cardíaco e a velocidade da corrente sangüínea, principalmente pelo aumento da concentração de cálcio na célula endotelial, que age como cofator da enzima sintetase do óxido nítrico.

Em relação ao treinamento no exercício, a produção de óxido nítrico está aumentada porque no pico do consumo de oxigênio existe um aumento importante de nitritos e de nitra-

tos, produtos da degradação do ON. O treinamento físico aumenta a expressão do mRNA da proteína do eNOS, o que conseqüentemente sugere um aumento da atividade dessa enzima e na disponibilidade do óxido nítrico.

O exercício físico crônico, por sua ação no aparelho cardiovascular, tem-se mostrado uma importante alternativa para restaurar a função endotelial em presença de doenças cardiovasculares. A vida sedentária ou a falta de exercício físico não estimulam a disponibilidade do ON, como acabamos de ver.[13]

DISLIPIDEMIA

A hipercolesterolemia e outros distúrbios lipídicos que levam à aterosclerose estão associados à redução da atividade do ON. Dessa forma, a menor atividade do ON favorece a vasoconstrição, a adesão e a agregação plaquetárias, a adesão de monócitos, a proliferação celular e a geração de ânions superóxidos por vias dependentes ou independentes do GMP cíclico. Outro mecanismo proposto é o do aumento da produção dos ânions superóxidos, induzidos pela hipercolesterolemia; da mesma forma, outros mecanismos também envolvidos na presença de colesterol elevado seriam a deficiência de L-arginina e de tetraidrobiopterina (BH4), reduzindo a formação de ON e contribuindo para a maior formação de ânions superóxidos.[14]

Em relação à melhoria da função endotelial pelo colesterol-HDL, existem vários mecanismos propostos: o melhor deriva do efeito antioxidante do colesterol-HDL, com maior relevância após se observar que a geração do ânion superóxido parece ser o principal mecanismo de disfunção pela LDL oxidada. A HDL também produz benefícios na função endotelial por vias independentes do ON. A incubação de células endoteliais com HDL promove a síntese da prostaciclina (PGI^2) e prolonga sua meia-vida plasmática, provavelmente por estímulo da fosfolipase A2 e do aumento do cálcio citosólico via trifosfato de inosital (IP3). A dilatação mediada pelo fluxo e avaliada pelo ultra-som vem se mostrando comprometida em pacientes com C-HDL < 40 mg/dl, o qual se revelou um preditor independente da disfunção endotelial em análise de regressão múltipla.

A hipertrigliceridemia também se associa à disfunção endotelial, especialmente em pacientes com resistência à insulina; o mecanismo envolvido pode se relacionar ao aumento da concentração plasmática da dimetilarginina assimétrica (ADMA), um inibidor endógeno do ON.

TABAGISMO

A nicotina, embora não cause alterações morfológicas às células endoteliais, dá origem à disfunção vascular, ação que parece estar relacionada à expressão funcional dos receptores nicotínicos de acetilcolina na superfície endotelial, como tem sido documentada experimentalmente.

Os efeitos do tabagismo no endotélio estão relacionados às alterações da biodisponibilidade de substâncias vasoativas como o óxido nítrico, o tromboxano A2 (TXA2), a endoteliana (ET), a prostaciclina (PGI$_2$), assim como à geração de radicais livres do oxigênio. Com o uso do fumo ocorre redução da atividade da prostaciclina (PGI$_2$), uma vez que a nicotina diminui a síntese da mesma no endotélio vascular das artérias coronárias, sem afetar a síntese do tromboxano A2; o desequilíbrio na relação prostaciclina/tromboxano leva ao predomínio deste último no endotélio dessas artérias e, finalmente, à deficiência basal e estimulada do ON.

No tabagismo, em relação aos testes funcionais que veremos adiante, usando-se a pletismografia de oclusão venosa observa-se nítida redução da resposta vasodilatadora dependente do endotélio e o mesmo acontece com outro método, a vasodilatação mediada pelo fluxo e realizada com o ultra-som de alta resolução.

Produtos derivados do metabolismo do ácido aracdônico, produzidos durante a peroxidação lipídica desse ácido por radicais livres, têm sua excreção urinária aumentada, refletindo o incremento do estresse oxidativo em tabagistas. A fumaça do tabaco contém altas concentrações de gases oxidantes e radicais livres do oxigênio, que promovem redução dos níveis plasmáticos do oxidante glutationa e o aumento de produtos da peroxidação lipídica. O resultado deletério mais característico desse distúrbio é a peroxidação lipídica das moléculas do colesterol-LDL. Os estudos da oxidação *in vitro*, mediante incubação do colesterol-LDL com nicotina, confirmam a hipótese de que a LDL dos tabagistas é altamente suscetível à oxidação.

A nicotina pode, também, alterar a homeostase vascular, promovendo proliferação vascular e, conseqüentemente, diminuição da apoptose, ou exercer efeito citotóxico acompanhado de morte celular.

Assim, o tabagismo promove disfunção endotelial de origem multifatorial.[15]

IDADE E ENVELHECIMENTO

A prevalência da aterosclerose aumenta com o passar dos anos, mesmo após o controle de outros fatores de risco cardiovascular, como a hipercolesterolemia, o tabagismo e a hipertensão arterial. Muitas das alterações observadas no envelhecimento e sua conseqüente vulnerabilidade às doenças cardiovasculares decorrem da disfunção endotelial que se desenvolve no idoso. Vem sendo demonstrado que a diminuição da resposta vasodilatadora dependente do endotélio e relacionada à idade, é progressiva e linear, não sendo, portanto, surpresa que a idade seja um forte preditor de vasodilatação endotélio-dependente, exercendo maior influência do que os clássicos fatores de risco por doença cardiovascular, como os níveis séricos de colesterol total, colesterol-LDL ou mesmo os níveis de pressão arterial.

Dados experimentais recentes sugerem que os telômeros possam servir como relógios biológicos, marcando não apenas a idade no nível celular, mas também o envelhecimento em nível sistêmico. Para investigar se a senescência da célula endotelial causa disfunção, foi induzida na aorta humana, inibindo-se a função do telômero; surgiram características fenotípicas de senescência celular, como a redução da atividade da sintetase do ON (NOS) endotelial, alteração implicada na aterogênese; por outro lado, provocando-se o fenômeno inverso, introduz-se a atividade do componente catalítico da telomerase; o resultado dessa intervenção aumenta os níveis de NOS, indicando que a promoção de sua atividade conferiu proteção contra a disfunção endotelial associada à senescência replicativa.

Vários estudos sugerem que a liberação ou a atividade do óxido nítrico estejam reduzidas no envelhecimento, o que prejudica a homeostase e a proteção vascular à agressão, na medida em que conduz ao comprometimento de ações, como a regulação do tônus vascular, a inibição da adesão celular, a superfície endotelial, a inibição da agregação plaquetária e a inibição da proliferação do músculo liso vascular, cuja redução de biodisponibilidade pode contribuir para a aterogênese no idoso. O progressivo comprometimento da vasodilatação relacionado à idade é causado por uma alteração na via da L-arginina-ON. Somente nos idosos (> 60 anos) aparece a influência do estresse oxidativo, levando ao comprometimento da disponibilidade de ON. Quanto às possíveis fontes do estresse oxidativo no envelhecimento, podemos considerar que alguns sistemas sejam responsáveis pelo aumento da produção de espécies de oxigênio reativo, tanto o sistema NADH/NADPH-oxidase quanto a tetraidrobiopterina e a via ciclooxigenase, contribuindo para a inibição da resposta vasodilatadora à acetilcolina, por via de produção de vasoconstritores prostanóides.[16]

A rigidez aórtica no idoso não é determinada exclusivamente por modificações estruturais da camada média, mas também pela regulação endotelial da musculatura lisa vascular.

ESTROGÊNIO

Diversas evidências epidemiológicas sugerem que a privação estrogênica que acontece no climatério, e ainda mais na menopausa, aumenta o risco de doenças cardiovasculares. O estrogênio tem grande afinidade pelo endotélio e pelas fibras musculares lisas, sendo maior na pré-menopausa a capacidade vasodilatadora dependente do endotélio (Quadro 4-7).

Quadro 4-7. Possíveis mecanismos de ação estrogênica endotélio-dependente

- Interferência na síntese e metabolismo do ácido nítrico
- Redução da endotelina-1
- Aumento da proliferação das células endoteliais
- Inibição da proliferação e migração das células musculares lisas
- Modulação de células de adesão

Os efeitos nos receptores de estrogênio podem ser classificados em precoces (não-genômicos) e tardios (genômicos).

O estrogênio promove, no endotélio, a vasodilatação pelos efeitos sobre o óxido nítrico e sobre a função dos canais de íons; nos canais de potássio, o estrogênio estimula a abertura desses canais ativados pelo cálcio, levando ao relaxamento das células musculares lisas e a conseqüente vasodilatação. O estrogênio aumenta, também, a expressão genética de importantes enzimas vasodilatadoras como a sintetase da prostaciclina e a sintetase do óxido nítrico.[17]

Pelos dados anteriores, poderia parecer benéfica, teoricamente, a reposição hormonal com estrogênio, porém, grandes ensaios terapêuticos não mostraram as vantagens dessa terapia.

HOMOCISTEÍNA

A elevação leve e moderada da homocisteína vem sendo correlacionada com a doença cardiovascular em estudos retrospectivos (caso-controle) e em estudos prospectivos. A fonte de homocisteína é o aminoácido essencial metionina, necessário à formação de S-adenosilmetionina, principal doador biológico do radical metila em todas as reações. Além das causas genéticas, as deficiências de folato, vitaminas B6 e B12 também são causas comuns de elevação da homocisteína.[18]

A lesão direta do endotélio parece ser a conseqüência fisiopatológica mais plausível. Células endoteliais umbilicais humanas, expostas à homocisteinemia, exibem todas as reações de citotoxicidade, provavelmente mediadas pelo sulfidril; além dos efeitos lesivos diretos no endotélio, a homocisteinemia parece ser capaz de induzir o crescimento da placa ateromatosa; já o ácido fólico e a vitamina B12 são muito efetivos na correção da disfunção endotelial induzida pela homocisteína.

DETERMINAÇÃO E ANÁLISE DA FUNÇÃO ENDOTELIAL

Clinicamente, existem vários métodos de medida da função endotelial, invasivos e não-invasivos. Em um paciente que vai fazer uma angiografia coronária, a utilização de um ultra-som Doppler para a medida do fluxo coronário permite avaliar o tônus coronário antes e após a injeção intracoronária de acetilcolina ou de bradicinina (vasodilatadores endotélio-dependentes) e a hiperemia reativa, que aumenta o fluxo, após um período de isquemia.

Entre os métodos não-invasivos, o teste de imagem da artéria braquial com o ultra-som de alta resolução, é o mais usado.

Mecanismo

Esse método mede, em geral, o diâmetro da artéria braquial em resposta ao fluxo influenciado pela hiperemia reativa e o nitrato sublingual. A hiperemia reativa ocorre quando, após um período curto (de 1-5 minutos) de isquemia por oclusão de uma

artéria, existe a liberação de mediadores sendo, os principais, a adenosina, o íon $H+$ e o EDHF; a liberação desses mediadores causa, no tecido isquêmico, uma vasodilatação. Ao se realizar a desobstrução do fluxo arterial, ocorre uma hiperemia (quando o fluxo aumenta de 100% a 300%) em conseqüência da pressão tangencial (*shear-stress*) sobre o endotélio; sob essa pressão, o endotélio aumenta a entrada de cálcio, ativa a sintetase do ON (eNOS), que libera óxido nítrico e, pela hiperpolarização do endotélio, ativa os canais de potássio, levando à vasodilatação. Todos esses mecanismos dependem da integridade funcional do endotélio.[19]

Preparação

1. O paciente não deve exercer nenhuma atividade física prévia ao teste.
2. Os fumantes não devem fumar nas 12 horas antes do teste.
3. Nas mulheres, até a menopausa, a repetição do teste deve ser feita na mesma fase do ciclo menstrual.
4. Para a realização do exame, o paciente permanecerá durante todo o teste, cerca de 15 minutos deitado em posição supina.

Aparelhagem

Usa-se um aparelho de ultra-som de alta resolução e medem-se os diâmetros da artéria braquial acima da prega do cotovelo. Para a avaliação da artéria pela imagem usa-se o modo bidimensional, com aparelho equipado com transdutor linear de 7,5 MHz, *software* para análise da imagem Doppler e monitorização de uma derivação eletrocardiográfica. O teste deve ser realizado numa temperatura entre 20 e 25 graus centígrados.

Técnica do exame

Fazem-se medidas do diâmetro da artéria braquial em repouso, depois durante a hiperemia reativa, novamente em repouso e também após o uso de nitrato; o membro superior direito é o geralmente utilizado e no qual o vaso será identificado, no ultra-som, pela faixa clara que o representa, sendo o Doppler posicionado a 60° e a profundidade e o ganho do aparelho são otimizados para a melhor visualização da parede da artéria durante o exame. O fluxo é obstruído por um manguito de esfigmomanômetro, insuflado e mantido em 250 mmHg por 5 minutos; quando o manguito é desinsuflado dá-se a hiperemia reativa que desencadeia a pressão tangencial aumentada; o aumento de fluxo causa a dilatação da artéria, que deve ser medida nas cinco primeiras ondas de fluxo, devendo a monitorização ser realizada de 15 a 120 segundos; nova medida deve ser realizada 20 minutos depois e de 3 a 5 minutos após 5 mg de um nitrato sublingual; esse medicamento não deve ser usado em pacientes hipotensos ou com bradicardia. Diâmetros muito grandes (> 5 mm) da artéria braquial ou muito pequenos (< 2,5 mm) precisam ser evitados pela dificuldade em avaliar, com precisão, a análise da reatividade.

Medidas

O diâmetro da artéria braquial é analisado no corte longitudinal e a medida feita com ajuda de um *software* que permita avaliar sua variação; são feitas as medidas de cinco ciclos, no ápice da onda R do eletrocardiograma, tomando-se a média delas como a medida definitiva.

Por meio de fórmulas apropriadas consegue-se medir a dilatação mediada pelo fluxo (DMF) em porcentagem, e a dilatação resultante do nitrato.

Percentual DMF = diâmetro na hiperemia – diâmetro basal × 100/diâmetro basal

No DMF, um valor maior que 10% para a mulher e 8% para o homem indica função endotelial íntegra.

Percentual de dilatação pós-nitrato = diâmetro pós-nitrato – diâmetro pré-nitrato × 100/diâmetro pré-nitrato

Considera-se o valor maior de 10% como o de um endotélio íntegro.

■ Pletismografia

É a técnica mais antiga para a análise da vasodilatação, quantificando as variações de volume de um determinado segmento, geralmente, do braço; avalia-se o fluxo periférico, podendo se analisar, também, a vasoconstrição pela diminuição de volume. Atualmente a técnica da pletismografia é realizada como Whatney a desenvolveu, com oclusão venosa, usando-se um sensor de estiramento; as variações de volume são transformadas em variações percentuais de fluxo de sangue para a região.

■ Equipamento e procedimento

Consta de um sistema de sensores de estiramento, um manguito de pressão para o punho e para o braço, um insuflador de ar e transformador de sinais que é o pletismógrafo propriamente dito; o tamanho do sensor de estiramento, escolhido de acordo com o diâmetro do antebraço, é colocado 5 cm abaixo da prega cubital, sendo o braço mantido à altura de 10 cm acima do coração por meio de uma tipóia. A circulação da mão é ocluída com um manguito colocado no pulso para a elevação da pressão acima do nível da sistólica, procedimento realizado 1 minuto antes da determinação do volume de fluxo. A oclusão venosa é feita, de forma intermitente, aplicando-se uma pressão de 35 a 40 mmHg num manguito colocado no terço médio do braço; a oclusão deve durar de 7 a 10 segundos com tempo de liberação idêntico; repete-se essa oclusão e essa liberação 3 vezes, obtendo-se 3 curvas de fluxo por minuto. Um polígrafo,

com pelo menos 3 canais, é ligado, sendo o canal superior para registro do eletrocardiograma (D2), um segundo canal para registro do volume do antebraço e um terceiro canal para o registro não-invasivo da pressão arterial.

■ Análise das curvas registradas

A curva de volume é registrada, significando a entrada e saída de um determinado volume de sangue naquele segmento do antebraço. No momento em que elevamos a pressão do manguito do braço para 40 mmHg, impedimos o retorno venoso, que acarreta um represamento de sangue no segmento distal do braço, levando ao aumento do volume do antebraço; esse progressivo aumento é registrado no canal do pletismógrafo como uma linha ascendente; quando se libera o ar da válvula de pressão do manguito o sangue flui livremente, voltando o antebraço a ter o volume original. Esse processo é repetido, como já dissemos, mais 2 vezes, em cada estudo.

Em cada curva traçamos uma linha horizontal correspondente ao início dela; em seguida traçamos uma linha seguindo o ramo ascendente da mesma até a distância de 10 segundos, quando baixaremos uma linha vertical; a distância entre a linha horizontal e o ponto, na linha inclinada, correspondente aos 10 segundos, representa o aumento do volume nesse intervalo de tempo (10 s); para se calcular esse volume, multiplica-se o número da linha vertical por 6, já que se quer saber em 1 minuto (unidade de tempo) e a seguir divide-se pela calibração prévia do pletismógrafo; por exemplo, se houver um aumento de 38 mm no período de 10 segundos e a calibração do aparelho for 40, o cálculo é o seguinte, dado em ml/100 ml de tecido/minuto:

$$\text{Volume} = \text{aumento em mm} \times 6/\text{calibre do aparelho}$$

Exemplo: $38 \text{ mm} \times 6/40 = 5{,}7 \text{ ml}/100 \text{ ml}$ de tecido/minuto.

■ Avaliação da função endotelial por infusão de medicamento

Para essa avaliação temos que puncionar uma artéria, o que só deverá ser realizado em ambiente hospitalar. Pode-se infundir substâncias que estimulem diretamente o endotélio, tais como a acetilcolina, o nitroprussiato e outras.

REFERÊNCIAS BIBLIOGRÁFICAS

1. Duque FLO, Mello NA. *O endotélio vascular.* Pontifícia Universidade Católica do Rio de Janeiro, 1999.

2. Furchgott AF, Zawadski JV. The obligatory role of endothelial cells in the relation of arterial smooth muscle by acetilcholine. *Nature* 1980;288:373-76.

3. Yanagisawa M, Kusihara H, Kimura S *et al.* A novel potent vasoconstritor peptide produced by vascular endothelial cells. *Nature* 1888;332:411-18.

4. Andrews HE, Bruckdorfer KR *et al*. Low density lipoproteins inhibit endothelium-dependent relaxation in rabbit cortex. *Nature* 1987;327:327-37.
5. Vanhoutte PA, Boulanger CM. Endothelium dependent responses in hypertension. *Hypertens Res* 1995;18:87-95
6. Nascimento CA, Patriarca G, Heimann JC. Estrutura orgânica do endotélio vascular. In: Luz PL. Laurindo FRM, Chagas ACP. *Endotélio*. Rio de Janeiro: Atheneu, 2003. p. 1-6.
7. Luna RL, Controle clínico do paciente hipertenso. In: Dias JPF, Ribeiro Gonçalves E, Barrent C. *Diabetes e hipertensão arterial*. Rio de Janeiro: Cultura Médica, 1994. p. 149-70.
8. Luna RL. A placa aterosclerótica nas diversas fases da coronariopatia. *Vitrô Cardiologia* 1999. p. 13-17.
9. Schultz D, Harrison DG. Seeking the source of pathogenic oxygen radicals in atherosclerosis. *Atheroscler Thromb Vasc Biol.* 2000;(2):1412-19.
10. Verma S, Anderson TJ. Fundamentals of endotelial function for the clinical cardiologist. *Circulation* 2002; 105:546-52.
11. Sowers JR. Hypertension, angiotensin II and oxidative stress (editorial). *N Engl J Med* 2002; 346: 1999-2001.
12. Creager MA, Luscher TF, Cosentino F *et al*. Diabetes and vascular disease. *Circulation* 2003; 108: 1527-32.
13. Negrão CE, Santos AC, Alves MJNN. Exercício físico e endotélio. In: Luz PL, Laurindo FRM, Chagas ACP. *Endotélio e doenças cardiovasculares*. Rio de Janeiro: Atheneu, 2003. p. 161-72.
14. Fonseca FAH, Kuymijian V, Igor MCO. Lípides e endotélio. In: Luz PL, Laurindo FRM, Chagas ACP. *Endotélio e doenças cardiovasculares*. Rio de Janeiro: Atheneu, 2003. p. 181-83.
15. Manno Júnior H, Toledo JCY, Carvalho de Mello SESF. Alterações endoteliais no tabagismo. In: Luz PL, Laurindo FRM, Chagas ACP. *Endotélio e doenças cardiovasculares*. Rio de Janeiro: Atheneu, 2003. p. 337-47.
16. Wajngarten M, Nussbacher A. Alterações endoteliais no envelhecimento. In: Luz PL, Laurindo FRM, Chagas ACF. *Endotélio e doenças cardiovasculares*. Rio de Janeiro: Atheneu, 2003. p. 369-79.
17. Gebara OCE, Vieira NW, Aldright JM. Interação entre estrogênio e endotélio. In: Luz PL, Laurindo FRM, Chagas ACP. *Endotélio e doenças cardiovasculares*. Rio de Janeiro: Atheneu. 281-95; 2003.
18. Chagas ACP, Faro Neto JR, Luz PL. Hiper-homocisteinemia como causa de disfunção endotelial. In: Luz PL, Laurindo FRM, Chagas ACP. *Endotélio e doenças cardiovasculares*. Rio de Janeiro: Atheneu. 311-22; 2003.
19. Pedro MA, Coimbra FMC. Métodos de investigação do endotélio. In: Luz PL, Laurindo FRM, Chagas ACP. *Endotélio e doenças cardiovasculares*. Rio de Janeiro: Atheneu. 530-68; 2003.

ETIOPATOGENIA DA HIPERTENSÃO ARTERIAL PRIMÁRIA

5

O controle da pressão arterial é um dos mais fantásticos, complexos e delicados mecanismos de que se tem notícia; o seu descontrole leva à hipertensão.[1] Existem muitos sistemas fisiológicos que interagem de maneira exageradamente complexa e redundante para manter a pressão arterial estável, em todos os níveis, principalmente no nível capilar.[2]

A hipertensão pode ser classificada, em relação à sua etiologia, em dois tipos: a primária ou idiopática e a secundária, na qual ela é o sinal de uma outra doença, distúrbio ou anormalidade. A causa da hipertensão primária ainda é muito discutida e por isso, a definimos como complexa, dado o grande número de hipóteses que cerca a sua etiologia. Em genética, define-se um traço como uma característica; a hipertensão, geneticamente, é um traço complexo atribuído, de modo etiológico, a múltiplos genes e, ambientalmente a vários fatores; por causa dessa complexidade, que requer estratégias de pesquisa muito sofisticadas, temos fracassado nessa procura, pois, os estudos que possuímos hoje são totalmente inadequados e pouco poderosos.[3]

A hipertensão arterial primária é a que incide sobre grande número de pessoas, sendo responsável por cerca de 95% dos casos de pressão alta. Ela se constitui na doença crônica mais importante desse início de século, sendo um fator de grande número de complicações cardiovasculares, daí a importância da sua compreensão, detecção, avaliação e controle. Vamos discutir aqui as bases ambientais da hipertensão, pois as bases genéticas foram examinadas no Capítulo 2.

BASES AMBIENTAIS DA HIPERTENSÃO ARTERIAL

Atualmente, a utilização de técnicas de biologia molecular e de abordagens genéticas tem permitido que se explore, de maneira sistemática, as determinantes prováveis das causas da hipertensão arterial. Já vimos na Figura 2-1 que as bases genéticas da hipertensão arterial interagem com as bases ambientais e geram situações que dão origem a distúrbios no controle da tensão arterial. Especula-se muito a respeito desses fatores ambientais e estima-se que eles sejam responsáveis por 60% a 70% da variação da pressão. Os fatores mais discutidos, por ordem de importância, são: rigidez da aorta e grandes artérias, obesidade (resistência à insulina), exagero na ingestão de sal, excesso no consumo de álcool, estresse e baixo consumo de potássio, mag-

Quadro 5-1. Fatores ambientais na hipertensão arterial

1. Rigidez da aorta e grandes artérias
2. Resistência à insulina
3. Exagero na ingestão de sal
4. Excesso no consumo de álcool
5. Tensão emocional ou estresse
6. Baixo consumo de potássio, magnésio e cálcio

nésio e cálcio (Quadro 5-1). Para que estes fatores ambientais influenciem a hipertensão arterial é necessária a predisposição genética, referida anteriormente.

Kaplan, com seu proverbial bom senso, em seu último livro, diz que nós devemos continuar com a necessidade de construir hipóteses razoáveis, derivadas de múltiplas bases de dados, para explicar a etiopatogenia da hipertensão arterial.[4]

Rigidez da aorta e grandes artérias

A mais freqüente causa da elevação da pressão sistólica é a perda progressiva da distensibilidade e da elasticidade das grandes artérias de capacitância, tais como a aorta, as ilíacas, subclávias, femorais, humerais, cubitais, radiais e poplíteas. Há mais de 50 anos, Hallock e Benson demonstraram esse fenômeno, que não tem sido focalizado à altura de sua importância como um mecanismo freqüente de subida da pressão arterial.[5]

Fomos pioneiros no Brasil da medida da velocidade da onda de pulso e já o fazíamos na década de 1970. A VOP era medida na carótida e na femoral com transdutores de pressão através da pele, comparando-se o início da curva do pulso carotídeo com o início da curva do pulso femoral, usualmente à direita. O tempo entre o início destas curvas, medido em metros (distância carótida-femoral) por segundo, nos dão a VOP; hoje essa medida é registrada e calculada num computador, usando um programa de informática francês, especializado, chamado "Complior". A distância percorrida pelas ondas é calculada pela equação:

$$VOP = D/t$$

D significa distância e t tempo.

Por causa da amplificação fisiológica da pressão de pulso (PP) entre a aorta e a artéria braquial, a PP dessa última não reflete a PP aórtica que, na verdade, é a que mais influencia a sobrecarga ventricular esquerda e a perfusão coronária; em adição à freqüência e à contratilidade cardíacas, a pressão venosa influencia a pressão de pulso; assim sendo a PP é somente um índice substituto da rigidez aórtica; essa é a causa do retorno da onda de reflexão na telessístole, aumentando a PP central e a sobrecarga do ventrículo, reduzindo a fração de ejeção e aumentando a demanda miocárdica de oxigênio. A rigidez arterial está associada à hipertrofia ventricular esquerda tanto nos indivíduos normais quanto em pacientes hipertensos. A rigidez arterial se correlaciona com a aterosclerose.

O'Rourke[6] demonstrou recentemente esse fenômeno de maneira muito clara: a perda do tecido elástico da aorta e o acúmulo de cálcio na parede dos vasos fazem com que, em média, a velocidade da onda de pulso (VOP) da aorta duplique, tipicamente, aos 70 anos. A conseqüência dessas alterações estruturais se constitui no mecanismo primário da hipertensão sistólica isolada do idoso; em relação ao endotélio, os vasos desses pacientes têm uma resposta semelhante àquela de idosos normais às manobras de relaxamento, tanto nos vasos endotélio-dependentes como nos endotélio-independentes.[7] Na população do Projeto Cardíaco de Framingham, 65% a 75% da hipertensão do idoso é da variedade sistólica isolada; alguns estudiosos dessa hipertensão a classificam como um tipo secundário.[8]

A rigidez da aorta é facilmente diagnosticada, de maneira não-invasiva, pela velocidade da onda de pulso da qual já falamos. O aumento da rigidez arterial eleva, conseqüentemente, a morbidade e a mortalidade cardiovascular por causa da elevação da pressão arterial sistólica (PAS), que aumenta a sobrecarga ventricular, e por causa da diminuição da pressão diastólica (PAD), que reduz a irrigação coronária e a perfusão miocárdica, levando ambas a um aumento da pressão de pulso (PP). Um estudo recente mostrou que a PP não está, significativa e independentemente, associada à mortalidade, mas a rigidez da aorta e das grandes artérias é um preditor independente e geral da mortalidade cardiovascular nos pacientes com hipertensão arterial.[9]

A maioria dos estudos epidemiológicos tem apontado a PAS como o fator de risco mais importante para o acidente vascular encefálico (AVE) e a coronariopatia, do que a PAD. Recentes estudos têm, também, mostrado que a pressão arterial média e a pressão de pulso são fortes determinantes do AVE e da coronariopatia.[10] Após um infarto do miocárdio, em pacientes com disfunção do ventrículo esquerdo, a PP é séria determinante da recorrência do evento nos pacientes idosos, e da mortalidade por todas as causas, na população em geral. Além do mais, num estudo transversal, a VOP esteve associada ao risco cardiovascular se calculado pelo Escore de Framingham.[11]

Resistência à insulina

Setenta por cento da hipertensão sistodiastólica no homem e 61% na mulher são diretamente atribuídas por Kennel em seus estudos epidemiológicos, ao excesso de adiposidade.[12] Além dessa clara relação epidemiológica, é fato reconhecido que existe também uma associação entre pressão arterial de um lado e o diabete tipo II, a tolerância à glicose diminuída e a hipertrigliceridemia, do outro. Temos demonstrado que há indícios consistentes de que um grande número de hipertensos primários, principalmente aqueles com obesidade, faça parte do grupo de pacientes que apresenta resistência à insulina.[10] Para tal, haveria necessidade de que essa resistência não se desse somente nos tecidos muscular e adiposo mas, ao mesmo tempo, no rim e no sistema nervoso simpático. Essas ações secundárias da insulina formariam, em última instância, o fundamento em que está baseado o conhecimento de que a hiperinsulinemia compensadora elevaria a pressão arterial, desde que houvesse também uma predisposição genética. Toda a fundamentação desse fato é extremamente complexa, mas por outro lado muito adequada à explicação de um grande número de casos de hipertensão primária. Essa hipótese foi comprovada por um grande Projeto chamado IRAS, e nele a insulina foi relacionada ao desenvolvimento da hipertensão arterial; demonstrou-se que se poderia predizer, a partir do nível de resistência à insulina (ver Capítulo 6), quem iria desenvolver níveis elevados de pressão arterial. Os seus autores acompanharam a evolução de 809 adultos de meia idade, que já faziam parte do Projeto IRAS; antes do estudo todos os participantes possuíam uma pressão arterial normal e níveis variados de resistência à insulina; após 5 anos, aqueles no tercil superior da resistência tinham níveis de hipertensão 35% superiores àqueles no tercil mais baixo da resistência à insulina. O Projeto IRAS demonstrou claramente que, no paciente de meia-idade, a resistência à insulina é a causa mais provável da hipertensão arterial.[13]

Outros inúmeros trabalhos vêm demonstrando que a hiperinsulinemia compensadora pode causar retenção de sódio, exacerbação do tônus simpático no sistema nervoso autônomo, maior troca catiônica na membrana da célula muscular lisa e proliferação da fibra, com conseqüente hipertrofia muscular nas arteríolas, explicando assim, a elevação da pressão arterial.[13] Sabe-se que indivíduos obesos têm hipertensão com mais freqüência do que indivíduos com a mesma altura, mas peso normal. Há, portanto, uma correlação entre peso e pressão arterial. A elevação da pressão em jovens está, na maioria dos casos, ligada à obesidade. No passado, a explicação dada se relacionava a uma série de outros mecanismos, porém, hoje, está ligada à resistência à insulina.

Exagero na ingestão de sal

Sabemos, teoricamente, que um excesso de sal conduz a uma elevação da pressão arterial pelo aumento do volume plasmático, pelo aumento da pré-carga e como conseqüência, pelo aumento do débito cardíaco. Quando se pensa na fisiopatologia da hipertensão arterial, o balanço de sódio e de líquido forma uma das colunas em que se baseia a regulação da pressão arterial. Esse mecanismo é afetado por numerosos fatores genéticos e ambientais, como vimos nos Capítulos 2 e 3, e são controlados por alças hormonais, do sistema nervoso, parácrinas e intracelulares, que se relacionam entre si. As interações entre esses fatores variam com a idade e são responsáveis pelos padrões heterogêneos das alterações hemodinâmicas que levam à hipertensão e a sustentam ao longo da vida. O rim possui um papel central na fisiopatologia da hipertensão primária, que deve ser separado da sensibilidade ao sal.[14]

A elevação da pressão arterial também poderia ser explicada, no caso do excesso de sal, por outros mecanismos, tais como o aumento da reatividade vascular e o comprometimento da função renal.[15,16] Hoje, já sabemos que o indivíduo pode ser sal-sensível ou sal-resistente; aqueles que são sal-sensíveis são suscetíveis de desenvolver hipertensão se usarem um excesso de sal. Existe, experimentalmente, certa linhagem de ratos, chamados por Dahl de sal-sensíveis e de sal-resistentes, que imitam em tudo aqueles pacientes antes comentados; esses experimentos, segundo seu autor, indicam que a sensibilidade à ingestão de sal parece ser genética e pode ser aumentada, segundo esse pesquisador, em gerações sucessivas.[17] Nas formas genéticas de hipertensão, a sensibilidade ao sal resulta de várias mutações, afetando as proteínas do esqueleto celular, os transportadores iônicos ou os fatores endócrinos que controlam o manuseio de sódio no rim, através da filtração glomerular ou reabsorção tubular. Os indivíduos resistentes ao sal não desenvolvem hipertensão mesmo ingerindo uma sobrecarga do mesmo.[17] Tem-se aventado vários mecanismos e um deles, de acordo com Guyton, seria originado pela necessidade biológica do rim em excretar sal, o que só seria possível em níveis tencionais mais altos. Sabemos que os Ionamani, índios primitivos que habitam a fronteira do Brasil com a Venezuela, não usam sal na alimentação, não havendo também registro de casos de hipertensão entre eles. Estes são argumentos a favor da influência do sal na elevação da pressão arterial em certos pacientes.

Ultimamente existe a hipótese de que a ausência de hipertensão entre os Ionamani seria uma conseqüência do excesso de potássio e magnésio por eles usados, em forma de frutas, vegetais e cinza (potássio) como condimento.

Excesso no consumo de álcool

Um outro fator ambiental, ligado à elevação da pressão arterial, é a ingestão de álcool. Desde o trabalho de Friedman *et al.,* em 1983, verificou-se que quanto maior a ingestão de álcool, maior também a prevalência de hipertensão. Um dos fatos importantes que comprova a influência do álcool sobre a pressão arterial é a sua normalização quando o paciente pára de beber.[18] O trabalho de Shaper *et al.* sobre esse fator ambiental mostrou como apenas a ingestão moderada de álcool (três a seis doses diárias) elevava tanto a pressão sistólica quanto a diastólica (Quadro 5-2).[19]

De acordo com um trabalho de MacMahon, cerca de 10% dos casos de hipertensão, no gênero humano, podem ser atribuídos ao álcool.[21]

Porém, por que o álcool contribui para a elevação da pressão arterial ainda é uma incógnita; várias hipóteses foram aventadas como aquela que diz da facilidade criada pelo álcool para o cálcio penetrar na célula e a da estimulação do sistema nervoso simpático; mais recentemente, foram levantadas as possibilidades do álcool induzir à resistência à insulina ou aumentar a secreção de cortisol (Fig. 5-1).[21]

Tensão emocional ou estresse

Outro fator de risco muito discutido é o estresse, que leva à pergunta: " Como pode a tensão emocional ativar diretamente o sistema nervoso simpático?" Sabemos que a hiperatividade desse último tem poder de interagir com o excesso de sal, com o sistema renina-angiotensina ou mesmo com a resistência à insulina ou mecanismos menos importantes. A tensão emocional ou estresse é definido como qualquer influência que torna o indivíduo infeliz ou desanimado. O mecanismo dessa influência é explicado por estímulos nervosos que nasceriam no córtex frontorbital, no sistema límbico e no diencéfalo e daí partiriam para o centro simpático do bulbo nervoso, que controla neurogenicamente o tônus vascular, a freqüência cardíaca e a força contrátil do coração (Fig. 5-2)

Apesar de haver um grande número de opiniões ligando a hipertensão ao estresse, existe também um razoável número de dúvidas. Freeman comenta, depois de realizar grande revisão sobre o assunto: "não há evidência forte de que o estresse psicossocial leve ao conjunto de conotações patogênicas que possa resultar na hipertensão crônica.[22]" O raciocínio, ultimamente revisado, é o de que o estresse conduziria o indivíduo a um aumento de peso por excesso de calorias, a uma maior ingestão de álcool e a uma vida mais sedentária e, todos esses fatores juntos contribuiriam para a elevação da pressão arterial.

Quadro 5-2. Média de ingestão do álcool relacionada à hipertensão

Doses por dia	Nº de pacientes	% com hipertensão*	Diastólica média mmHg
Ocasional	632	20,0	85,8
Uma dose	542	21,2	86,5
Duas a três doses	428	26,9	87,9
Quatro a cinco doses	152	34,2	89,7
Mais de seis doses	78	47,4	94,3

*Critério de hipertensão: 160/95.
Adaptado de Arkright *et al.*[20]

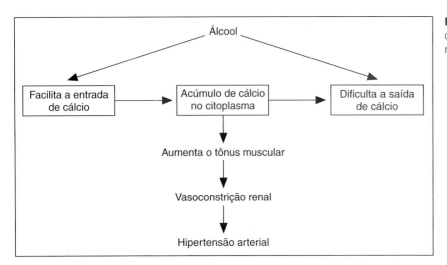

Fig. 5-1. Ação do álcool influenciando o transporte de cálcio na membrana e estimulando o tônus muscular liso.

Baixo consumo de potássio, magnésio e cálcio

Uma recente metanálise, baseada em ensaios controlados, nos dá argumentos convincentes de que o consumo adequado de minerais, em vez da restrição isolada de sódio, deveria ser o foco das recomendações dietéticas para a população abaixo dos 45 anos.[23] O Estudo DASH também confirmou que uma alimentação rica em laticínios desnatados, frutas e vegetais seria capaz de baixar a pressão arterial em 5 ou 6 mmHg de indivíduos normais e, naqueles com hipertensão leve, essa redução alcançaria de 11 a 12 mmHg, só comparável àquela obtida em pacientes usando medicação anti-hipertensiva. O 6º Relatório do JNC recomenda exatamente essa dieta, baseada no Estudo DASH.[24]

FISIOPATOLOGIA DA HIPERTENSÃO ARTERIAL

Permanece a idéia bem substanciada de que a causa da hipertensão arterial primária é a interação de mutações genéticas com fatores ambientais: havendo a predisposição genética, o fator ambiental contribuiria para a hipertensão arterial, sendo essa interação obrigatória, tanto para a indução, quanto para a continuidade da hipertensão.[1] Há 20 anos sabemos que a hipertensão é causada por múltiplos fatores que se juntam e desorganizam o complexo e delicado sistema de controle da pressão arterial. Há uma série de mecanismos envolvidos nesse controle da pressão e a interação entre eles deve ser perfeita. Todos esses mecanismos atuam por meio do débito cardíaco e da resistência periférica que, por sua vez, dependem de muitos outros fatores secundários descritos adiante. A maior dificuldade em relação à definição dos fatores que causam a variação da pressão arterial é a descrição exata dos mecanismos que a regulam; todos eles atuam por meio de sinais químicos, derivados do sangue ou dos tecidos, para o controle preciso de passagem de soluções salinas e de componentes que modulam a contração muscular, seja cardíaca ou arterial, representados por proteínas nos receptores, canais, neurotransmissores e peptídios vasoativos.

A manutenção da pressão arterial em níveis adequados é fundamental para a irrigação de um órgão e essa irrigação é essencial para a perfeita função. A pressão de perfusão de um órgão é a pressão arterial média, definida pela fórmula abaixo descrita:

$$\text{Pressão arterial média} = \text{pressão diastólica} + (\text{pressão sistólica} - \text{pressão diastólica}/3)$$

A pressão média comum nas artérias é de 93 mmHg; a pressão média normal máxima é de 107 mmHg. A pressão média sofre uma queda acentuada nas arteríolas pré-capilares, chegando aos capilares com 35 mmHg e saindo com 25 mmHg. Essa pressão condiciona a liberação de oxigênio, de combustíveis metabólicos como glicose e ácidos graxos e de constituintes químicos que levam as células a produzir trabalho, CO_2, calor, secreção e excreção.[25]

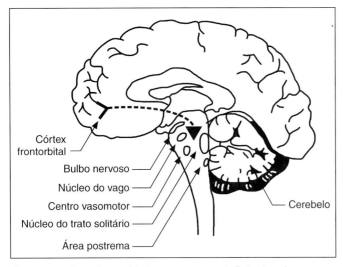

Fig. 5-2. A córtex frontorbital tem uma certa influência sobre os centros vasomotores do bulbo nervoso (núcleo do vago e centro vasomotor do simpático), sendo capaz de potencializar a intensidade dos impulsos eferentes.

Fisiologicamente, a pressão arterial (PA) é igual ao débito cardíaco (DC) × resistência periférica (RP). Entre dezenas de mecanismos que controlam a pressão arterial, esses dois centralizam a função de todo os outros, como veremos.[26]

DÉBITO CARDÍACO

Tem sido constatado que a elevação inicial da pressão arterial é dada pelo aumento do débito cardíaco, constituindo-se no que se chama de circulação hipercinética; o aumento de débito dependeria do volume sangüíneo (pré-carga) e da contratilidade ventricular (estimulação simpática). Julius et al.[27] observaram em jovens com hipertensão limítrofe aumento da freqüência cardíaca, do índice cardíaco e do fluxo sangüíneo no antebraço, tudo causado por uma excessiva estimulação autonômica. De acordo com Kaplan, provavelmente esses achados significam ansiedade pela informação que receberam de que são hipertensos, e sobre as técnicas usadas no seu estudo.[4] No passado estudamos o débito cardíaco por meio de substâncias radioativas; esse método era baseado no princípio de Stewart-Hamilton que pesquisou a determinação do débito cardíaco pela seguinte fórmula: DC = volemia × tempo de trânsito, na qual o volume plasmático era determinado por uma injeção de albumina marcada por iodo radioativo e o tempo de trânsito, por uma curva compatível com a concentração do radionuclídeo (Fig. 5-3). Apesar de termos encontrado uma volemia aumentada em hipertensos com renina baixa, aumento esse estatisticamente significativo, o volume central (pulmonar) determinado pela técnica sofisticada anteriormente descrita não foi tão importante, mostrando apenas uma tendência.

O débito cardíaco é dependente da série de situações descritas e comentadas adiante:

- Freqüência cardíaca.
- Contratilidade do ventrículo esquerdo.
- Volume sangüíneo.
- Sódio sérico.
- Resposta renal.
- Aldosterona.
- Trocas iônicas em nível de membrana.
- Hematócrito.
- Ouabaína endógena que inibe a bomba celular de sódio e potássio.

Freqüência cardíaca

Ela é modulada pelo sistema nervoso autônomo dependente dos dois arcos reflexos: o barorreceptor e o quimiorreceptor. Os estímulos aferentes partem, respectivamente, do núcleo do vago e do núcleo vasomotor (simpático) do bulbo nervoso e reduzem ou aumentam a freqüência cardíaca, de acordo com a ação dos arcos reflexos: quando aumentam a freqüência, ele-

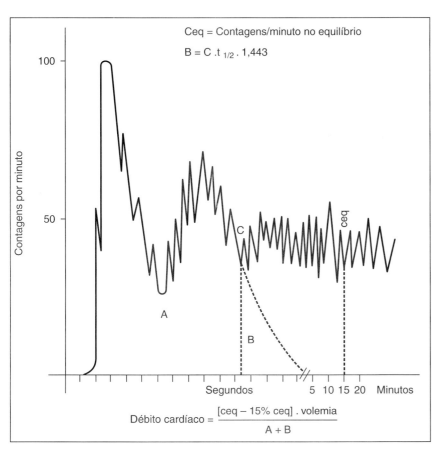

Fig. 5-3. Determinação do débito cardíaco por radionuclídio.

vam o débito do coração por minuto e a pressão arterial (Fig. 5-4).[1]

Vemos, nesta figura, todo o arco reflexo, composto pelos seus ramos aferentes (IX e X pares cranianos) que partem da aorta e seio carotídeo, alcançam a face posterior do bulbo nervoso, especialmente o núcleo do trato solitário (NTS). Um segundo neurônio alcança a zona C1, e um terceiro, o núcleo do vago e o núcleo vasomotor (simpático). As fibras eferentes do arco descem pelo sistema nervoso autônomo, alcançando o coração, os vasos e a medula supra-renal.

■ Contratilidade do ventrículo esquerdo

O débito cardíaco poderá aumentar, em cada sístole, pela maior contratilidade resultante de uma intensa estimulação nervosa do coração. A fração de ejeção cresce em virtude da maior força com que as fibras cardíacas se contraem, sendo este um dos mais poderosos mecanismos de aumento do débito cardíaco e da elevação rápida da pressão arterial.

■ Volume sangüíneo

O volume de sangue é composto da soma do volume plasmático e do volume globular. No passado, estudamos, em um dos nossos trabalhos, a volemia, que encontramos aumentada em hipertensos volume-dependentes com renina baixa, aumento este estatisticamente significativo, determinado por uma inje-

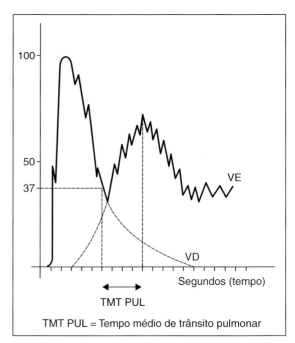

Fig. 5-5. Volume pulmonar.

ção de albumina marcada por iodo radioativo. O volume central, do qual a pré-carga é mais dependente, fica determinado pelo conhecimento da volemia e do tempo de trânsito (curva compatível com a concentração do radionuclídeo); naquele nosso trabalho ele não estava significativamente aumentado, notando-se somente uma tendência (Fig. 5-5).

■ Sódio sérico

Sabe-se que a ingestão aumentada de sódio induz à hipertensão pelo aumento do volume plasmático e da pré-carga, acarretando aumento do débito cardíaco. O homem moderno está acostumado, desde criança, a ingerir alimento com excesso de sal, havendo também o fenômeno da sensibilidade e da resistência ao sal, sendo essa característica individual explicada por uma série de mecanismos. A reabsorção de sódio aumenta a volemia, a pré-carga e, como conseqüência, o retorno venoso e o débito cardíaco.[28]

■ Resposta renal

A função renal envolve mecanismos complexos para a regulação da pressão arterial. Os nervos simpáticos renais têm funções múltiplas, pois participam da regulação da circulação renal, da filtração, da reabsorção e da secreção de solutos e água e, também, da secreção renal de substâncias vasoativas; o tronco cerebral integra os estímulos aferentes e dispara respostas que modulam a função renal. Existem no rim mecanorreceptores e quimiorreceptores que são parte de um importante reflexo chamado de renorrenal. Os nervos simpáticos renais são capazes de estimular a secreção de renina e a reabsorção de sódio nos túbulos contornados.[28]

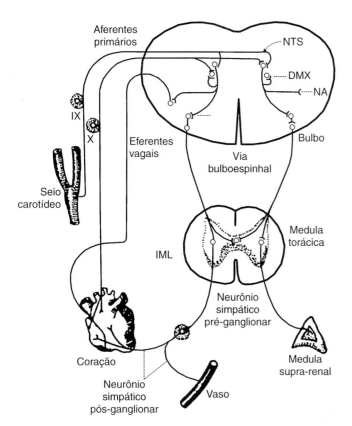

Fig. 5-4. Elementos do arco reflexo barorreceptor com designações dos presumíveis neurotransmissores.

Outro mecanismo que pode contribuir para o aumento do sódio é a resposta renal à sua filtração, pelo reduzido número de néfrons; essa situação diminui a superfície de filtração dando, conseqüentemente, retenção renal de sódio. Esse é, segundo um número importante de autores, o mecanismo inicial do aumento da pressão arterial. Baseado em experiências com animais, Guyton considera o controle do volume líquido pelo rim, o mecanismo dominante da regulação da pressão arterial; segundo ele, se a pressão arterial se eleva, algo deve estar errado na relação pressão/natriurese. Em pacientes com hipertensão primária é provável que a relação pressão/excreção esteja deslocada para outro nível, impossibilitando o retorno da pressão arterial às cifras normais. De modo geral, quando a pressão é reduzida por droga não-diurética, ocorre uma retenção reativa de sódio.[29]

Aldosterona

O produto final do sistema renina-angiotensina é a aldosterona, liberada na córtex supra-renal pela angiotensina II. Esse hormônio cortical age no túbulo contornado distal, aumentando a reabsorção de sódio a esse nível. A aldosterona tem sua ação representada pela retenção de sódio através dos receptores mineralocorticóides renais, localizados nesse túbulo. Normalmente, a resposta dos receptores adrenais à angiotensina II depende da ingestão de sal; se a dieta é pobre em sal, a secreção de aldosterona pela supra-renal aumenta; se há retenção de sal, a resposta supra-renal é, ao contrário, a supressão de aldosterona, hormônio que é, então, modulado pela relação sódio/angiotensina (Fig. 5-6).

Trocas iônicas em nível de membrana

Existem alguns experimentos, em animais hipertensos, que mostram certas alterações de membrana em relação às trocas iônicas. O sistema de transporte de sódio e potássio tem sido estudado principalmente nas hemácias e nos glóbulos brancos, pela facilidade em obtê-los. Encontrou-se maior concentração de sódio nas células dos animais hipertensos; é provável que isto se dê pela menor atividade da bomba Na^+/K^+ ATPase. As trocas do sódio extracelular por hidrogênio intracelular, feitas pelo cambiador sódio/hidrogênio, são essenciais para regular o pH, o volume celular e o seu crescimento; um aumento da atividade deste cambiador sódio/hidrogênio poderia ter um papel importante na patogênese da hipertensão. Para simplificar essa medida em *anima nobili*, sob condições apropriadas, pode-se substituir o hidrogênio intracelular pelo lítio e a troca pode ser medida como um mecanismo de contratransporte sódio/lítio. Tem sido mostrado que o sistema de contratransporte relaciona-se, de maneira significativa, com as alterações da pressão arterial.[30]

Hematócrito

A prevalência de hipertensão dobra com um aumento de 10% no hematócrito.[31] Wannamethee *et al.* encontraram, ultimamente, que indivíduos hipertensos, de meia idade, na Inglaterra, tinham um risco três vezes maior de sofrer um acidente vascular encefálico, quando o hematócrito estava acima de 51%.[32]

Ouabaína endógena que inibe a bomba celular de sódio e potássio

Em 1969, Dahl *et al.* demonstraram que deveria haver uma substância natriurética que modularia a excreção de sódio.[33] A evidência mais forte para a existência dessa substância apontava na direção de um provável hormônio que inibiria a bomba celular de sódio e potássio (Na^+/K^+ ATPase). O hormônio ouabaína é um novo esferóide liberado pelas glândulas supra-renais e, possivelmente, também pelo tronco cerebral em resposta à hipóxia ou a expansão do volume extracelular induzido pela aldosterona. Existe uma sugestão de que, dependendo da concentração, o hormônio comporta-se como um modulador versátil da bomba de sódio e potássio. Nas células dos túbulos renais, a inibição da atividade da enzima Na^+/K^+ ATPase pela ouabaína promove diurese. Nos miócitos e células vasculares lisas, essa inibição pode diminuir o processo de troca Na^+/Ca^{++} do sarcolema e, através de vias cálcio-dependentes, estimular o acoplamento excitação-contração e a expressão de genes relacionadas ao crescimento. Em quantidades muito pequenas, a ouabaína endógena pode aumentar o número de bombas ativas de sódio-potássio da membrana e, por meio de outros mecanismos ainda desconhecidos, levar à retenção de sódio e não à sua perda.[34]

RESISTÊNCIA PERIFÉRICA

O fenômeno fisiopatológico mais importante na hipertensão arterial é o aumento da resistência vascular periférica. O padrão de um débito cardíaco, inicialmente aumentado em alguns

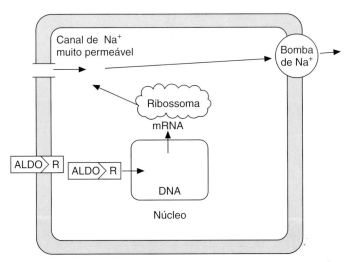

Fig. 5-6. A adosterona se junta ao seu receptor, penetra juntamente com ele no citoplasma da célula tubular renal, indo até o núcleo, onde interage com a cromatina. Esta interação aumenta a transcrição do RNA específico, que produz um canal de sódio bastante permeável, aumentando a reabsorção deste íon.

pacientes, dá lugar a uma resistência vascular periférica, que persiste aumentada; isso tem sido observado, também, em muitos animais de experimentação.[35] Esse fenômeno, interpretado como de auto-regulação, seria o reflexo de uma propriedade intrínseca do leito vascular para regular o fluxo sangüíneo; os vasos arteriais entram em contração, diminuindo o fluxo e aumentando a resistência periférica que, após algum tempo, torna-se permanente pelo espessamento da camada média dessas artérias.[36] Essa é a segunda parte da equação que regula a pressão arterial (PA = DC × RP). A resistência vascular é controlada por fatores locais (auto-regulação), como vimos anteriormente, por fatores nervosos (barorreceptores e quimiorreceptores) e por fatores hormonais (endotélio, sistema renina-angiotensina e sistema calicreína-bradicinina-prostaglandina). Esses fatores mantêm o controle da resistência vascular periférica por meio de maior ou menor constrição; substâncias como adrenalina, noradrenalina, óxido nítrico, prostaglandina, fator hiperpolarizante derivado do endotélio, endotelina, radicais superóxidos, renina, angiotensina II, calicreína, bradicinina e outras, influenciam o tônus arteriolar. Segundo Dustan, pode estar nos mecanismos de contração do músculo liso vascular o defeito básico que gera a hipertensão arterial primária. O tônus vascular é, portanto, influenciado por múltiplos fatores; contudo devemos dizer, que a resistência periférica elevada, a principal causa de hipertensão, é dada pelas pequenas artérias e pelas arteríolas, vasos com menos de 1 mm de diâmetro.[37]

Assim, a resistência vascular periférica é dependente de uma série de mecanismos, descritos e comentados no Quadro 5-3.

Elasticidade arterial

Um dos tipos mais comuns de hipertensão, a sistólica isolada do idoso, é explicado pela diminuição da distensibilidade aórtica e das grandes artérias. Por ocasião da ejeção, a pressão sistólica é determinada pelo volume ejetado, pelo volume residual diastólico que permanece na aorta e grandes artérias e pela distensibilidade desses vasos. Quando a aorta é normalmente distensível, ela amortece a pressão de ejeção, dilatando-se durante a sístole e recuando durante a diástole. Quando, por exemplo, a distensibilidade aórtica diminui com a idade, a pressão sistólica se eleva por falta de amortecimento e a pressão média a acompanha, sendo essa elevação uma causa freqüente de acidente vascular encefálico.[1] Tem se dado atenção, ultimamente, à velocidade da onda de pulso e à pressão de pulso; segundo O'Rourke e Kelly, a velocidade da onda aórtica do pulso quase dobra na idade de 70 anos e como elas se refletem na volta da periferia, ondas secundárias são vistas durante a sístole, principalmente em pessoas idosas. O retorno precoce da onda refletida aumenta mais tarde a pressão sistólica, levando à progressiva elevação da pressão sistólica e à queda da pressão diastólica, dando como conseqüência, uma grande pressão de pulso que, por sua vez, aumenta o trabalho sistólico.[38]

Remodelação vascular

Em 1993, Heagerty *et al.* descreveram um processo que chamaram de "remodelação vascular": o rearranjo das fibras existentes em torno de uma menor luz do vaso.[39] Sabemos, hoje, que a infusão de pequenas doses de angiotensina II, em ratos, leva à remodelação vascular. Uma vez consumada a hipertrofia, ela manteria a resistência mais alta e, conseqüentemente, a hipertensão arterial. Os mecanismos tróficos que levam à hipertrofia têm sido muito discutidos nesses últimos tempos, sendo os principais, os fatores de crescimento, os protooncogenes e a modulação do óxido nítrico, derivado do endotélio. Discute-se, entre os fatores de crescimento, o PDGF-a (fator de crescimento derivado das plaquetas-a) e o b-FGF (fator de crescimento do fibroblasto básico). A maneira pela qual vários mecanismos tróficos induzem à hipertrofia das fibras musculares lisas vasculares envolve a síntese do DNA, através da hidrólise dos fosfoinositídios e da mobilização do cálcio. A hipertrofia vascular associada à hipertensão pode conduzir ao fechamento de pequenas artérias e a rarefação vascular pode contribuir para o aumento da resistência vascular na hipertensão de longa duração.

Função endotelial

O endotélio é a mais importante estrutura de comunicação entre o sangue e a parede vascular. Um endotélio sadio é crucial para a manutenção do fluxo sangüíneo. Uma das principais funções do endotélio é inibir a adesão e agregação plaquetária à parede vascular. A grande característica do endotélio é que ele mantém uma resistência vascular normal devido à secreção de substâncias relaxantes, sendo a principal o óxido nítrico, que é o perfeito mensageiro, pois age rapidamente, tem uma vida curta, passa com facilidade pelas células e entre elas e atua através da guanil-ciclase (Fig. 5-7).

A presença da hipertensão arterial faz com que as células endoteliais diminuam a produção de óxido nítrico afetando, portanto, as suas propriedades vasorrelaxantes. Além disso, a hipertensão pode levar à expressão de substâncias constritivas e proliferativas, como a endotelina, cuja contribuição à elevação da pressão, permanece incerta. A hipertensão também contribui para uma maior adesão às células endoteliais, adesão essa encontrada em células do endotélio dos pequenos vasos cere-

---

Quadro 5-3. Mecanismos de resistência vascular periférica

1. Elasticidade arterial
2. Remodelação vascular
3. Função endotelial
4. Angiotensina II
5. Sistema nervoso autônomo
6. Resistência à insulina

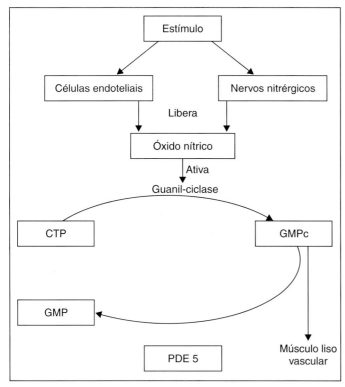

Fig. 5-7. Mecanismo de ação do óxido nítrico no músculo liso vascular subjacente.

brais, em ratos hipertensivos. Além disso, a permeabilidade da membrana endotelial parece aumentada na hipertensão crônica do rato. Também se tem idéia de que a disfunção endotelial dada pela hipertensão contribuiria indiretamente para a microalbuminúria, via expressão de uma matriz alterada.[40]

Angiotensina II

Esta substância possui forte efeito vasoconstritor em nível de arteríola, aumentando, desse modo, a resistência periférica e, conseqüentemente a pressão arterial. A angiotensina II é um peptídio com oito aminoácidos e tida como a substância vasoativa mais potente do organismo; ela aumenta, também, a atividade do sistema nervoso central e isto acontece todas as vezes que qualquer indivíduo ocupa a posição ortostática. A angiotensina II ainda é uma substância que estimula a remodelação vascular, hipertrofiando a camada média da arteríola. Originando-se nos neurônios do núcleo paraventricular, ela atenua a modulação reflexa de liberação simpática cerebral e ativa os neurônios simpáticos pré-ganglionares. Esses efeitos centrais da angiotensina II são maiores durante uma dieta baixa em sódio (atividade alta da renina), menor durante uma dieta alta de sódio (atividade baixa da renina) e tônicos durante uma dieta normal de sódio.

Sistema nervoso simpático

Existe considerável evidência de que o sistema nervoso simpático tem um papel importante na fase inicial da hipertensão arterial. Os arcos reflexos barorreceptores e quimiorreceptores modulam a pressão arterial e a freqüência cardíaca. A estimulação dos nervos simpáticos renais e a ativação renina-angiotensina promovem a retenção de sal e água. A interação das vias que manejam o sódio ocorre dentro e fora dos rins. A angiotensina da circulação facilita a liberação pré-sináptica de noradrenalina; ela pode, também, aumentar o fluxo simpático proveniente do órgão subfornical e da área postrema, duas áreas especializadas, localizadas no sistema nervoso central e que são separadas pela barreira meníngea. Quando a hipertensão é mantida durante um certo tempo, esses reflexos são recolocados em outro nível, de modo que a elevação da pressão já não evoca a resposta habitual. Como vimos, a angiotensina II estimula o sistema nervoso simpático mediando a maior parte dos seus efeitos e, do mesmo modo, interagindo com a ingestão alta de sódio e com a resistência à insulina. Tem se discutido muito se o estresse repetido poderia levar à hipertensão arterial; a maioria dos estudos não dá uma resposta conclusiva. Os indivíduos tornar-se-iam hipertensos não porque fossem estressados, mas porque eles responderiam de maneira diferente ao estresse. Essas pesquisas revelam que o estresse repetido conduziria a uma vida desordenada ou a uma alimentação pouco balanceada ou, muitas vezes, a uma ingestão excessiva de álcool, que finalmente, contribuiriam para a elevação da pressão arterial.[41]

Raciocinando de maneira mais ampla, poderíamos dizer que existem várias evidências mostrando que a atividade aumentada do sistema nervoso simpático leva à hipertensão arterial. Deve-se acentuar, de acordo com Yu,[42] que as catecolaminas são as substâncias mais importantes, tanto em relação aos mecanismos iniciais que levam à hipertensão arterial, como às alterações tróficas que conduzem à hipertrofia dos vasos, mantendo essa mesma hipertensão. Devemos ainda chamar atenção de que, o aumento da atividade simpática alfadrenérgica, nas primeiras horas da manhã, é parcialmente responsável pelo maior número de mortes súbitas, ataques cardíacos e acidentes vasculares encefálicos que acontecem nesta parte do dia.

Resistência à insulina

Hoje, fala-se muito que a hipertensão arterial seria uma síndrome plurimetabólica-vascular. Reaven descreveu, em 1988, a chamada síndrome X, caracterizada por hipertensão, intolerância à glicose, hipertrigliceridemia e colesterol-HDL reduzido; esse quadro seria ligado à resistência à insulina e todos estes achados estariam interligados, dando à hipertensão uma conotação metabólica. A hipertensão arterial ligada à insulina seria relacionada à obesidade com padrão andróide, na qual o índice cintura-quadril é preditivo do aumento do risco da doença arterial. A explicação final de que a resistência à insulina leva à hipertensão arterial passa, necessariamente, pela idéia de que haveria uma predisposição genética que contribuiria para exagerar a reabsorção de sódio pelo rim, o aumento da atividade simpática, o aumento das trocas catiônicas da membrana celular e a proliferação do tecido muscular liso, conseqüentes à hiperinsulinemia.[43]

Vem sendo descrito, nesses últimos tempos, um hormônio chamado leptina que teria a função de controlar a gordura corporal e seria inteiramente produzido pelo tecido adiposo. Ele atuaria no sistema nervoso central e teria, entre outras, funções autonômica e cardiovascular. Alguns estudos têm mostrado que ela estimularia a atividade simpática no rim e suprarenais, podendo levar, a longo prazo, a um efeito pressor. Embora estejamos, ainda, nos estágios iniciais do entendimento da leptina, poderíamos especular que ela possuiria implicações evidentes na relação entre os sistemas nervoso central, cardiovascular e renal de um lado e obesidade do outro.[44]

Apesar de todas as alegações aqui levantadas em relação à resistência arterial periférica, continuamos, segundo Kaplan, a construir hipóteses bem razoáveis, baseadas em evidências, desenvolvendo, como vimos anteriormente, modelos que poderiam explicar a elevação da pressão arterial. Em 1977, a revista inglesa Lancet, publicou um editorial do qual destacamos esse pequeno trecho:

"A pressão arterial é o produto final de uma série de fatores, extremamente complexos, que controlam o calibre e a resposta vascular a diversos estímulos, o volume líquido dentro e fora dos vasos e o débito cardíaco. Nenhum desses fatores é independente, pois, interagem uns com os outros e respondem às mudanças da pressão arterial. Não é fácil, portanto, estabelecer causa e efeito."

Embora, como dissemos inicialmente, haja múltiplos mecanismos de controle da pressão arterial e o desajuste de um deles possa desencadear a elevação daquela, continuamos a procurar esse mecanismo desajustado e, provavelmente, o encontraremos nos próximos anos.

REFERÊNCIAS BIBLIOGRÁFICAS

1. Luna RL. *Hipertensão arterial.* Rio de Janeiro: Medsi, 1998.
2. Schork NJ. Genetically complex cardiovascular traits. *Hypertension* 1997;29:145-49.
3. Ward R. Familial aggregation and genetic epidemiology of blood pressure. In: Laragh JH, Brenner BM (Eds). *Hypertension: Pathophisiology, Diagnosis and Management.* New York: Raven Press, 1995. p. 67.
4. Kaplan NM. Primary *Hypertension.* In: *Clinical Hypertension.* 7th Ed. Baltimore: Williams & Wilkins, 1997.
5. Hallock P, Brenner IC. Studies of the elastic properties of human isolated aorta. *J Clin Invest* 1937;16:139-45.
6. O'Rourke M. Mechanical principles in arterial disease. *Hypertension* 1995;26:2-9.
7. James MA, Watt PAC, Potter JF *et al.* Endothelial function in subcutaneous resistance arteries from elderly hypertensive and normotensive subjects. *Clinical Science* 1977;72:139-45.
8. Kannel WB. Blood presure as a cardiovascular risk factor. *JAMA* 1996;275:1571-76.

9. Laurent S, Boutouyne P, Asmar R *et al.* Aortic stiffness is an independent predictor of all causes and cardiovascular mortality in hypertensive patients. *Hypertension* 2001;37:1236-45.
10. Blacher J, Asmar R *et al.* Aortic pulse wave velocity as a marker of cardiovascular risk in hypertensive patient. *Hypertension* 1999;33:1111-17.
11. Hirai T, Sasasyama S, Kamasaki T, Yagi S. Stiffness of systemic arteries in patients with myocardial infarction. *Circulation* 1989;80:78-80.
12. Kannel WB, Garrison RJ et Donnenberg AL. Secular blood pressure trends in normotensive persons: the Framingham study. *Am Heart J* 1993;125:1154-58.
13. Hanley AJG, Karter AJ, Festa A *et al.* The Insulin Resistance Atherosclerotic Study. Factor analysis of metabolic syndrome using directly measured insulin sensitivity. *Diabetes* 2003;51:2612-47.
14. Luna RL. Aspectos metabólicos da hipertensão. *Hyperativo* 1996;3:201-02.
15. Campese VM, Karubian F, Chervu I *et al.* Pressor reactivity to norepinephrine and angiotensin in salt-sensitive patientes. *Hypertension* 1993;21:301-07.
16. Borba B, Capuccio FP, Russo L *et al.* Renal function and blood pressure response to dietary salt restriction in normotensive men. *Hypertension* 1996;27:1160-64.
17. Dahl LK, Heine M, Taninosi L. Effect of chronic salt ingestion; Evidence that genetic factors play an important role in susceptibility to expermimental hypertension. *J Exp Med* 1962;82:1173-90.
18. Friedman GD *et al.* Alcohol intake and hypertension. *An Intern Med* 1983;98:846-49.
19. Shaper AG, Wannamethee G, Whincup P. Alcohol and blood pressure in middle-aged british men. *J Hum Hypertens* 1988;2:71-78S.
20. Alkright P, Beilin RJ, Vandongen R *et al.* Plasma calcium and cortisol as predictor factors to alchol related blood pressure elevation. *J Hypertens* 1984;2:387-97.
21. MacMahon S. Alcohol consumption and Hypertension. *Hypertension* 1987;9:111-21.
22. Freeman ZS. Stress and hypertension: a critical review. *Med J Aust* 1990;153:621-25.
23. Trial of Hypertensive Prevention Collaborative Research Group. *Arch Int Med* 1997;157:657-65.
24. Appel CJ *et al.* The Dash study. *N Engl J Med* 1997;336:1117-24.
25. Luna RL. *Diferenciação humoral e volumétrica das hipertensões com renina baixa e com renina baixa.* Tese. Universidade Federal do Rio de Janeiro, 1978. p. 14.
26. Rushmer RF. *Cardiovascular dynamics.* 3rd ed. Philadelphia: Saunders, 1970. p. 2.
27. Julius S, Krause L, Schork NJ *et al.* Hyperkinetic borderline hypertension in Tecumseh, Michigan. *J Hypertens* 1991;7:84-80.
28. Mauad H, Cabral AM, Vasquez EC. Controle da pressão arterial. *HiperAtivo.* 1997;4:206-213.
29. Guyton AC. Kidneys and fluids in pressure regulation. Small volume but large pressure changes. *Hypertension* 1992;19 (suppl):12-18.
30. Laurenzi M, Cirillo M, Panarelli W *et al.* Baseline sodium-lithium counter-transport and 6 year incidence of hypertension. *Circulation* 1997;95:581-87.
31. Cirillo M, Laurenzi M, Trevisan M *et al.* Hematocrit, blood pressure and hypertension. The Gubbio Population Study. *Hypertension* 1992;20:319-26.

32. Wannamethee G, Perry IJ, Shaper AG. Hematocrit, hypertension and the risk of stroke. *J Intern Med* 1994;235:163-65.
33. Dahl LK, Kneedsen KD, Iwal J. Humoral transmission of hypertension: evidence from parabiosis. *Circ Res* 1969;24:121-23.
34. Hamlin JM, Hamilton PB, Manunta P. Endogenous ouabain, sodium balance and blood pressure: a review and a hypotesis. *J Hypertens* 1996;34:151-67.
35. Stassen JA, Wang J, Bianchi G, Birkinhager WH. Essential Hypertension. *Lancet* 2003;361:1629-41.
36. Borst JGG, Borst de Geus A. Hypertension explained by Starling's theory of circulation homeostasis. *Lancet* 1963;1:1677-82.
37. Dustan HP. Pathophysiology of hypertension. In: Hurst JW. *The Heart.* New York: MacGraw-Hill, 1982. p. 1171.
38. O'Rourke MF, Kelly RP. Wave reflection in the systemic circulation and its implications in ventricular function. *J Hypertens* 1993;11:327-37.
39. Heagerty AM, Aalkjsen C, Buna SJ et al. Small artery structure in hypertension: Dual processes of remodelling and growth. Hypertension. 1993;21:391-97.
40. Haller H. Risk factors for cardiovascular disease and the endothelium. In: Born GVR, Schwartz E (eds). *Vascular Endothelium: physiology, pathology, and therapeutic opportunities.* Germany: Schattauer, 1997. p. 273-286.
41. Wyrs JM. The role of the sympathetic system in hypertension. *Curr Opin Nephol Hypertens* 1993;2:265-73.
42. YU SM, Trai SY, Guh JH *et al.* Mechanism of cathecolamine-induced proliferation of vascular smooth muscle cells. *Circulation* 1996;94:547-54.
43. Reavan GM. Role of insulin resistance in human disease. *Diabetes* 1998;37:1595-807.
44. Cooke JP, Oka RK. Does leptin cause vascular disease? *Circulation* 2002;106:1904-11.

RESISTÊNCIA À INSULINA 6

DEFINIÇÃO

Há vários anos já existia a idéia de que havia uma relação entre hipertensão arterial e variáveis metabólicas, tipo ácido úrico, glicose e lipídios em geral. Os grandes projetos epidemiológicos realizados no mundo inteiro, tipo Framingham, reforçaram essa idéia, mostrando a existência de um grande número de diabéticos entre os hipertensos e, por outro lado, um grande número de hipertensos entre os diabéticos. Com a evolução do conhecimento médico, chegou-se a um denominador comum às duas doenças: a resistência à insulina.

Chama-se de resistência à insulina um defeito no metabolismo da glicose, no qual a resposta biológica à insulina é menor do que a habitual ou a esperada. Sensibilidade diminuída à glicose tem o mesmo significado que resistência à insulina. Definindo-se diferente, a resistência à insulina é a inabilidade da insulina em reduzir, efetivamente, a glicose.

A resistência à insulina, segundo Reaven, não é uma doença, mas tão somente uma alteração fisiológica que aumenta sobremodo o risco de desenvolver uma ou mais anormalidades biológicas. Quanto mais resistente à insulina o indivíduo for, e maior seu grau de hiperinsulinemia compensadora, maior será a oportunidade de o indivíduo desenvolver anormalidades biológicas. Por outro lado, quanto mais anormalidades biológicas o indivíduo tiver, maior é a sua probabilidade de ser resistente à insulina. Nem todos os indivíduos insulino-resistentes desenvolvem essas anormalidades, nem a existência delas faz parte, obrigatoriamente, dos indivíduos com resistência à insulina. Por outro lado, a presença de uma delas indica a possibilidade do indivíduo ser resistente à insulina e aumenta a possibilidade de que outras anormalidades existam.[1]

Segundo Benchimol e Siqueira, uma das primeiras descrições da existência da resistência à insulina foi feita indiretamente por Laucreaux e Lapette, em 1979, em sua dissertação sobre "Diabete magro e diabete gordo". Ainda segundo os mesmos autores, a primeira referência direta ao conceito de sensibilidade à insulina foi publicado em 1936, por Himsworth, no Lancet, quando afirmava que com uma dose fixa de insulina cada indivíduo apresenta respostas diferentes de hipoglicemia.[2]

Cerca de 75% do total de glicose utilizada pelo organismo nos tecidos musculares esqueléticos, fica na dependência da ação da insulina. Ela se une ao seu receptor na superfície da célula, que transmite um sinal ao segundo mensageiro, fazendo com que a glicose penetre na célula, onde é metabolizada por uma série de processos enzimáticos.[3]

De Fronzo et al. estudaram detalhadamente a captação da glicose em vários tecidos biológicos, tanto no estado de euglicemia como no estado de hiperinsulinemia. A musculatura esquelética capta de 80% a 85% da quantidade de glicose infundida, o tecido gorduroso e o fígado captam cada um, aproximadamente, 5%, enquanto que o cérebro obtém 10% da glicose infundida. Como já tínhamos comentado, a musculatura esquelética fica com a maior parte da glicose e, isto se dá não só nos indivíduos com tolerância normal à glicose como também nos pacientes com diabete tipo 2.[4]

Em indivíduos normais, usualmente necessita-se de uma unidade de insulina para a redução de 32 mg/dl da concentração plasmática de glicose; essa capacidade de redução pode ser maior, igual ou menor do que a redução anteriormente citada, caracterizando a sensibilidade da síndrome; quanto maior for a quantidade de insulina necessária à redução de um mesmo valor de glicemia, maior será a resistência.

Já, há muitos anos, sabemos como o organismo controla a concentração de glicose no sangue periférico: qualquer indivíduo, ao se alimentar de carboidratos, faz com que as células beta das ilhotas de Langherans do pâncreas secretem certa quantidade de insulina, que modula a captação dessa glicose pelos tecidos periféricos e pela musculatura esquelética, como já dissemos. No período de jejum o pâncreas ativa o glucagon, que estimula a produção de glicose pelo fígado, a chamada gliconeogênese, realizada a partir, principalmente, dos ácidos graxos.

O nível elevado de glicose plasmática é um sinal de que o pâncreas deverá aumentar a secreção de insulina e refrear a de glucagon; por outro lado, quando o nível de glicose plasmática for baixo, como por exemplo, no estado de jejum, o pâncreas aumenta a secreção de glucagon e refreia a de insulina. Assim o glucagon é capaz de estimular a produção de glicose no fígado, enquanto, a insulina a inibe, aumentando a sua captação no tecido muscular esquelético. Nas horas de jejum o fígado é a

55

única fonte de glicose, fornecida através da metabolização do glicogênio nele armazenado (glicogenólise) e também do lactato, do glicerol e dos aminoácidos (gliconeogênese). A captação de glicose no cérebro não depende da insulina, diferentemente da de todos os demais tecidos biológicos.

A manutenção da glicemia em concentrações normais é alcançada por um sistema de retroalimentação *(feedback)* bem ajustado, entre o nível de glicose de um lado e os hormônios reguladores da glicemia do outro (insulina e glucagon), secretados pelo pâncreas (Fig. 6-1).

A secreção da insulina e a sensibilidade da musculatura esquelética devem ser finamente ajustados para manter um nível normal e estável de glicose no plasma e uma captação normal de glicose nos tecidos periféricos. Em geral, quando a glicose se eleva acima do nível habitual de 100 mg/dl, as células beta das ilhotas de Langherans secretam insulina.[5]

Tem sido ultimamente postulado, que substâncias recentemente descobertas chamadas de incretinas (glucose-dependent insulinotropic polypeptides, GIP e GIP 1), produzidas pela parede intestinal, teriam a habilidade de estimular a secreção de insulina, um fenômeno chamado de "efeito incretina".

O excesso de ingestão calórica estimula a célula beta do pâncreas, através do transportador protéico GLUT-2, dando origem à maior produção de insulina; por meio da enzima glicocinase a glicose é fosforilada e se transforma em glicose-6-fosfato no interior da célula; a glicocinase aumenta também a concentração de ATP, resultando no fechamento dos canais de potássio ATP-dependentes, na despolarização da membrana, no influxo de cálcio e na extrusão, pela membrana, de grânulos que contêm insulina, os quais ganharão a corrente sangüínea (Fig. 6-2).

A insulina atua na célula periférica através de um receptor específico, e a atividade da proteína tirosina-cinase é essencial para a perfeita função desse receptor, pois a autofosforilação e a fosforilação em tirosina são importantes nas primeiras etapas da ação da insulina. Essa, recruta do citoplasma da célula muscular uma das proteínas que transporta a glicose (GLUT-4), chamada de transportador insulino-sensível; no músculo, a glicose pode ser usada para a síntese do glicogênio ou pode sofrer a metabolização oxidativa ativando a enzima piruvato-deidro-

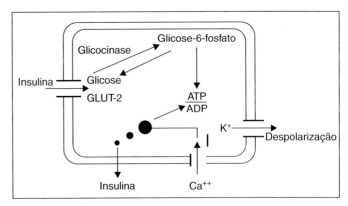

Fig. 6-2. Célula beta do pâncreas.

genase. A musculatura esquelética é o principal órgão de captação da glicose, mediada pela insulina que pode ser metabolizada por três diferentes formas no músculo: 1) armazenada sob a forma de glicogênio; 2) oxidada e se transformando em CO_2 e água (glicólise); ou 3) convertida em lactato e outros produtos metabólicos. Assim sendo, a glicose apresenta-se metabolizada através de duas vias principais, a oxidativa e a não-oxidativa. Um distúrbio na via não-oxidativa (de armazenamento de energia) é, provavelmente, a causa principal da captação prejudicada de glicose, de modo especial, quando os níveis de insulina no plasma são elevados; quando os níveis são baixos, aparece o metabolismo oxidativo (Fig. 6-3).

MECANISMO DE RESISTÊNCIA À INSULINA

Teoricamente, a resistência à insulina pode se dar antes do receptor, no próprio receptor ou após este.

Há 40 anos, Randle publicou um artigo com a explicação bioquímica para a resistência à insulina: o ciclo glicose-ácido graxo.[5]

Este ciclo descrevia a associação íntima entre o metabolismo dos carboidratos e o dos lipídios; ácido graxo e glicose competiriam pela oxidação dos mesmos substratos e, portanto,

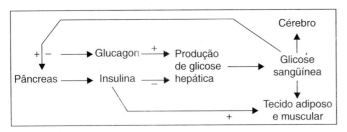

Fig. 6-1. Regulação normal da glicose no sangue. O nível elevado de glicose é o sinal para que o pâncreas aumente a secreção de insulina e diminua a de glucagon; ocorre o contrário quando o nível de glicose está muito baixo. A glicose sangüínea alimenta o cérebro e os tecidos adiposo e muscular (imitada de Pollare).

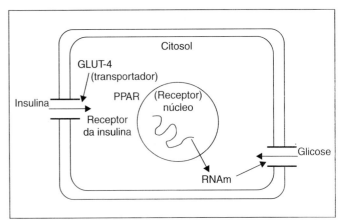

Fig. 6-3. A insulina atua na célula periférica através de um receptor específico; a fosforilação em tirosina é importante; esta recruta do citoplasma da célula muscular a proteína que transporta a glicose (GLUT-4).

explicando como o metabolismo dos glicídios e dos lipídios influenciaria, cada um, o metabolismo do outro.

O ciclo glicose-ácido graxo levou à especulação de que, por inibir uma enzima envolvida no metabolismo dos glicídios e dos ácidos graxos, o ciclo causaria resistência à insulina, que pode acontecer na obesidade.

Numa série de memoráveis estudos *in vitro*, Randle induzia uma resistência à insulina nas células cardíacas do rato, quando as incubava com ácido graxo; o raciocínio dele era de que o ácido graxo e a cetona da circulação, liberados pelos lipídios quando metabolizados, inibiriam certas enzimas-chave existentes na via de oxidação da glicose, reduzindo sua entrada nas células.

Quando a concentração de glicose se eleva de maneira repetitiva, o pâncreas secreta mais insulina na tentativa de metabolizá-la e superar o problema, tornando-se uma secreção quase constante; eventualmente, por um período de 10 a 20 anos, há uma hiperinsulinemia compensadora que leva, ao final desse tempo, à exaustão do pâncreas; nesse ponto o paciente desenvolve diabete melito tipo 2. Nos últimos tempos essa explicação evoluiu para a idéia que os ácidos graxos podem modificar a resposta à insulina por interferir em algumas moléculas na via de sinalização da insulina. Uma dessas moléculas é a *Insulin Receptor Substrate-1* (IRS-1), uma proteína intracelular que é fosforilada de modo rápido pelo receptor da insulina, quando devidamente ativado inicia a cascata que leva ao transporte da glicose para o interior da célula. Com freqüência, a IRS-1 é fosforilada em tirosina, mas quando as células são incubadas *in vitro* com ácidos graxos ou quando voluntários são infundidos com uma solução de ácidos graxos, há um aumento da fosforilação em serina que previne o desencadeamento e a progressão da cascata intracelular. A troca da fosforilação em tirosina por serina ocorre quando existe excesso de insulina, como é o caso de pacientes diabéticos, hipertensos ou obesos.[6]

O receptor da insulina é, hoje, uma estrutura bem conhecida, nela destacando-se uma subunidade alfa e uma subunidade beta, inclusive o substrato, chamado de *Insulin Receptor Substrate-1* (IRS), do qual já falamos. Ao se alojar neste receptor a insulina se liga, fortemente, à enzima fosfatidilinositide-3 cinase (PI3-cinase), a qual define uma via de sinalização conhecida como sistema PI3-cinase; a insulina, após se ligar ao seu receptor, gera uma autofosforilação da subunidade beta, que media interações não-covalentes, mas estáveis, entre as proteínas do receptor e as da célula. A estimulação do receptor pela insulina aumenta fortemente a quantidade da enzima PI3-cinase associada ao IRS-1 e o processo de ligação é marcado por uma intensa atividade da enzima; a ativação dessa é crucial para a transdução da ação da insulina em todos os tecidos sensíveis a ela, de modo especial, às estruturas cardiovasculares (músculo vascular liso e miócito).[7]

A interrupção dessa via de sinalização (onde existem os mensageiros), cria uma dificuldade à ação da insulina no transporte de glicose para as fibras musculares, no aumento da produção de óxido nítrico e no mecanismo de transporte de cátions, conhecida como resistência à insulina.

A enzima PI3-cinase é o mediador do aumento de óxido nítrico, o mediador do número de bombas de Na^+, de canais de K^+ e do aumento da sensibilidade das miofibrilas ao Ca^+, ações essas que acontecem na membrana celular pelo aumento do tráfego e translocação da enzima óxido nítrico-sintase, das unidades das bombas de cátion, assim como dos transportadores de glicose.[9]

Concluindo: a fosforilação da IRS-1 em serina ocorreria quando houvesse um excesso constante de insulina, prevenindo o desencadeamento e a progressão do transporte de glicose para o interior da célula; por outro lado, a resistência à insulina também poderia ocorrer quando existisse uma redução à atividade da enzima fosfatidilinositide-3 cinase. Esses são os dois mecanismos, atualmente mais discutidos.

Uma hipótese corrente para a resistência à insulina induzida pela glicose, é o aumento do fluxo através da via biossintética da hexosamina, resultando no aumento da glicolisação ligada ao oxigênio de proteínas específicas, envolvidas na transdução do sinal de insulina. Ultimamente, Unger, na Alemanha, tem sugerido uma explicação alternativa para a resistência à insulina, a resistência à leptina. Em condições de deficiência da leptina ou mesmo da resistência à leptina, tem sido notado o acúmulo de triglicerídeo no fígado e nas ilhotas de Langherans.[8]

O tipo mais prevalente de diabete melito é o tipo 2 e o seu aparecimento já se dá nas últimas décadas da vida. A causa metabólica subjacente desse distúrbio é a combinação de resistência à insulina e o defeito na secreção da insulina pelas células beta do pâncreas.

MEDIDAS DA RESISTÊNCIA À INSULINA

A medida da resistência à insulina pode ser feita por vários métodos, alguns mais exatos, de maneira direta e outros menos exatos, de maneira indireta. O padrão de excelência desta medida é a técnica de fixação euglicêmica hiperinsulinêmica. Os estudos da homeostase da glicose foram, no início, muito difíceis por causa das concentrações da glicose e da insulina, que são mutuamente dependentes e influenciadas por complexos fenômenos contra-regulatórios, já referidos.

O método mais exato para se determinar a resistência à insulina foi descrito por De Fronzo *et al.*, em 1974 e, denominado em inglês de *Glucose Clamp Technique*.[4] O teste da fixação *(clamp)* euglicêmica da insulina quantifica a sensibilidade das células à glicose, medindo, assim, a sua resistência. Esse método, nas palavras de Pollare, foi um grande avanço na investigação clínica dos efeitos biológicos da insulina. O princípio da técnica de fixação da glicose é exercer, temporariamente, o controle dos níveis plasmáticos de glicose e de insulina: as concentrações destas substâncias podem ser "fixadas" na dependência do objetivo do estudo; sendo obtidas através da infusão intravenosa de glicose e de insulina, infusões que têm a velocidade controlada de acordo com o monitoramento obtido. Na fixação euglicêmica hiperinsulinêmica é estabelecido um nível alto de insulina (100 mcU/l ou 10 vezes o nível normal em jejum) e um nível normal de glicose (90 mg/dl).

■ Teste de fixação euglicêmica da insulina

Esse teste é, como já dissemos, o padrão-ouro na medida da resistência à insulina; ele mede, com exatidão, a sensibilidade celular à insulina, sendo, porém, trabalhoso, dispendioso, demorado e de difícil execução, demandando, segundo nossa experiência, para sua plena realização, de um time muito bem treinado e composto de:

A) Um técnico de laboratório para dosagens seriadas de glicose e de insulina com a finalidade de monitorização das medidas no teste.

B) Um auxiliar de enfermagem que conserve uma veia à disposição, durante todo o tempo, para retirada de amostras de sangue.

C) Um segundo auxiliar de enfermagem que mantenha um soro fisiológico correndo em outra veia, por meio de um equipo plástico em Y, que possa ser usado, a qualquer momento, para injeção de glicose ou insulina, de acordo com o planejamento do teste.

D) O médico que planejou o teste e está afeito à sua execução, para dirigi-lo e tomar iniciativas pertinentes ao seu bom funcionamento e desenvolvimento efetivo.

A dosagem repetida de glicose pode ser feita, pelo método enzimático e por máquinas automáticas; a dosagem de insulina deve ser feita por radioimunoensaio (RIE) com *kits* apropriados; o técnico deve estar preparado para o manejo rápido dessas medidas.

A realização do teste requer os seguintes passos:

A) O paciente deve estar em jejum de 12 horas; o teste leva, em geral, 4 horas de duração.

B) Injeta-se insulina regular na dose de 0,1 U/kg, em bolo, por via venosa, seguida de uma injeção constante e em concentração mais baixa, por 2 horas.

C) Tenta-se manter a concentração sérica da insulina em níveis altos de, aproximadamente 100 mcU/ml, podendo-se fazer por meio de uma bomba de infusão.

D) Injeta-se glicose a 20%, a uma velocidade que mantenha a sua concentração sérica em 90 mg/dl, usando para isso o princípio de retroalimentação (*feedback*).

E) Nesse estado de euglicemia a taxa de infusão de glicose equivale à captação dessa mesma glicose pelos tecidos e reflete a sensibilidade tissular à insulina exógena; essa glicose é medida a intervalos de 10 minutos.

F) A hiperglicemia aumenta a captação de glicose mediada pela insulina, o que torna o teste de fixação euglicêmica o mais confiável no diagnóstico da resistência à insulina.

G) Em indivíduos normais há redução de 50% na glicemia basal.

H) O paciente com resistência à insulina necessita de doses mais altas de insulina para atingir a mesma porcentagem de redução.

I) Nos casos de resistência grave, a dose de insulina necessária pode ser superior a 0,3 U/kg.

J) A velocidade de infusão da glicose, durante os últimos 80 a 120 minutos do teste, é a medida do valor médio de insulina (chamado de valor M, por causa de valor médio) que traduz o seu efeito biológico; como a concentração plasmática de glicose é mantida constante, essa velocidade equivale àquela de eliminação da glicose do sangue. A fixação euglicêmica hiperinsulinêmica, que acabamos de descrever, explica a captação celular da glicose dependente da insulina.[4]

■ Teste de fixação hiperglicêmica de insulina

Esse teste quantifica a sensibilidade das células beta do pâncreas ao estímulo glicosado, através da perfusão de uma solução de glicose, induzindo-se uma elevação rápida da glicemia, seguida de um platô.

Infunde-se a glicose, tentando-se manter níveis glicêmicos constantes, em velocidade de 125 mg/dl, acima, portanto, do valor basal, fundamentando-se no mecanismo de retroalimentação (*feedback*).

A taxa de infusão de glicose é o marcador do metabolismo da glicose, já que ela se mantém constante.

Esse teste permite avaliar três variáveis fisiológicas importantes:

1. A resposta das células beta do pâncreas.
2. A fase precoce da liberação da insulina pelo pâncreas.
3. A fase tardia da liberação da insulina pelo pâncreas.

No paciente diabético tipo 2 a fase precoce de liberação de insulina é particularmente importante, já que esses pacientes apresentam defeito na fase inicial da secreção de insulina.[10]

Uma outra alternativa menos invasiva e demorada para se avaliar a resistência à insulina é o chamado Minimod de Bergman & Pacinni que, contudo, perde em sensibilidade e especificidade, quando comparado ao teste da supressão. A técnica mais empregada envolve a simples medida dos níveis circulantes de glicose e de insulina, após sobrecarga oral de glicose, admitindo-se, então, a presença de um estado de resistência à insulina frente a níveis inapropriadamente altos desse hormônio para determinada concentração de glicose.[11] Quando, nesse teste, a insulina é dosada por radioimunoensaio, ela não representa, necessariamente, o nível real do hormônio circu-

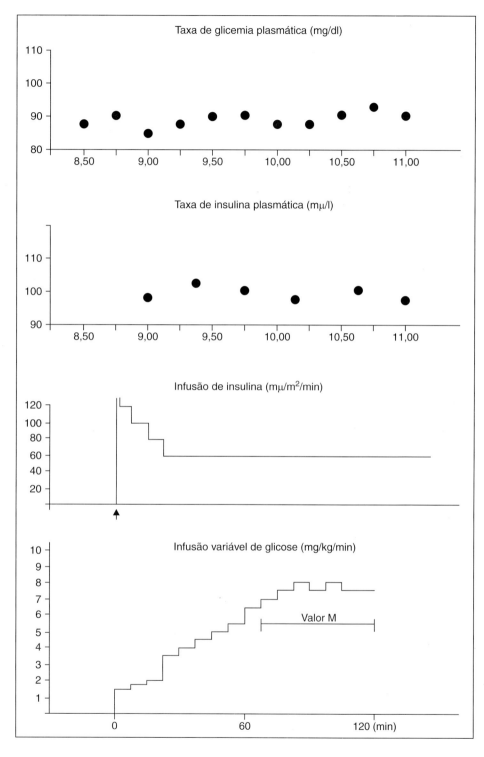

Fig. 6-4. Teste de fixação euglicêmica da insulina. Vemos neste teste de fixação euglicêmica hiperinsulinêmica, de cima para baixo: a taxa de glicose plasmática dosada a cada 15 minutos, por três horas; a taxa de insulina plasmática dosada a cada 20 minutos; a monitorização da infusão de insulina com uma quantidade elevada (injeção em bolo) no início, tentando mantê-la sempre alta; e a monitorização da infusão variável de glicose, que só foi estabilizada aos 70 minutos, quando se obteve o valor médio (chamado M). Esta estabilização nos diz que, àquele nível, a captação de glicose pelos tecidos reflete a sensibilidade tissular à insulina exógena; como a concentração de glicose no plasma é constante (parte de cima), a infusão de glicose equivale à eliminação da mesma no plasma e, quanto mais alta a taxa, medida em mg/kg/min, maior a resistência dos tecidos à insulina.

lante, uma vez que o anticorpo utilizado no radioimunoensaio exibe reação cruzada com a pró-insulina e seus produtos de degradação.[12] Questiona-se a validade do diagnóstico de resistência à insulina baseada na determinação da insulinemia por essa técnica.

Vamos descrever adiante vários outros métodos usados na medida indireta da resistência à insulina, chamados de métodos substitutivos, pois são realizados em lugar do Teste da Fixação Euglicêmica da Insulina (Fig. 6-4).

Teste de sensibilidade à insulina

Um método usado freqüentemente (chamado de sensibilidade à insulina) é a dosagem da insulina em jejum, que é um marcador indireto da resistência, porém a sua sensibilidade é baixa, pois não a encontramos, muitas vezes mesmo em pacientes comprovadamente resistentes; contudo, a insulina em jejum é o mais simples e, sem dúvida, o melhor marcador da resistência à insulina em pacientes com excesso de adiposidade visceral e não-diabéticos. O valor normal da insulina em jejum é de até

25 mcU/ml. A dosagem da insulina altera-se com a presença de anticorpos antiinsulina, não devendo, portanto, ser realizada em pacientes que são medicados com insulina. Modernamente usam-se bombas de infusão contínua. O Quadro 6-1 mostra a relação entre a dosagem elevada da insulina plasmática em jejum e a resistência à insulina.

Relação insulina/glicose

Para aumentar a sensibilidade pode-se usar a relação existente entre a insulina plasmática em jejum e a glicose plasmática em jejum, de acordo com a fórmula mostrada abaixo:

Relação insulina/glicose = insulina em jejum/glicose em jejum = < 0,3 em indivíduos normais.

A insulina é medida em mcU/ml e a glicose em mg/dl; valores mais altos do que 0,3 indicam secreção inapropriada de insulina, porém em obesos, só têm valor na presença de hipoglicemia.

O teste oral da tolerância à glicose, com dosagem plasmática de insulina, é feito em pacientes em jejum noturno de 12 horas, submetidos a uma dieta rica em glicídios por três dias. Ele fornece informações também indiretas, como a dosagem da insulina, tendo em vista que o metabolismo da insulina e da glicose é resultante da secreção, distribuição e eliminação dessas duas substâncias, sofrendo assim, a influência de vários processos fisiopatológicos.

Outras frações que têm estimado a resistência à insulina têm sido as relações insulina/triglicerídio e insulina/colesterol-HDL, que discutiremos, de maneira prática no Capítulo 12.

Índice HOMA (IR)

Um índice muito usado hoje, e já oferecido por diversos laboratórios clínicos, é o HOMA (IR); ele está baseado no fato de que a resistência à insulina pode ser indiretamente definida pelo quintil mais alto da HOMA (IR) – *Homeostasis Model Assesment of Insulin Resistance* – e pode ser estimada pela seguinte fórmula:

HOMA (IR) = insulina em jejum (mcU/ml) × glicemia em jejum (mmol/l)/22,5

Essa estimativa da resistência à insulina é muito usada na Europa e define, para todos os efeitos, a sua presença. Ela não deve ser calculada em pacientes que usam insulina.

Quadro 6-1. Diabete melito*

- Resistência leve a moderada – Insulina em jejum até 200 mcU/ml
- Resistência alta – Insulina em jejum até 400 mcU/ml
- Resistência extrema – Insulina elevada em jejum, podendo chegar a 1.000 mcU/ml

*Quadro adaptado de Khan e Weir, Joslin's, 1944.

Índice HOMA-beta

O outro modelo do HOMA é o chamado "*beta*", que mede a função da célula pancreática beta de Langherans ou avalia a sua capacidade de secretar insulina.

Índice HOMA (beta) = 20 × Insulina em jejum/Glicose em jejum – 3,5

Voltaremos a falar desse índice quando a empregarmos comparativamente no Capítulo 12 deste livro.

Índice QUICK

Um terceiro índice é o QUICK, que estima quantitativamente a sensibilidade à insulina e que é obtido pela seguinte fórmula:

Índice QUICK = 1/(log da insulina + log da glicose)

Voltaremos a falar desse índice no Capítulo 12 desse livro.

Relação triglicerídio/colesterol-HDL

Outra estimativa válida para a resistência à insulina é a relação triglicerídio/colesterol-HDL, colocando no numerador a dosagem plasmática do triglicerídio e, no denominador, a dosagem do colesterol-HDL, representados pela seguinte fórmula:

Relação Triglicerídio/colesterol-HDL = triglicerídio plasmático/colesterol-HDL plasmático.

Se imaginarmos o triglicerídio em 150 mg/dl e o colesterol-HDL em 50 mg/dl, a relação lipêmica será de 3; chamamos a atenção de que quanto mais alto for a taxa de triglicerídio plasmático e mais baixa a de colesterol-HDL, mais alta será a relação. Essa estimativa é um excelente preditor de resistência à insulina e quanto mais alto o resultado acima de 3, maior a probabilidade de o paciente ser resistente à insulina.

Teste de tolerância à insulina com dose baixa

Um novo método, realizado por Barreto na Universidade Federal Fluminense e defendido, em 1994, como tese de mestrado, foi por ele chamado de Teste de Tolerância à Insulina com Dose Baixa (TTI-DB). Esse teste foi assim descrito:[13]

A) Injetam-se 0,025 unidades de insulina regular por quilo de peso corporal.
B) Colhem-se amostras para dosagem de glicose aos 5, 7,5, 10, 12,5 e 15 minutos.
C) No final, injeta-se 1 ampola de glicose a 50%.
D) A resposta é dada pela constante do desaparecimento plasmático da glicose (KG).
   Nota: as médias dessa constante são menores nos pacientes que têm resistência à insulina.

Um dos problemas que tem sido detectado nos testes substitutivos, propostos em lugar do difícil teste da fixação euglicêmica hiperinsulinêmica de De Fronzo (considerado padrão-ouro), em busca da detecção da resistência à insulina, é o da duvidosa dosagem de insulina; ela está sujeita a erros e inconsistências, pois os métodos usados na sua dosagem variam consideravelmente de laboratório a laboratório. Ainda não se tem uma metodologia estandartizada em relação a esta dosagem. A maioria dos laboratórios clínicos, quando a dosam em jejum, acham que a medida de referência pode ir até 25 mcU/ml, porém, com base em um número de dosagens, temos determinado o chamado percentil 95, isto é, a média mais duas vezes o desvio-padrão, e o número obtido tem sido em torno de 10 mcU/ml. Esta determinação é baseada em uma conceituação estatística complexa; o que é normal para um determinado teste, e neste caso específico para a dosagem da insulina, é a sua variação dentro de uma faixa de dois desvios-padrão, para um lado ou para outro, a partir da média aritmética ou, como se diz em estatística, dentro do percentil 90 da distribuição. Este raciocínio que usamos está baseado, como dissemos, em conhecimentos estatísticos, o que dá à definição um cunho científico e matemático.

As pessoas que estudam a pressão arterial de crianças usam o mesmo método para determinar a pressão normal nos diversos grupos etários, em cada sexo; este artifício é posto em prática para que não se perca a exatidão que a ciência exige.

É o que temos feito com o ponto de corte da insulinemia, até que apareça um estudo com um tal número de casos estudados e com o qual possamos scparar, realisticamente, o que a dosagem representa em relação ao risco.

Para ser ainda mais exigente, elevamos, como dissemos, o ponto de corte para o percentil 95, o que o leva a 10 mcU/ml.

Até agora se tem tido a idéia, desde os trabalhos iniciais de Reaven, de que a resistência à insulina é um mecanismo fisiopatológico básico subjacente contudo, estudos de associação mostram que existem inúmeros outros.[14]

Alguns pesquisadores, em uma tentativa de corrigir essa importante lacuna, têm tentado usar o método estatístico chamado ¨análise de fator¨; quando se examina um número de variáveis, como na síndrome metabólica, é possível que seja encontrado um fator que possa predizer a ocorrência do efeito; ela é um tipo de análise multivariada, utilizada de modo explanatório ou confirmatório, de largo uso em estudos sociais com muitos defensores e muitos detratores.[15] O achado desses fatos subjacentes suporta uma etiologia única para a síndrome. Os autores que escrevem sobre esta metodologia científica dizem que ela não está ainda estandartizada e que sua interpretação é sempre problemática. Estudos desse tipo têm sugerido que a síndrome metabólica pode ser mais complexa do que o indicado pela análise de fator.

Resumindo, a tentativa de unificar o processo fisiopatológico da síndrome metabólica na resistência à insulina é duvidosa; embora muitos valores clínicos estejam associados de maneira significativa à esta resistência, a força de correlação (coeficiente de correlação de 0,7) não é particularmente impressionante.[14]

Ultimamente foi publicado, pelo grupo de Reaven, um trabalho onde se relaciona a dosagem do hidroperóxido lipídico e das vitaminas antioxidantes lipossolúveis com a resistência à insulina. O estudo foi feito em 36 voluntários sadios, não-diabéticos, nos quais se mantinha, durante 3 horas, uma infusão constante de octreotide, insulina e glicose, e nos quais se dosava o hidroperóxido lipídico e as vitaminas antioxidantes, usando a técnica Fox 2 e a cromatografia líquida além de se monitorizar a glicose e a insulina. As variações da disposição da glicose medida ou mediada pela insulina, são relacionadas, de maneira significativa, com as concentrações plasmáticas do hidroperóxido lipídico e com as vitaminas antioxidantes lipossolúveis.

Esses notáveis achados sugerem, fortemente, que a peroxidação lipídica total do plasma está aumentada na resistência à insulina, já em estado pré-clínico, bastante precoce, portanto, bem antes do desenvolvimento da intolerância à glicose ou do diabete tipo 2.

Epidemiologia

Sabemos que a intolerância à glicose e o diabete tipo 2 refletem um estado de resistência à insulina.[16] Com base nesse conhecimento, buscam-se aqui evidências epidemiológicas, ligando-se também, a hipertensão à resistência à insulina, bem como as possíveis implicações desses achados na explicação da aceleração do processo aterotrombótico.[17]

O Projeto Cardíaco de Framingham já vinha mostrando maior prevalência de hipertensão arterial em diabéticos, que chegava a 50%; essas duas condições eram agravadas pela obesidade.[18]

Mitchell et al. fizeram um estudo com 2.930 pacientes, sendo que 80% dos diabéticos eram hipertensos e obesos na 5ª década de vida, enquanto que 80% dos indivíduos obesos exibiam algum grau de intolerância à glicose e certo grau de hipertensão arterial; nesse estudo, entre 287 pacientes hipertensos, 75% eram obesos e metade exibia intolerância à glicose ou diabete tipo 2.[19]

Outro grande estudo concluiu ser a hipertensão arterial duas vezes mais comum em jovens com excesso de peso e 50% mais freqüente em pessoas mais idosas portadoras de obesidade, quando comparadas ao grupo controle não-obeso.[20]

Um estudo transversal, muito interessante, demonstrou, em 2.000 indivíduos, o aumento na prevalência da hipertensão arterial em proporção ao grau de intolerância à glicose, independentemente da idade ou do índice de massa corporal; nessa população, 70% dos diabéticos entre 60 e 70 anos eram hipertensos, ao passo que 83% dos hipertensos apresentavam intolerância à glicose ou obesidade.[21] Estes dados foram confirmados por outros autores.[22,23]

Contudo, nesta fase dos estudos transversais, que chamamos de iniciais, os resultados não exibiam nem uniformidade étnica nem geográfica.

No estudo de Baltimore, em 649 homens e mulheres saudáveis, de classe média, a associação entre insulinemia e hipertensão arterial não foi confirmada quando se fez o ajuste estatístico para os índices de gordura corporal.[24]

Asch *et al.* estudaram 1.437 americanos e notaram, nos hipertensos, concentrações mais altas de insulina após sobrecarga de glicose, porém essa associação desaparecia e perdia seu significado estatístico após ser ajustada para a intolerância à glicose e à obesidade.[25]

Uma tribo de índios americanos, conhecida como Pima, tem a mais alta taxa mundial de diabete tipo 2; eles são indivíduos completamente resistentes à insulina, contudo, nestes índios, a prevalência de hipertensão é muito baixa.[26]

Por outro lado, Saad *et al.* acharam, na população branca, uma correlação positiva e independente entre hipertensão e insulinemia, mas não em grupos populacionais de indivíduos negros e índios Pima.[27]

Seria desejável, embora haja limites inerentes à comprovação da resistência à insulina, a existência de estudos longitudinais capazes de estabelecer uma relação causa-efeito entre a hipertensão arterial e a dita resistência à insulina. O estudo inicial desse tipo, correlacionando resistência à insulina e hipertensão arterial, foi o de Skorfors *et al.* que estudou um grupo de 2.322 homens de meia-idade, a partir de uma escolha que incluía o teste de tolerância à glicose intravenosa; num período de 10 anos, em que a prevalência de hipertensão aumentou de 19,6% para 34,7%, tanto a insulinemia em jejum como a concentração tardia de insulina foram consideradas preditoras independentes para o desenvolvimento dessa doença.[28]

Uma metanálise de Denker e Pollock, reunindo 11 estudos em pacientes não-diabéticos, concluiu pela existência da correlação entre insulinemia em jejum e pressões sistólicas e diastólicas; há contudo, nesse trabalho, algumas influências que podem confundir a conclusão, isto é, os dados obtidos em pelo menos três dos estudos citados foram realizados em indivíduos obesos e, um outro, em pacientes com índices de massa corporal aumentados.[29,30]

No estudo CARDIA, uma análise transversal de 4.578 adultos jovens brancos e negros, a insulinemia em jejum associou-se positivamente, sob análise multivariada, aos níveis de pressão arterial, aos triglicerídios, ao colesterol-LDL e às apolipoproteínas A-1 plasmáticas. Os achados foram uniformes para ambos os sexos e etnias.[31]

▪ Projeto IRAS

No ano 2000, na reunião anual da *American Heart Association*, David Gott, o pesquisador chefe do Projeto IRAS (*Insulin Resistance Atherosclerosis Study*), apresentou um estudo que relacionava a insulina com o desenvolvimento da hipertensão arterial. Ele demonstrou que poderia predizer, a partir do nível de resistência à insulina, quem iria desenvolver níveis elevados de pressão arterial; deste modo o Projeto IRAS aumentava, de maneira importante, o nosso conhecimento sobre a etiopatogenia da hipertensão arterial. Goff *et al.* acompanharam a evolu-

ção de 809 adultos de meia-idade, que faziam parte do Projeto IRAS. Quando o estudo começou, todos os participantes possuíam uma pressão arterial normal e níveis variados de resistência à insulina. Esses indivíduos foram observados por cinco anos e, após esse período de tempo, foram divididos em três grupos, de acordo com os níveis de resistência à insulina: o grupo com o nível mais alto apresentou também o nível mais alto de pressão arterial e tinha taxas de hipertensão 35% mais elevadas do que o terço com a menor resistência à insulina.[32]

Esse trabalho demonstra que a resistência à insulina pode influenciar o futuro nível da pressão arterial, sugerindo que esta resistência possa ser uma das causas da hipertensão arterial.[32] Contudo, essa ligação entre a pressão sangüínea e a resistência à insulina nunca foi reconhecida por todos os estudiosos do assunto. Uma relação positiva tem sido encontrada em muitos estudos longitudinais, porém, os resultados não têm sido inteiramente consistentes; a associação entre hiperinsulinemia e hipertensão, em alguns desses estudos, desaparece após ajuste para o índice de massa corporal, sugerindo que a associação deva ser mediada pela obesidade; essa associação tem sido mais encontrada em indivíduos com menos de 50 anos.

Essa controvérsia, provavelmente, nunca será inteiramente resolvida por ensaios clínicos por causa do relacionamento complexo e potencialmente recíproco entre hipertensão e resistência à insulina; devemos lembrar que tanto a resistência à insulina quanto a pressão arterial são variáveis contínuas, não existindo um ponto de corte bem definido para a resistência; nos nossos casos, apresentados neste livro, estamos sugerindo o ponto de corte do índice HOMA-IR em 2,77, que corresponde ao início da faixa do quintil mais alto.

Possivelmente a relação entre hipertensão e hiperinsulinemia é bidirecional, uma condição levando a outra e vice-versa; fica então a indagação, até agora não respondida: *Será que ambas as condições teriam uma causa subjacente comum?* Tem sido falado numa condição inflamatória sistêmica como causa de ambas as condições.

Possivelmente, essa questão básica seria respondida se, mudanças no estilo de vida ou mesmo intervenções farmacológicas melhorassem, ao mesmo tempo, a sensibilidade à insulina e reduzissem o risco da hipertensão.

ANORMALIDADES BIOLÓGICAS ASSOCIADAS À RESISTÊNCIA À INSULINA

O Quadro 6-2 mostra uma série de anormalidades biológicas associadas, que podem ser encontradas em indivíduos que têm resistência à insulina.

▪ Excesso de peso e adiposidade visceral

Apesar do controle de vários fatores de risco nos países desenvolvidos, o problema da falta de controle do peso corporal está explodindo com o aumento da elevação exponencial da obesidade. Esse fenômeno também tem acontecido no Brasil pois, já

Quadro 6-2. Anormalidades biológicas associadas à resistência à insulina

1. Excesso de peso e adiposidade visceral
2. Intolerância à glicose
3. Dislipidemia
4. Hipertensão arterial
5. Disfunção endotelial
6. Estado inflamatório
7. Anormalidades da hemostasia
8. Hiperuricemia
9. Anormalidades hepáticas
10. Anormalidades do aparelho reprodutivo

no período de 1974 a 1989, a obesidade aumentou 97% nos homens e 70% nas mulheres.[33] Dados apresentados pelo *International Obesity Task Force*, que avaliou a possível prevalência futura em vários países, revelam que o Brasil, em 2025, aparecerá com alta taxa de prevalência da obesidade, em posição semelhante àquelas da Inglaterra e da Austrália (Fig. 6-5).[33,34]

A obesidade é definida como um índice de massa corporal (IMC) acima de 30 kg/m^2 e, o excesso de peso, entre 25 e 30 kg/m^2.

O indivíduo que se alimenta em demasia produz excesso de insulina e, esse costume tornando-se crônico, provocará hiperinsulinemia e formação de grande quantidade de tecido adiposo, principalmente visceral; essa adiposidade é um importante elo causal de risco para o aparecimento de resistência à insulina, diabete melito e dislipidemia.

Sob o ponto de vista fisiopatológico, a exposição crônica ao excesso alimentar, calórico e protéico, leva ao aumento de insulina e cortisol plasmáticos que, de acordo com a predisposição genética, pode conduzir, além do aumento da gordura visceral abdominal, também ao aumento da circunferência abdominal.

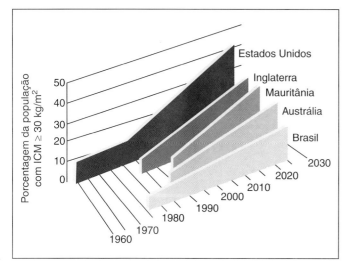

Fig. 6-5. Taxas de prevalência de obesidade e IMC (≥ 30Kg/m^2) passada, atual e projetada nos Estados Unidos, Inglaterra, Mauritânia, Austrália e Brasil, de 1960 a 2025 (*International Obesity Task Force*).

Nos últimos anos o tecido adiposo deixou de ser somente um órgão de proteção geral, para se tornar, também, um órgão com grande atividade endócrina e metabólica; assim, a leptina, a adiponectina, a angiotensina, o inibidor da atividade tecidual do plasminogênio1 (PAI-1) e, ultimamente, a resistina são moléculas produzidas pelo adipócito.

O estado da resistência à insulina é bem conhecido na obesidade; nessa situação a leptina está igualmente elevada e é, de fato, também um preditor independente de morbidade e de mortalidade cardiovascular. Como acontece com a insulina, a dosagem da leptina torna-se um marcador para o grau de resistência do receptor, medindo a gravidade subjacente do distúrbio metabólico; assim sendo, não é surpresa que a leptina também afete, de modo direto, a sensibilidade à insulina pela regulação da eficiência do metabolismo da glicose mediada pela insulina nos músculos esqueléticos.[35]

A obesidade aumenta o risco de desenvolvimento da doença cardiovascular e se associa fortemente com a resistência à insulina, tanto em indivíduos normoglicêmicos como em diabéticos tipo 2. Os indivíduos com alto grau de adiposidade central desenvolvem resistência à insulina com mais freqüência do que aqueles com adiposidade periférica.

Em decorrência do aumento da gordura visceral abdominal eleva-se a concentração de ácidos graxos livres na veia porta e diminui-se a depuração hepática de insulina, responsáveis pelos fatores constituintes da resistência à insulina. Desde a década de 1970 que se começou a distinguir dois padrões distintos de obesidade abdominal e isso se deu comparando as espessuras das pregas cutâneas da nuca com a do sacro e, as pregas cutâneas do braço com a da coxa, relacionando-se esse padrão com o sexo. Surgiram, então, pela primeira vez, os dois padrões básicos da obesidade – central ou andróide, e periférico ou ginecóide – classificados de acordo com o índice de massa corporal e relacionados ou não com a presença de fatores de risco para a doença cardiovascular. Na verdade, o tipo de obesidade parece ser mais importante do que seu próprio grau.

Provavelmente, a circunferência abdominal representando essa situação é o melhor índice de adiposidade visceral no adulto, e medida, também, com mais facilidade no consultório (Quadro 6-3).[36]

O padrão de obesidade do tipo central estaria associado às doenças, como diabete melito, hipertensão arterial, hipertrigliceri-

Quadro 6-3. Medida da circunferência abdominal aumentada e muito aumentada

	Aumentada	Muito aumentada
Circunferência abdominal no homem adulto	> 94 cm	> 102 cm
Circunferência abdominal na mulher adulta	> 80 cm	> 88 cm

Nota: a medida deve ser feita na metade da distância entre a 12ª costela e a crista ilíaca, na linha axilar média.

demia, diminuição do colesterol-HDL e à própria doença aterosclerótica. Deve-se ressaltar que um achado tão importante pode ser obtido com uma simples medida abdominal do paciente.

Com a elevação do peso pode ocorrer a elevação do colesterol total e do ácido úrico de um modo proporcional. Em geral, para cada 4,5 kg de peso acima do ideal, a pressão arterial sistólica aumenta de 4,2 mmHg. Tal relação é menor no sexo feminino, principalmente, nas mulheres negras; os homens negros e os indivíduos de cor branca não seguem a mesma regra.

Até 10 anos atrás, a obesidade, quando analisada no contexto geral, era minimizada como um problema estético mas, em 1988, a *American Heart Association* declarou que era uma doença e causava, provavelmente, em certo número de pacientes, resistência à insulina. Há um forte laço entre a obesidade e o distúrbio metabólico generalizado, no qual a resistência à insulina é o indicador principal. É difícil definir a precisa contribuição da obesidade à resistência à insulina, porém, a maioria das análises feitas sugere que ela seja a responsável por mais de 50% da variância da sensibilidade à insulina numa população geral. O papel da distribuição da gordura corporal na resistência à insulina é muito importante, pois se correlaciona, como já vimos, com a obesidade visceral.

■ Intolerância à glicose

Com freqüência, o diabete melito evolui acompanhado de muitas complicações cardiovasculares, como a doença arterial coronária, o acidente vascular encefálico, a doença arterial periférica e, algumas vezes, da cardiomiopatia diabética.

Devido à alta média de idade que a população está alcançando, ao aumento da obesidade e da vida sedentária, a prevalência do diabete tem-se elevado de modo muito rápido. Hoje é razoável se pensar que o "diabete seja uma doença cardiovascular".

O acúmulo de ácido graxo livre no fígado acarreta aumento da gliconeogênese, que resulta na maior produção hepática de glicose, ainda que na presença de níveis séricos de insulina normalmente capazes de inibi-la. Isto é um sinal evidente de que existe uma resistência do fígado à ação da insulina. No mesmo momento circulam na corrente sangüínea quantidades maiores de ácidos graxos livres e triglicerídios que, ao alcançarem os músculos estriados, reduzem a captação de glicose insulina-induzida e aumentam os níveis plasmáticos de glicose. No início, a exposição do pâncreas ao excesso de ácido graxo livre, mediante um fenômeno chamado lipotoxicidade, reduz a secreção pancreática de insulina e os dois fenômenos, a gliconeogênese aumentada e a produção diminuída de insulina, desencadeiam o diabete melito tipo 2.

Dois tipos de distúrbio do metabolismo da glicose apresentam associação à resistência à insulina: o diabete melito tipo 2 e a tolerância à glicose diminuída, agora chamada de pré-diabete.

O diabete melito tipo 2 é a forma mais comum da doença, representando de 85% a 90% desta população e assumindo formas heterogênicas. Aparece, em geral, depois dos 40 anos e está freqüentemente associada à obesidade; a definição clínica do diabete tipo 2 é de difícil diagnóstico, pois os sintomas são leves, exigindo muito tempo para aparecer de forma convincente, e só o fazendo quando existe uma complicação. Essa é uma das razões porque o obeso e o hipertenso devam ter a sua glicemia medida, anualmente, de modo rotineiro; taxas superiores a 99 mg/dl e inferiores a 126 mg/dl diagnosticam tolerância à glicose diminuída e, igual ou acima de 126 mg/dl, diagnosticam diabete melito tipo 2.

A tolerância à glicose diminuída (TGD) não dá sintomas ou complicações, porém, nessa situação, a hipertensão arterial é duas vezes mais prevalente e, mais do que isso, os pacientes apresentam, na sua evolução, as mesmas complicações e os mesmos riscos da aterosclerose encontradas no diabete tipos 1 e 2, possivelmente também porque esse quadro cursa com a disfunção endotelial e, assim sendo, com as complicações vasculares.

Diabete é um distúrbio do metabolismo da glicose; a função básica do metabolismo é, em geral, a oferta de energia (ATP) à célula, mas qualquer distúrbio ao fluxo metabólico dentro da célula pode criar condições para situações anormais e, um exemplo dela, é o aparecimento do diabete. As alterações do fluxo metabólico são extremamente rápidas, como acontece na fosforilação, que é bastante comum ou na translocação da proteína GLUT-4 para a superfície celular em resposta à insulina, que ocorre em uma fração de segundo.[36]

O diabete é tanto um distúrbio do metabolismo do ácido graxo quanto um distúrbio do metabolismo da glicose. A perda da função normal do ácido graxo e a sua elevação no meio intracelular têm sido associadas à resistência à insulina, à disfunção pancreática e à lipotoxicidade; isso é feito através da indução de genes específicos, por meio dos quais os ácidos graxos ativam sua transcrição através da ativação do receptor nuclear chamado *peroxisome proliferator-activated receptor alfa* (PPAR alfa). No diabete, as células são expostas à hiperglicemia e à hiperlipidemiia.[37]

A resistência à insulina tem origem na idade avançada e na vida sedentária em paciente que já apresenta uma suscetibilidade genética. Sabe-se, hoje, que a secreção de insulina decresce com a idade avançada e, esse declínio pode ser acelerado por fatores genéticos. A resistência à insulina, tipicamente, precede o início do diabete melito tipo 2 que é acompanhado por outros fatores de risco cardiovascular, tais como a dislipidemia, a hipertensão e fatores protrombóticos. O agrupamento desses fatores num indivíduo é chamado de síndrome metabólica, como veremos no Capítulo 7.

■ Dislipidemia

Em 1988, Reavan *et al.*, lançaram a hipótese de que os fatores de risco têm, como ponto de ligação, a resistência à insulina;

haveria, nessa resistência, a elevação dos ácidos graxos livres pela mobilização dos depósitos de gordura, pela reduzida atividade da lipase lipoprotéica, pelo aumento da síntese hepática da lipoproteína de muito baixa densidade (VLDL) e, conseqüentemente, aumento do triglicerídio plasmático e também, uma significativa queda do colesterol-HDL, que guarda estreita relação com a hiperinsulinemia.

Essas alterações lipídicas independeriam de sexo, idade, grau de obesidade e relação cintura/quadril; existiria uma ligação direta entre a dosagem do triglicerídio e a resistência à insulina. Sabe-se que a hiperinsulinemia estimula a atividade do receptor do colesterol-LDL, fixando mais colesterol ao seu receptor.

De acordo com o Consenso Brasileiro de Dislipidemia da Sociedade Brasileira de Cardiologia, as gorduras provenientes da alimentação são absorvidas e incorporadas aos quilomícrons sintetizados pelas células intestinais; ao passar pelos capilares, sob ação da lipase-lipoprotéica que os hidrolisa, eles se transformam em triglicerídios sendo os remanescentes dos quilomícrons removidos pelos receptores hepáticos, findando aqui o ciclo exógeno.[38]

Nesse ponto tem início a síntese hepática das lipoproteínas de muito baixa densidade (VLDL), que contém, principalmente, triglicerídios. Parte do material liberado pela ação da lipase-lipoprotéica sobre a VLDL e sobre o quilomícron, é utilizada na produção das lipoproteínas de alta densidade (HDL) que têm grande importância no transporte do colesterol dos tecidos periféricos para o fígado: quanto mais elevado for o colesterol-HDL menor o risco de doença cardiovascular ou seja, valores acima de 60 mg/dl seriam um "fator protetor" e valores abaixo de 40 mg/dl seriam perigosos para o desenvolvimento de aterosclerose. As evidências atuais indicam que níveis de triglicerídios acima de 150 mg/dl, aumentam os riscos de doenças cardiovasculares quando associados a níveis reduzidos de colesterol-HDL (Consenso Brasileiro de Dislipidemias). Recente trabalho de Erlinger et al. mostrou que, quando o triglicerídio plasmático está elevado, a eficácia do seu tratamento depende dos níveis da proteína C-reativa (PCR), sendo baixa se a PCR estiver elevada. Especula-se sobre a razão deste fato, mas sabe-se que níveis altos de citocinas, principalmente o fator de necrose tumoral-alfa, interferia com a ação da lípase-lipoprotéica, contribuindo para a hipertrigliceridemia.[39]

Do ponto de vista de Barreto,[13] o colesterol-HDL baixo é um indicador de hiperinsulinemia. Ultimamente considerável evidência vem aparecendo de que a lipoproteína de alta densidade possui marcada ação antioxidante e, que esta ação é dada pela paraoxonase-1 (PON-1) nela localizada; experiências recentes, em ratos transgênicos "*PON-1 knockout*", indicam o grande potencial da paraoxonase-1 na proteção à aterosclerose; esse efeito protetor contra a peroxidação lipídica é mais importante do que aqueles registrados com as vitaminas antioxidantes. Nos casos de pacientes com a atividade da PON-1 geneticamente baixa, registra-se alta taxa de doença coronária prematura.[40]

Distúrbios lipídicos em pacientes obesos e não-obesos normotensos, vêm também sendo relatados (Fig. 6-6).

A maioria dos pacientes diabéticos apresenta elevação dos triglicerídios e redução do colesterol-HDL, principalmente se são diabéticos tipo 2; embora o colesterol-LDL não esteja elevado em todos esses pacientes, uma taxa mais alta é também encontrada em certo número deles; esse fato seria causado pela glicosilação não enzimática da partícula LDL pela glicose elevada e, também pela regulação, em níveis mais baixos, dos receptores de LDL.[41]

Hipertensão arterial

Já vimos que existe uma associação freqüente entre resistência à insulina e hipertensão arterial. Em pacientes com distúrbios da glicose ou da massa corporal, a existência de hipertensão é, quase sempre, ligada à resistência à insulina, e mesmo em pacientes com metabolismo glicídico e peso normais, metade dos hipertensos apresenta também, resistência à insulina.

Esses pacientes com resistência à insulina produzem excesso de insulina; na tentativa de superar esta resistência, e quase sempre, podemos caracterizar essa situação como resistência à

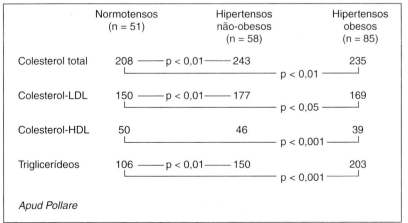

Fig. 6-6. Distúrbios lipídicos em pacientes hipertensos obesos e não-obesos em comparação com pacientes normotensos. Dosagem em mg/dl.

insulina/hiperinsulinemia. Essa quantidade excessiva de insulina age em diversos tecidos e sistemas, levando à situações diversas que elevam os níveis tensionais, como exposto no Quadro 6-4.

Retenção de sódio pelo túbulo renal

Está provado que a insulina em excesso estimula a reabsorção de sódio e que a hiperinsulinemia é capaz de induzir à hipertensão pelo efeito de retenção do sal.[42]

Tem sido também demonstrado, que a redução do transporte de glicose através da membrana celular está relacionada à resistência à insulina, mas em indivíduos com história familiar de hipertensão, pode estar também acoplada à reabsorção tubular de sódio.[43]

Pelos experimentos que anteriormente citamos, quando se consideram os possíveis mecanismos hipertensivos da insulina, devemos, sem dúvida, dar particular atenção às ações renais do hormônio; sabe-se, por exemplo, que a insulina regula a reabsorção de sódio no rim do homem, mas também, no rim do cão e do rato, sem afetar, contudo, a filtração glomerular ou a hemodinâmica renal; não se tem uma idéia clara em qual segmento do túbulo renal agiria a insulina, se no túbulo contornado proximal, na alça de Henle ou no túbulo contornado distal. Existe uma informação importante em relação ao número de receptores de insulina, que são modulados pela quantidade de sal ingerido, sugerindo que eles estejam na córtex ou na medula renal.[44]

Estimulação simpática

O mecanismo que se tem aventado é o de que a insulina, influenciada pela ingestão de glicose, atuaria nos neurônios situados na porção ventromedial do hipotálamo;[45] é necessário que haja quantidade suficiente de glicose que evita a hipoglicemia para que a insulina, em seres humanos, aumente a atividade do sistema nervoso central.

Não há evidência de que a insulina potencialize os efeitos pressóricos da noradrenalina a longo prazo; da mesma forma, não foram encontrados efeitos crônicos da hiperinsulinemia nas catecolaminas plasmáticas, embora, a curto prazo, haja sugestão de que a insulina possa estimular a secreção da catecolamina, mesmo se a concentração da glicose plasmática estiver sendo mantida constante.[46] Katamura *et al.* também demonstraram que a hiperinsulinemia crônica, mesmo em níveis baixos, pode desencadear elevação tensional em ratos já hipertensos, quando da implantação de desoxicorticosterona e em cima de uma sobrecarga de sódio; esse aumento de pressão seria eliminado pelo bloqueador ganglionar hexametônio, cujo efeito mede o componente neurogênico que influencia a hipertensão. Essas observações são indicativas de que a hiperinsulinemia estimularia o sistema nervoso simpático e os autores ainda se questionam se a ação da insulina seria central, como foi anteriormente descrita, ou periférica.[47]

Transporte alterado de íons pela membrana celular

Nas décadas de 1980 e 1990 apareceram trabalhos científicos que sugeriam, em casos de hipertensão arterial, a existência de anormalidades nos sistemas de transporte de sódio através da membrana celular, sendo mais freqüentes em hemácias, que são células de fácil acesso e obtenção. Existe, em cada célula, certo número de sistemas protéicos de transporte como, por exemplo, o sistema de contratransporte $Na^+ Li^+$ (o lítio radioativo é introduzido na hemácia, como um marcador, para efeito do estudo do sódio). Já foi demonstrado que existe uma alta taxa de atividade de troca de Na^+ por Li^+ na membrana celular dos hipertensos e, que essa taxa, estaria associada a uma grave resistência à insulina.

Tsuda *et al.*, num trabalho experimental, provaram que a insulina pode participar do mecanismo de trocas iônicas na membrana das hemácias, mediante o transporte de Ca^{++}. Por outro lado, Fukuoka *et al.*, presumindo que o Ca^{++} deveria participar do mecanismo pressor da insulina, investigaram o efeito da hiperinsulinemia aguda no metabolismo do cálcio e do fósforo inorgânico, em indivíduos de meia idade, nos quais foi detectada resistência à insulina, aumento dos níveis do íon cálcio sem aumento da excreção renal, e retenção de sódio, sugerindo que a hiperinsulinemia compensadora poderia causar acúmulo de cálcio e retenção de sódio (Fig. 6-7).[50,51]

Resnick *et al.* vêm sustentando que o magnésio livre intracelular representaria o papel de mediador entre a hipertensão e a resistência à insulina.[52]

Quadro 6-4. Mecanismos de elevação da pressão arterial pela hiperinsulinemia

1. Retenção de sódio pelo túbulo renal
2. Estimulação do sistema nervoso simpático
3. Transporte alterado de íons pela membrana celular
4. Hipertrofia da camada média arteriolar

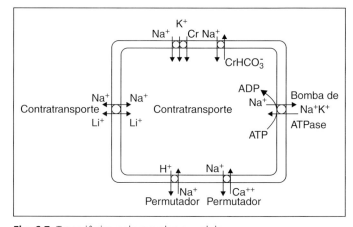

Fig. 6-7. Troca iônica pela membrana celular.

Hipertrofia da camada média da arteríola

Um possível resultado da resistência à insulina seria a proliferação vascular anormal com conseqüente hipertrofia da camada média arteriolar. Como a insulina e o fator de crescimento semelhante à insulina-1 (IGF-1) são substâncias mitogênicas, elas seriam capazes de estimular a proliferação do músculo liso.[53] A hiperinsulinemia crônica poderia resultar em hipertrofia da camada média do músculo liso vascular, seguido de estreitamento da luz da arteríola, levando ao aumento da pressão arterial (Fig. 6-8).[48,49,54]

Rocchini *et al.* demonstraram que os adolescentes obesos têm alterações estruturais das artérias do braço, e que essas alterações estão relacionadas com certo grau de resistência à insulina.[54]

Yasunari *et al.* mostraram que a hiperglicemia estimula a proliferação vascular e conseqüente hipertrofia, provavelmente pelo aumento da atividade da proteinacinase C, suprimida pelo peptídio natriurético.[55]

Disfunção endotelial

A resistência à insulina está associada à disfunção endotelial; sabe-se que essa disfunção é o início e também acompanha toda a evolução das complicações macrovasculares nas grandes e médias artérias. Todos os fatores de risco, como vimos no Capítulo 3, levam a um distúrbio endotelial, reduzindo a oferta de óxido nítrico ao músculo liso vascular. Além disso, o endotélio perde as suas características antiinflamatórias e antitrombóticas. Os fatores de risco clássicos são a hipertensão arterial, o colesterol elevado, o tabagismo e o diabete melito; mais recentemente foram acrescentados a idade, o histórico familiar, a menopausa, a insuficiência renal, a obesidade e outras condições que também levam à disfunção endotelial que pode induzir a produção de citocinas, quimiocinas e as chamadas moléculas de adesão. Além disso, os fatores de risco tendem a iniciar a disfunção endotelial estimulando o estresse oxidativo na camada íntima da artéria.[56] A hipertensão levaria a um aumento da pressão longitudinal ao longo do endotélio vascular (chamado de *shear stress*); a dislipidemia estaria relacionada à geração dos ânions superóxidos e oxidação aumentada do colesterol-LDL dentro da parede vascular; o diabete influenciaria a disfunção endotelial pela indução ao estresse oxidativo pelos produtos finais de uma glicação avançada e o tabagismo levaria à disfunção pelo comprometimento da vasodilatação endotélio-dependente. Assim, vem sendo mostrado que esses fatores de risco atuam sinergicamente.[56] De acordo com Dzau, a biologia molecular tem nos ensinado que a angiotensina II é, na verdade, a substância que está por trás do desequilíbrio entre o ácido nítrico, o fator relaxante derivado do endotélio de um lado e, o ânion superóxido, do outro; o mecanismo que envolve a perda do equilíbrio homeostático entre o óxido nítrico e as espécies reativas do oxigênio é, justamente, a angiotensina II, que pode estimular a oxidação, inativar o óxido nítrico e produzir o peroxinitrito. A angiotensina II seria um potente mediador do estresse oxidativo, estimulando a liberação de citocina e a expressão (produção) das moléculas leucocitárias de adesão que mediam a inflamação da parede vascular. As células inflamatórias liberam enzimas, inclusive a enzima de conversão da angiotensina (ECA) que gera a angiotensina II, sendo que essa promove a vasoconstrição, a inflamação, a trombose e a remodelação vascular.

Estado inflamatório

Acumula-se a evidência de que um estado inflamatório crônico subclínico, que é diagnosticado pela medida de um marcador ultra-sensível, como a Proteína C-Reativa (PCR), está associado à resistência à insulina. Sabe-se que o fígado é capaz de responder a níveis altos de citocinas na circulação pela produção aumentada de proteína C-reativa. Uma explicação que se tenta é a de que o tecido adiposo de indivíduos obesos liberaria uma quantidade aumentada de citocinas no sangue.[57] Uma outra hipótese é a de que a própria resistência à insulina é, por si só, responsável pela alta produção de citocinas.[58] Sem dúvida alguma, a conexão entre inflamação e metabolismo é complexa e difícil de se entender.

Usando-se dosagens ultra-sensíveis de proteína C-reativa poderíamos, segundo Ridker, classificar os níveis de PCR de acordo com o respectivo risco cardiovascular (Quadro 6-5).

A proteína C-reativa é uma pentoxina derivada do fígado, que ocupa uma posição-chave na resposta imune inata; ela tem uma meia-vida plasmática longa e, agora se sabe, que ela é ao mesmo tempo um marcador e um mediador da doença aterotrombótica.

Quadro 6-5. Classificação de níveis de PCR de acordo com o risco cardiovascular[59]

Nível baixo – CPR < 0,1 mg/ml – risco baixo
Nível moderado – CPR de 0,1 a 0,3 mg/ml – risco moderado
Nível alto – CPR > 0,3 mg/ml – risco alto

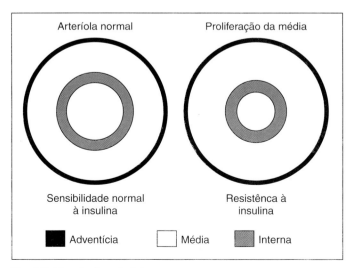

Fig. 6-8. Hipertrofia arteriolar.

Os níveis da proteína C-reativa não só se relacionam com as dosagens do triglicerídio e da glicose, mas também com a obesidade, com os níveis de pressão arterial, com a resistência à insulina, com a disfunção endotelial e com a fibrinólise alterada. Além disso, vários estudos prospectivos demonstram que níveis altos de proteína C-reativa podem suscitar o aparecimento de diabete melito tipo 2.[59] Mulheres em uso de reposição hormonal têm níveis de proteína C-reativa ligeiramente mais altos, porém esses níveis pouco influenciam a classificação mostrada no Quadro 6-5; da mesma forma, indivíduos portadores de estados infecciosos, que sofreram traumatismo ou foram hospitalizados em estado grave, podem apresentar níveis de PCR acima de 1,0 mg/ml e esses números não servem para uma avaliação de risco cardiovascular, devendo ser repetidos no futuro, quando o paciente estiver clinicamente estável. Algumas vezes, altos níveis de PCR levantam a suspeita de lúpus eritematoso sistêmico, doença inflamatória crônica do intestino ou endocardite infecciosa; em tais casos há elevação simultânea da hemossedimentação. Como não há influência da alimentação na dosagem da PCR, ela pode ser executada a qualquer hora do dia. A medida tradicional da PCR não tem a sensibilidade necessária para predizer o risco da doença cardiovascular, razão pela qual foi desenvolvida a técnica de medida ultra-sensível, que tem demonstrado alta especificidade para as complicações cardiovasculares. Outros marcadores, como a dosagem do fibrinogênio, da hemossedimentação ou a contagem de leucócitos, não são confiáveis em relação à finalidade preditiva, como a PCR. Dosagens muito elevadas da PCR ultra-sensível perdem, como acabamos de ver, a especificidade para a doença cardiovascular.

Para a prevenção primária das complicações cardiovasculares, a dosagem da PCR é um preditor independente muito útil, adicionando boa informação prognóstica à dosagem do colesterol-LDL. Nesse momento, qualquer dosagem de colesterol deve ser acompanhada da dosagem da PCR ultra-sensível. Mesmo para pacientes com colesterol-LDL abaixo de 130 mg/dl, a dosagem elevada da PCR implica em mau prognóstico, devendo o médico ter isto sempre em mente. Além disso, indivíduos com o fenótipo colesterol-LDL baixo e PCR alto podem ter resistência à insulina e devem medir a glicose plasmática em jejum.

Um comportamento mais conservador e também mais econômico tem sido a dosagem do PCR ultra-sensível, somente para os indivíduos classificados dentro do risco CV pelo *Quadro de Framingham* entre 5% e 20% em 10 anos (ver quadro no Capítulo 3, sobre *fatores de risco*).

O Quadro 6-5, anteriormente descrito, não serve para classificar o paciente em situação de emergência, como infarto agudo ou angina instável; estudos futuros de correlação são necessários, principalmente se a troponina for normal, pois uma PCR também normal torna a presença de uma oclusão coronária implausível.

ANORMALIDADES DA HEMOSTASIA

Registra-se que a obesidade visceral está associada aos níveis elevados do inibidor tecidual do ativador do plasminogênio-1 (PAI-1); esse substrato interage com o ativador tecidual do plasminogênio (t-PA) e neutraliza sua atividade fibrinolítica; níveis baixos de t-PA comparados a níveis altos de PAI-1 constituem-se numa relação com grande poder preditor para a doença cardiovascular. A própria hiperinsulinemia parece ser um forte estímulo à produção de PAI-1 e níveis altos deste fator aterogênico estão particularmente elevados no diabete tipo 2 insulino-resistente.[59,60]

Outros fatores de risco associados à obesidade visceral são o aumento de fibrinogênio e o aumento da viscosidade sangüínea; o fibrinogênio é também um marcador de inflamação e de trombose, contudo permanece pobremente estandartizado e, problemas metodológicos de dosagem limitam o seu uso, apesar de inúmeros estudos consistentes e baseados em grandes populações.

HIPERURICEMIA

Tudo indica que a hiperuricemia seja um fator de risco para as doenças cardiovasculares e um dos componentes da resistência à insulina. Há vários mecanismos que podem explicar essa associação e, os mais invocados seriam o aumento da agregação plaquetária, o aumento da adesão plaquetária, a ocorrência simultânea comum de dislipidemia e hipertensão arterial, o aumento da viscosidade sangüínea e da propensão à coagulação.[61]

ANORMALIDADE HEPÁTICA

A esteatose hepática tem sido descrita como associada à resistência à insulina; ela é caracterizada pela presença de vacúolos de gordura em hepatócitos; ocorre, em geral, em alcoólatras e também em pacientes obesos, diabéticos, dislipêmicos e com hipertensão arterial, sendo esse grupo classificado de esteatose não-alcoólica primária, para se distinguir de outro grupo chamado de esteatose não-alcoólica secundária a medicamentos, alterações nutricionais, toxinas e certas cirurgias intestinais.[62] Como os pacientes obesos, dislipêmicos, diabéticos e hipertensos estão associados à resistência à insulina, é possível que este seja o elo de ligação à esteatose hepática. Segundo Reavan, há progressiva evidência que a esteatose hepática não-alcoólica e várias formas de câncer ocorreriam, mais freqüentemente, em indivíduos com resistência à insulina/hiperinsulinemia.[1] Além disso, a resistência à insulina pode complicar o tratamento farmacológico do HIV, da esquizofrenia e, possivelmente, contribuir para vários distúrbios neurodegenerativos.[63]

REFERÊNCIAS BIBLIOGRÁFICAS

1. Reaven G. Metabolic Syndrome. *Circulation* 2002;106:286-88.

2. Benchimol D, Siqueira CC. Resistência à insulina e hipertensão. *HiperAtivo* 1996;4:203-07.

3. Elian AA, Purisch S. Resistência à insulina e doenças cardiovasculares. In: Porto CC. *Doenças do Coração, prevenção e tratamento.* Rio de Janeiro: Guanabara-Koogan, 1998. p. 150-52.

4. De Fronzo RA, *et al.* Effects of insulin on peripheral and splanchnic glucose metabolism in non-insulin dependent (type 2) diabetes mellitus. *J Clin Invest* 1985;78:149-55.

5. Nichols H. Getting a randle on metabolism. *Bio Med Magazine* 2003;96:35-7.

6. Randle PJ, Garland PB, Hales CN *et al.* The glucose fatty-acid cycle: its role in insulin sensitivity and the metabolic disturbance in diabetes mellitus. *Lancet* 1963;91:785-89.

7. Hunter SJ, Garvey T. Insulin action and insulin resistance diseases involving defects in insulin receptors, signal transduction and glucose transport effector system. *Am J Med* 1998;5:331-46.

8. Unger RH. Lipid overload and overflow; metabolic trauma and the metabolic syndrome. *Trends Endocrinol Metab* 2003;14:398-403.

9. McFairlane SI, Banerji M, Sowers JR. Insulin resistance and cardiovascular disease. *J Clin Endocrinol Metab* 2001;86:713-19.

10. De Fronzo R, Tobin J, Andres R. Glicose clamp technique: a method for quantifying insulin secretion and resistance. *Am J Phisiol* 1979;237:E214-23.

11. Bonasa E, Targher G, Alberiche M *et al.* Homeostasis model assessment closely mirros glucose clamp technique in the assessment of insulin sensitivity. *Diabetes Care* 2000;23:57-63.

12. Temple R, Clark PMS, Hales CN. Measurement of insulin secretion in type 2 diabetes: problems and pitfalls. *Diabetic Medicine* 1992;9:503-12.

13. Barreto NMD. Estudo da resistência insulínica, hiperinsulinemia e dislipidemia na hipertensão arterial: importância da obesidade e correlação entre indivíduos brancos e negros. Tese de Mestrado. Universidade Federal Fluminense.

14. Kahn R, Bure J, Ferrannini E, Stern M. The metabolic syndrome: time for a critical appraisal. *Diabetic Care* 2005;28:2289.

15. Marcílio C. *Dicionário de pesquisa clínica.* Salvador, BA: Artes Gráficas e Indústria,1995. p. 6.

16. Facchini F, Humphreis MH, Nascimento CA *et al.* Relation between insulin resistance and plasma concentrarions of lipid hydroperoxides, carotenoids and tocopherols. *Clin Nutrition* 2002;72:776-77.

17. Kaiser SE, Brotons S. Resistência à insulina, hipertensão arterial e aterosclerose, visão epidemiológica. *HiperAtivo* 1996;4:208-14.

18. Kannel WB, McGee DI. Diabetic and cardiovascular risk factors. The Framingham Study. *Circulation* 1979;59:8-13.

19. Mitchell BD, Stern MP, Haffner SM *et al.* Risk factors for cardiovascular mortality in Mexican-Americans and non-Hispanic whites. The San Antonio Heart Study. *Am J Epidemiology* 1990;131:423-33.

20. Lucas CP, Ertigarribia BA, Darge LL. Insulin and blood pressure. *Hypertension* 1985;7:702-706.

21. Madan M, Halkin H *et al.* Hyperinsulinemia; link between hypertension, obesity and glucose intolerance. *J Clin Invest* 1985;75:809-17.

22. Wajchenberg BL. Diabete melito, resistência à insulina e moléstia cardiovascular. *Rev Soc Cardiol Estado São Paulo* 1998;8:923-26.

23. Parilo M, Coulston A *et al.* Effect of a low diet on carbohidrate metabolism in patients with essential hypertension. *Hypertension* 1988;11:244-48.

24. Muller DC, Elahi D, Pratley H *et al.* An Epidemiological test of the hyperinsulinemia-hypertension hypothesis. *J Clin Endocrinol Metab* 1993;76:544-48.

25. Asch S, Wingard DI, Barrett-Connor EL *et al.* Are insulin and hypertension independently related? *An Epidemiol* 1991;1:231-44.

26. Nagulesparan M, Savage PJ, Knowles WC *et al.* Increased in vivo insulin resistance in non-diabetic Pima indians compared with Caucasians. *Diabetes* 1982;31:952-956.

27. Saad MF, Lilliaja S, Noomba BC *et al.* Radical differences in the relation between blood pressure and insulin resistance. *N Engl J Med* 1991;324:733-39.

28. Skorfors ET, Lithell HO, Sellinus I. Risk factors for the development of hypertension: a 10 year longitudinal study in middle-aged men. Hypertension 1991;9:217-23.

29. Stamler R, Stamler J, Reidinger WF *et al.* Weight and blood pressure. *JAMA* 1979;240:1607-10.

30. Manicardi V, Cannellini I, Bellodi G *et al.* Evidence for an association of high blood pressure and hyperinsulinemia in obese men. *J Clin Endocrinol Metab* 1986;62:1302-04.

31. Manolio RA, Savage PJ, Burke GL *et al.* Association of fasting insulin with blood pressure and lipids in young adults. The CARDIA study. *Arteriosclerosis* 1990;10:430-36.

32. Hanley AJG, Karte AJ, Festa A *et al.* The Insulin Resistance Atherosclerosis Study. Factor analysis of metabolic syndrome using directly insulin sensitivity. *Diabetes* 2002;51:2642-47.

33. Sichieri R, Coutinho DC, Leão MM *et al.* Obesity as independent risk factor for high temporal, geographic and income variation in body mass index among adults in Brasil. *Am J Public Health* 1994;4:397-98.

34. Francischetti EA, Barroso SG, Abreu VG. Hipertensão e obesidade. In: Franco RJS (Ed.) *Hipertensão e diabetes, complicações e tratamento.* São Paulo: Lemos Editorial, 2002. p. 43.

35. Sader S, Nian M, Liu P. Leptin, a novel link between obesity, diabetes, cardiovscular risk and ventricular hypertrophy. *Circulation* 2003;108:644-45.

36. Young ME, Mcnulty P, Toegtmeyer H. Adaptation and maladaptation of the heart in diabetes: Part II. *Circulation* 2002;105:1861-65.

37. MacGarry JD. What if Minkowski had been ageunic? An alternative angle on diabetes. *Science.* 1992;258:766-70.

38. Sociedade Brasileira de Cardiologia. III Diretrizes sobre Dislipidemias. *Arq Bras Card* 2001;77 (suppl III):1-48.

39. Erlinger TP, Miller III ER, Charliston I *et al.* Inflammation modifies the effects of reduced-fat low-cholesterol diet on lipids. Results from the DASH-Sodium Trial. *Circulation* 2003;128:152-54.

40. Durrington PN, Mackness B, Mackness MI. Paraoxonase and atherosclerosis. *Arterioscler Tromb Vasc Biol* 2001;21:473-79.

41. Luna RL, Couto AA. Aspectos clínicos da hipertensão arterial associada à insulina. *HiperAtivo* 1996;3:229-36.

42. Gupta AK, Clark RV, Kirchner KA. Effects of insulin on renal sodium secretion. *Hypertension* 1992;19(Suppl 1):178-82.

43. Endre T, Mattiassen I, Berglund G *et al*. Insulin and renal sodium retention in hypertension-prone men. *Hypertension* 1994;23:313-319.
44. Sechi LA, Griffin CA, Giachetti G *et al*. Abnormalities in insulin receptors in spontaneously hypertensive rats. *Hypertension* 1996;27:955-61.
45. Landsley L. Hyperinsulinemia: possible role in obesity-induced hypertension. *Hypertension* 1992;19 (suppl 1):61-66.
46. Liangs CS, Doharty JV, Faillace R *et al*. Insulin infusion in conscious dogs. Effects on systemic and coronary hemodynamics, regional blood flow and plasma catecholamines. *J Clin Invest* 1982;69:1321-36.
47. Kitamura S, Shinji S, Shoich N *et al*. Chronic hyperinsulinemia augments dioxy-corticosterone acetate salt-hypertension. *Hypertension* 1996;27:919-25.
48. Lluch MDM, La Siena A, Poch E *et al*. Erytrocite sodium transport, intraplatelet pH and calcium concentration in salt-sensitive hypertension. *Hypertension* 1996;27:919-25.
49. Luna R. Hipertensão arterial ligada à insulina. *HiperAtivo* 1996;4:215-20.
50. Tsuda K, Nishio I, Murada Y. Electron paramagnetic ressonance studies of erythrocites in humans in essential hypertension: role of insulin. *J Hypertens* 1996;24 (suppl 1):S177-187.
51. Fukuoka M, Shinamoto K, Morudo A *et al*. The effects of aging in calcium and phosphorus metabolism during hyperinsulinemia. *J Hypertens* 1996;16 (suppl 1):S178-83.
52. Resnick LM, Gripta RK, Greenspan H *et al*. Hypertension and peripheral insulin resistance. Possible medicating role of peripheral free magnesium. *Am J Hypert* 1990;3:373-79.
53. Le Roith D. Insuline-like growth factors. *N Engl J Med* 1998;336:633-40.
54. Rocchini AP, Moorehand C, Katch V *et al*. Forearm resistance vessel abnormalities and insulin resistance in obese adolescents. *Hypertension* 1992;19:615-20.
55. Yasunari K, Kohno M, Yuskawa L *et al*. Involvement of protein kinase C in elevated glucose concentration induced vascular growth. *J Hypertens* 1996;14 (suppl 1):S177-85.
56. Dzau V. Tissue angiotensin and pathobiology of vascular disease. *Hypertension* 2001;37:1047-56.
57. Greenberg AS, MacDaniel ML. Identifying the links between obesity, insulin-resistance and beta-cell function: potential role o adipocite-derived cytokines in the pathogenesis of type 2 diabetes. *Eur J Clin Invest* 2002;32 (suppl 3):24-34.
58. MacLaughlin T, Abbasi F, Lamendale C *et al*. Differentiation between obesity and insulin resistance in the association with C-reative protein. *Circulation* 2002;106:2908-2912.
59. Ridker PM. Clinica application of C-reactive protein for cardiovascular disease detection and prevention. *Circulation* 2003;107:363-369.
60. Chen YQ, Su M, Walia R *et al*. Sp 1 sites mediate activation of the plasminogen activator inhibition-1 promotor by glucose in vascular smooth cell. *J Biol Chem* 1998;237:8225-31.
61. Alderman MH, Cohen H, Madhavan S *et al*. Serum acid uric and cardiovascular events in successfully treated hypertensive patients. *Hypertension* 1999;34:144-50.
62. Pereira JL. Doença hepática esteatótica. In: Luna RL, Sabrá A. Saúde do Adulto e do Idoso. Rio de Janeiro: Editora Guanabara-Koogan. 2005 (em publicação).
63. Reaven G. Insulin Resistence, Type-2 Diabetes Mellitus and Cardiovascular Disease. Circulation 2005;112:3030-032.

SÍNDROME METABÓLICA 7

CONCEITUAÇÃO

Essa síndrome é definida como um conjunto de fatores de risco, alguns metabólicos e outros não metabólicos, alguns apresentando resistência à insulina e outros não, reunidos sobre um ou dois substratos fisiopatológicos; ela aparece como um importante, múltiplo e complexo fator de risco para as doenças cardiovasculares e o diabete melito tipo 2.

A síndrome metabólica seria, em suma, mais um critério de previsão de risco para as doenças cardiovasculares.

A grande vantagem do reconhecimento da síndrome metabólica seria a possibilidade de intervenção em uma constelação de fatores de risco que ameaçam a saúde cardiovascular do paciente.

O conceito de síndrome metabólica situa-se, segundo uma alusão feliz de Biondi-Zoccai *et al.*, na encruzilhada da hiperglicemia, da inflamação e da aterosclerose; esses autores definem essa síndrome como uma condição caracterizada, pelo menos em parte, pela reunião de dois ou mais dos seguintes componentes: intolerância à glicose, hiperinsulinemia relativa, resistência periférica à insulina, obesidade abdominal ou visceral, trigliceridemia aumentada, microalbuminúria, hipertensão arterial e disfunção endotelial; todas essas entidades têm, em comum, o mesmo efeito final da hiperinsulinemia, da inflamação em baixo grau e da disfunção metabólica.[1] Assim, constatamos a importância que a inflamação começa a ter na síndrome metabólica.

Já escrevemos no Prólogo deste livro sobre a dificuldade em se rotular, de maneira estrita, esta entidade nosológica, de síndrome; contudo, ela já é um título consagrado, e o foi desde o início por Reaven, que a chamava, pelas incertezas que apresentava, de síndrome X.

EPIDEMIOLOGIA

A importância clínica da síndrome metabólica está relacionada ao impacto que parece causar na morbidade e na mortalidade cardiovasculares. No projeto de Botnia (Finlândia), a prevalência de coronariopatia, infarto do miocárdio e ataque cerebral foi, aproximadamente, três vezes mais alta em pacientes com síndrome metabólica.[2] Nos Estados Unidos, segundo a NCEP, a prevalência desta síndrome, ajustada para a idade, é cerca de 24% para homens e mulheres, o que representa 47 milhões de americanos.[3] Em um outro estudo realizado também na Finlândia, numa população que tinha dislipidemia e resistência à insulina, a prevalência da síndrome metabólica foi de 17% em homens não-diabéticos e de 8% em mulheres não-diabéticas.[4] O projeto ARIC, estudando uma população hipertensa (> 140/90 mmHg ou usando medicação anti-hipertensiva) e com dislipidemia (triglicerídio > 150 mg/dl e/ou colesterol- HDL < 40 mg/dl para homens e < 50 mg/dl para mulheres), encontrou que 10% daquela população era portadora de síndrome metabólica.[5]

A prevalência da síndrome metabólica tem variado muito, de acordo com o estudo usado, pois diversa tem sido a composição dos componentes da síndrome e distinta, também, a seleção de diferentes subgrupos.

Uma questão importante é levantada pelos colaboradores do Projeto de Botnia: "Temos, realmente, necessidade de chamar a reunião de um conjunto de fatores de risco, de síndrome? Porque não listamos, simplesmente, os fatores individuais de risco?" Teríamos necessidade mesmo de um novo "critério de avaliação de risco cardiovascular" quando já temos o de Framingham e muitos outros? A resposta a essa pergunta ainda não existe no momento. A combinação de obesidade com hipertensão ou dislipidemia vem sendo mais comum em pacientes com tolerância à glicose diminuída (TGD) ou em pacientes diabéticos; todavia, dada à alta freqüência da obesidade naquela população do projeto, ela apresentou pouca influência no risco relativo da coronariopatia em pessoas normais, em pacientes com TGD e em pacientes diabéticos (RR, respectivamente, de 1,15, 1,79 e 1,48). Por outro lado, a combinação de hipertensão e dislipidemia, em pessoas normais, (respectivamente, 8 e 5% em homens e mulheres), pacientes com TGD (16 e 14%) e em pacientes diabéticos (32 e 36%), mostrou maior influência no risco da coronariopatia associada à síndrome metabólica. Enquanto a hipertensão esteve fortemente associada à coronariopatia no grupo normal (RR de 2,33 e p < 0,001), a dislipidemia foi bastante preditiva para a coronariopatia em paciente diabético tipo 2 (RR 1,84 e p < 0,001).[2]

Vimos no Prólogo que, já em 1923, o cientista alemão E. Kylin lançou um conceito reunindo o conjunto de três fatores: hipertensão arterial, hiperglicemia e gota, chamando-o de síndrome. Seu artigo não obteve repercussão científica, provavelmente porque não havia, àquela época, estudos que valorizassem a hipertensão arterial e a hiperglicemia como fatores de risco para doenças cardiovasculares.[6]

No fim da década de 1930 e nos anos 40, durante a 2ª Grande Guerra Mundial, os trabalhos científicos da época foram prejudicados pelo desenvolvimento daqueles úteis às atividades bélicas. Nos anos 50 começaram a ser publicadas as análises iniciais, resultantes do Projeto Cardíaco de Framingham, cujo objetivo era estudar o início e a evolução das doenças cardiovasculares na população de uma pequena cidade, provavelmente pela estabilidade da permanência dos moradores dessa comunidade, por um período de vida maior, nos anos subseqüentes; ficou patente que alguns desvios metabólicos, como a hipercolesterolemia e a hiperglicemia, o hábito de fumar e a elevação da pressão arterial, eram mais freqüentes nos pacientes que depois desenvolviam aterosclerose coronária.[7] Outros estudos, principalmente o Projeto dos Setes Países[8] e o MRFIT, em Chicago,[9] apontaram também nessa direção.

O Capítulo 3, sobre "Fatores de Risco", ilustra bem o perigo de cada um dos riscos em relação à lesão das artérias de médio e grosso calibres.

O conceito inicial de sensibilidade ou resistência à insulina foi, como vimos, publicado em Londres em 1936, relacionando o diabete insulino-sensível e o diabete insulino-insensível.[10]

A primeira evidência entre hipertensão arterial e anormalidade metabólica só surgiu mais tarde, em 1966, num curto artigo publicado por Welhom *et al.*[11] O Capítulo 6 expandiu toda a explicação da relação entre hipertensão arterial e resistência à insulina, estabelecendo laços não consistentes entre uma e outra.

A síndrome metabólica tem tido, ao longo de sua curta trajetória, muitos nomes. De início, Reaven a chamou de síndrome X.[12] Essa foi uma denominação mal escolhida, pois os cardiologistas já tinham como síndrome X, uma síndrome coronariana caracterizada por dor anginosa típica e coronariografia normal, nome usado por Kemp[13] num editorial em resposta a um artigo de Arbogast e Bourassa, no qual, pacientes com dor no peito e artérias coronárias, angiograficamente normais, foram chamados de "grupo X".[14] A idéia que os cardiologistas têm, no momento, de uma síndrome X coronariana é a de angina microvascular. Pela razão que acabamos de descrever, a maioria dos estudiosos preferiu chamá-la de síndrome de resistência à insulina e alguns poucos de "Quarteto Mortal". Além de explicar, em parte, o diabete tipo 2, a síndrome pode levar à aterosclerose, em todas as suas formas, localizações e modalidades. Esse conhecimento passou a ser sugerido durante a década de 1990, ganhando consistência à medida que os anos se passavam. Como os fatores metabólicos predominavam, certos estudiosos passaram a chamá-la, também, de síndrome plurimetabólica, pois se falava em hiperglicemia, gota,

diabete melito, tolerância à glicose diminuída, triglicerídio elevado, colesterol-HDL baixo, colesterol-LDL com partículas densas e pequenas, obesidade, excesso de peso, microalbuminúria e anormalidades da coagulação e da fibrinólise. Durante muito tempo pensou-se que a resistência à insulina fosse a causa de todos os componentes da síndrome; quando este fato não foi confirmado, a Organização Mundial de Saúde (OMS) denominou-a, simplesmente de síndrome metabólica, nome que a maioria dos autores adota hoje.

Em 1998, a OMS propôs unificar a definição para a síndrome, tentativa de suma importância, já que ela é composta de vários fatores de risco; infelizmente, a discussão não foi tão ampla quanto desejável, tendo se multiplicado o número de critérios para a síndrome metabólica, como veremos nas páginas seguintes. De acordo com a OMS os componentes da síndrome metabólica são aqueles descritos no Quadro 7-1.

Um paciente com tolerância à glicose diminuída ou alterada (pré-diabete), mas com resistência à insulina, terá a síndrome metabólica se tiver, também, mais dois dos componentes descritos no Quadro 7-1 anormais. A resistência à insulina pode ser definida, entre outros, como o mais alto quintil do HOMA (IR). Para se estimar, metabolicamente, a resistência à insulina, pode ser aplicada a fórmula da *Homeostasis Model Assesment* (HOMA) *of Insulin Resistance*; com esta finalidade, usa-se a seguinte fórmula:

$$\frac{\text{Insulina em jejum (mcU/ml)} \times \text{Glicemia em jejum (mmol/l)}}{225}$$

A prevalência da síndrome metabólica é fortemente dependente dos elementos que compõem a síndrome; o estabelecimento de uma definição unificada permitiria acessar um conjunto de fatores que põe em risco, cumulativamente, a saúde do indivíduo, em adição ao risco associado de cada componente individual.

Quadro 7-1. Componentes da síndrome metabólica de acordo com a OMS e os respectivos critérios de anormalidade

1. Diabete ou glicemia de jejum alterada ou tolerância à glicose diminuída ou resistência à insulina (hiperinsulinemia ou outros testes substitutivos positivos)
2. Hipertensão arterial ($\geq 140/90$ mmHg)
3. Dislipidemia
   Trigliceridemia elevada ≥ 150 mg/dl
   Colesterol-HDL baixo – mulher < 50 mg/dl e homem < 40 mg/dl
4. Obesidade (≥ 30 kg/m^2 ou relação cintura/quadril $> 0,85$ para a mulher e $> 0,9$ para o homem)
5. Microalbuminúria – ≥ 20 microgramas/minuto (média de excreção)

Nota: o diagnóstico de síndrome metabólica deve ser feito quando o item 1 estiver presente e mais, pelo menos, dois dos componentes.

Neste ponto, é necessário fazer um comentário sobre a razão da ausência da resistência à insulina entre os componentes da síndrome metabólica preconizada pela OMS. Primeiramente, a resistência à insulina, definida pelo quintil mais elevado da HOMA (IR), é vista em 90% dos pacientes com diabete tipo 2, não mudando, portanto, a prevalência da síndrome metabólica; em segundo lugar, muito da resistência à insulina vista no diabete tipo 2 deve-se aos níveis elevados de glicose e de ácidos graxos e, por último, é muito difícil quantificar a resistência à insulina nos indivíduos hiperglicêmicos.

Recentemente, o ATP III (*Adult Treatment Panel III*) da NCEP dos Estados Unidos, também reconheceu a importância da síndrome metabólica como fator preditor da aterosclerose e a definiu em relação aos seus componentes, indicando que está relacionada à resistência à insulina. Os componentes da síndrome, de acordo com o ATP III, estão no Quadro 7-2.

Vemos que os componentes dos dois critérios são diferentes, pois no americano é colocada a glicemia de jejum e no da OMS, a microalbuminúria. Outra diferença notada é a das cifras tensionais: como a tabela da OMS é mais antiga, ainda se coloca o ponto de corte entre normotensão e hipertensão em 140/90 mmHg, como se fazia no passado, enquanto que o ponto de corte no ATP III americano é colocado em ≥ 130/85, como se faz hoje. Outro componente que diferencia os dois é a microalbuminúria.

Os especialistas em hipertensão já vêm requisitando, em sua rotina de exames complementares, a medida da albumina microscópica no exame de urina de 24 horas; esse fato coincidiu com o aparecimento de medicamentos, tipo inibidor da enzima de conversão da angiotensina ou bloqueador do receptor da angiotensina II, que melhoram, de maneira substancial, a perda urinária de albumina, fármacos esses que se constituem em um dos grandes progressos no tratamento de certos casos de hipertensão.

De acordo com o Projeto de Botnia, a prevalência de microalbuminúria tem sido baixa em pacientes com tolerância à glicose normal e com tolerância à glicose diminuída (respectivamente de 3 e 7%), enquanto 22% dos homens diabéticos e 12% das mulheres diabéticas têm microalbuminúria, associada à hipertensão, na maior parte dos casos. Microalbuminúria isolada, sem hipertensão arterial, foi encontrada somente em

6,8% dos homens e 2,3% das mulheres com diabete. A inclusão da microalbuminúria como parte da síndrome metabólica vem sendo muito questionada pela falta de associação com a resistência à insulina.[15] Sabe-se, contudo, que a microalbuminúria é um forte fator preditor de morbidade e de mortalidade cardiovasculares, em mais de um trabalho.[16,17] No projeto de Botnia foi constatada a associação da microalbuminúria com um aumento incomum do risco para a aterosclerose (RR de 2,8 e p < 0,001); mais que isso, com exceção da obesidade, todos os outros componentes da síndrome metabólica, inclusive a resistência à insulina, estavam associados à microalbuminúria.[2]

No momento, lembramos que a presença de microalbuminúria seria uma grande sugestão para a existência de disfunção endotelial, como dissemos no capítulo que concerne àquela disfunção; haveria, nesse caso, comprometimento da parede transcapilar do glomérulo, com perda da albumina. Isomaa *et al.* comentam, com propriedade, que estando ou não a resistência à insulina envolvida na patogênese da microalbuminúria, ela representa um estágio avançado da doença cardiovascular e, portanto, está associada a uma alta mortalidade cardiovascular.[2]

Usando o critério da OMS, a prevalência da síndrome metabólica tem sido mais comum no homem (64%) do que na mulher (42%), nos casos de tolerância à glicose diminuída, e de 15% e 10%, respectivamente, em indivíduos com tolerância à glicose normal. Em mulheres normotensas, a prevalência da síndrome metabólica aumentava em 6% entre 40 e 49 anos, e em 19% entre 60 e 69 anos. A prevalência dessa síndrome tem variado muito, como já comentamos, pois, variada tem sido a sua definição e também a seleção de diferentes subgrupos.

Em todos os pacientes, uma história de coronariopatia aterosclerótica, infarto do miocárdio e ataque cerebral (qualquer AVE) é mais comum naqueles com a síndrome metabólica, do que naqueles sem ela (p < 0,001). Especificamente, a história de coronariopatia aterosclerótica foi mais freqüente em pacientes com a síndrome metabólica do que naqueles sem ela, tanto em indivíduos com tolerância à glicose normal (9,2 *versus* 4,1% e p = 0,04) como em doentes com diabete tipo 2 (27,1 *versus* 13,5% e p = 0,001). Em 555 pacientes com coronariopatia, por dados clínicos e pelo ECG (critério do código de Minnesota), a prevalência dessa cardiopatia foi maior nos pacientes que tinham síndrome metabólica (35 *versus* 8% e p < 0,001). A história de infarto do miocárdio mostrou-se, também, maior nos pacientes com diabete tipo 2 e síndrome metabólica, comparados àqueles sem a mesma (11,2 *versus* 4,7 e p = 0,07). Do mesmo modo, uma história de ataque cerebral foi mais comum em pacientes com tolerância à glicose diminuída e com a síndrome metabólica, do que naqueles sem a síndrome (3,6 *versus* 0,9% e p = 0,05).[18-20] Isomaa *et al.*, usando o método de regressão múltipla, analisaram o risco de doença cardiovascular em relação à presença de síndrome

Quadro 7-2. Componentes da síndrome metabólica de acordo com o ATP III e os respectivos critérios de anormalidade

1. Pressão arterial ≥ 130/85 mmHg
2. Triglicerídios ≥ 150 mg/dl
3. Colesterol-HDL, em mulher < 50 mg/dl e em homem < 40 mg/dl
4. Obesidade abdominal (circunferência da cintura), em mulher > 88 cm e em homem > de 102 cm
5. Glicemia de jejum ≥ 99 mg/dl

Nota: o diagnóstico da síndrome metabólica é feito quando 3 ou mais desses componentes estão presentes.

metabólica e em relação aos seus diferentes componentes individuais. Inicialmente, a idade e o sexo estiveram relacionados à coronariopatia aterosclerótica (RR de 1,12 e p < 0,001 para a idade; RR de 1,44 e p = 0,001 para o sexo masculino); o infarto do miocárdio se relacionava à síndrome metabólica (RR de 1,11 e p < 0,001 para os casos sem síndrome metabólica e, RR de 3,18 e p < 0,001, para os casos com síndrome metabólica); o ataque cerebral esteve também ligado à síndrome metabólica (RR de 1,09 e p < 0,001 para os casos sem síndrome metabólica e, RR de 1,76 e p = 0,003 para os casos com síndrome metabólica); todos estes estudos foram ajustados em relação à idade e ao sexo. A presença da síndrome esteve associada a um risco maior de coronariopatia, infarto do miocárdio e ataque cerebral em todos os pacientes (2,96, 2,63 e 2,27 respectivamente, com p < 0,001), do que ao risco de qualquer dos componentes individuais da síndrome.[2]

A dislipidemia esteve relacionada ao aumento de risco para a coronariopatia e, particularmente, entre os pacientes com diabete tipo 2 (RR de 1,84 e p < 0,001). A hipertensão arterial teve ligação com o aumento de risco de coronariopatia, mesmo em pacientes portadores de tolerância à glicose normal (RR de 2,33 e p < 0,001).

De acordo com o seguimento de 6,9 anos dos pacientes do Projeto de Botnia, 360 do total de 3.606 ou 10% faleceram, e destes, 209 (5,8%) tiveram como causa a doença cardiovascular; comparando-se os pacientes com síndrome metabólica em relação àqueles sem ela, a mortalidade total (18,0 *versus* 4,6% e p < 0,001) e a mortalidade cardiovascular (12,0 *versus* 2,2% e p < 0,001) estavam aumentadas. Numa análise de regressão múltipla, tendo a mortalidade cardiovascular como variável dependente e a idade, o sexo masculino, o colesterol-LDL e o fumo como variáveis independentes, o risco relativo da síndrome metabólica foi, nesse estudo, de 1,81 (p < 0,002). Quando a análise da síndrome metabólica foi substituída pela análise dos seus componentes, a microalbuminúria apresentou-se como o mais forte fator de risco para a morte cardiovascular (RR de 2,8 e p < 0,001). A análise de regressão múltipla logística com microalbuminúria como fator dependente mostrou claramente que, exceto para a obesidade, todos os outros componentes da síndrome metabólica, inclusive a resistência à insulina, estavam associados à microalbuminúria.[2]

O ATP III, como vimos no Quadro 7-2, identifica os indivíduos com múltiplos fatores metabólicos de risco como tendo a própria síndrome metabólica; ela está intimamente ligada à resistência à insulina. Um trabalho recente, aplicando os componentes da síndrome metabólica, de acordo com o ATP III, aos dados do *Third National Health and Nutrition Examination Survey* (NHANES III), estima que 1 em cada 4 adultos americanos é portador da síndrome matabólica. Deve-se chamar atenção para a relação entre a resistência à insulina e a síndrome metabólica. Basicamente, a resistência à insulina dificulta a introdução da glicose na célula e aumenta, de

maneira importante, a probabilidade de que seja desenvolvida uma série de anormalidades a ela relacionadas.

Vimos que, entre os componentes da síndrome metabólica, a dislipidemia desdobra-se na dosagem do triglicerídio (TG) e do colesterol-HDL (C-HDL); um estudo da relação numérica TG/C-HDL foi recentemente analisado, mostrando que ela, quanto mais alta, mais aumenta o risco para a coronariopatia, e também, quanto mais alto o número da relação, maior a probabilidade de o indivíduo ser resistente à insulina e, conseqüentemente, ter um risco mais alto. Vem sendo também mostrado que quanto menor for a relação TG/C-HDL, mesmo sendo o paciente hipertenso, menor é o risco no desenvolvimento de uma coronariopatia. Reaven estudou 400 indivíduos jovens voluntários e comparou a relação TG/C-HDL com a medida da sensibilidade à insulina destes mesmos jovens, e encontrou um coeficiente de correlação de r = 0,6, quase igual ao coeficiente verificado entre a resistência à insulina e a concentração plasmática da insulina em jejum. A relação TG/C-HDL nos dá, assim, uma estimativa independente em relação ao risco de uma coronariopatia; desse modo, a relaçãoTG/C-HDL é um poderoso preditor de ambos, resistência à insulina e risco de coronariopatia; quanto mais alta a trigliceridemia e mais baixo o C-HDL, maior é a relação.[21]

Voltando ainda ao Quadro 7-2, a obesidade abdominal não é uma manifestação de resistência a insulina, mas, tão somente, uma variável antropométrica que pode, no entanto, agravar a resistência à insulina; um trabalho feito pelo EGIR (*European Group for the Study of Insuline Resistance*) concluiu, na base de 1.100 pacientes estudados, que mais ou menos 25% de indivíduos obesos poderiam ser classificados como resistentes à insulina; acrescente-se que, medindo o IMC ou o diâmetro abdominal, os resultados foram semelhantes; tendo em vista esse dado, deve-se acentuar que nem todos os pacientes com excesso de peso são resistentes à insulina e também ao contrário, que nem todos os pacientes com resistência à insulina têm excesso de peso.[16]

A variável metabólica com melhor valor preditivo para resistência à insulina é a tolerância à glicose diminuída (glicemia de jejum entre 99 e 125 mg/dl); contudo, essa variável possui baixa sensibilidade e a vasta maioria de indivíduos resistentes à insulina apresenta uma glicemia de jejum abaixo de 110 mg/dl.

Ainda, de acordo com Reaven, existe o perigo de, usando o Quadro 7-2 da ATP III, esqueçamos a resistência à insulina; por outro lado, de acordo com vários autores, quanto mais atenção se der ao conceito de síndrome metabólica, em vez daquela dada somente a alguns fatores de risco arbitrários, melhor será a decisão terapêutica a ser tomada.[20,22]

Comentamos anteriormente sobre a definição de síndrome metabólica dada pelo EGIR, Grupo Europeu para o estudo da Resistência à Insulina, que, em 1999 assim definiu os componentes para o critério diagnóstico da síndrome metabólica (Quadro 7-3).

Quadro 7-3. Critério diagnóstico da síndrome metabólica

1. Resistência à insulina (definida como hiperinsulinemia: os 25% mais altos do valor da insulina plasmática em jejum numa população não-diabética)

Mais dois dos seguintes componentes:

2. Obesidade central/circunferência abdominal ≥ 94 cm (H), ≥ 80 cm (F)

3. Triglicerídio elevado ≥ 2,0 mmol/l ou colesterol-HDL baixo < 1,0 mmol/l, ou em tratamento

4. Glicemia plasmática em jejum/2 horas pós-prandial ≥ 6,1/7,8 mmol/l porém, < 7,0/11,1 mmol/l

5. Pressão arterial elevada ≥ 140/90 mmHg ou em tratamento.

Esses critérios foram propostos pelo EGIR, após a definição da OMS, para serem usados somente em pacientes não-diabéticos. O grupo estava interessado na resistência à insulina que forma a base fisiopatológica da síndrome metabólica. O EGIR usa a insulina em jejum como estimativa da resistência à insulina e a glicemia em jejum alterada (GJA) como substituto da tolerância à glicose diminuída (TGD).[16]

No ano 2000, Limieux *et al.* introduziram um critério de definição mais simples para a síndrome metabólica no homem, por eles chamada de "cintura hipertrigliceridêmica", a qual não teve maior repercussão. Os componentes eram a dosagem em jejum do triglicerídio plasmático e a medida da cintura abdominal, como podemos ver no Quadro 7-4.[23]

No ano de 2003, o *American College of Endocrinology* publicou um outro critério para o diagnóstico da síndrome metabólica. Ele representava um meio termo entre o do ATP III e o da OMS, e os seus componentes estão no Quadro 7-5.[24]

Como vemos, os componentes são quase os mesmos dos usados no ATP III; difere no peso que é usado no lugar da circunferência abdominal e, eventualmente, a glicemia pós-prandial. Surpreendentemente, não especifica o número de fatores

que deveria definir o critério, deixando-o ao julgamento clínico do médico que o manuseia. Quando um paciente desenvolve diabete, o termo síndrome da resistência à insulina não mais se justifica, segundo opinião do College.[24]

Recentemente a *International Diabetes Federation* anunciou no seu portal eletrônico um novo critério que vinha anunciando, para o diagnóstico da síndrome metabólica; nesse critério ela corrige a circunferência abdominal segundo a raça, e baixa a glicemia de jejum normal para menos de 100 mg/dl (Quadro 7-6).[25]

No fim da década de 1990, Fagan & Deedwania, baseados em informações disponíveis, sugeriram que a hiperinsulinemia secundária à resistência à insulina seria um fator de risco independente e importante para a coronariopatia aterosclerótica; os dados de um estudo prospectivo em homens, realizado na cidade canadense de Quebec, demonstraram aumento de 4 a 5 vezes no risco de coronariopatia em indivíduos com níveis altos de insulina plasmática em jejum. Muitos estudos têm demonstrado que a hiperinsulinemia coexiste, freqüentemente, com outras anormalidades metabólicas que aumentam o risco de coronariopatia.[23,26]

No Quadro 7-7, Fagan & Deedwania sugerem que a síndrome metabólica deveria conter sempre os quatro componentes descritos, os quais seriam imprescindíveis na sua definição. O diagnóstico de síndrome metabólica requer a presença de pelo menos três dos principais componentes, isto é, a dislipidemia, a obesidade e a resistência à insulina.[23,26]

Todos os componentes da síndrome metabólica são fatores de risco para a doença macrovascular (doença coronária, doença carotídia, doença vascular encefálica e doença vascular periférica). A presença de mais um elemento confere uma adição ao risco, embora alguns componentes (diabete ou resistência à insulina) determinem mais risco do que os outros. É importante comentar que, enquanto a presença de diabete melito

Quadro 7-4. Síndrome metabólica no homem

Componentes	Dosagem
Triglicerídio	> 2,0 mmol/L
Cintura abdominal	> 90 cm

Quadro 7-5. Síndrome metabólica segundo o *American College of Endocrinology*[24]

Componente	Dosagem
1. Excesso de peso/obesidade	≥ 25 kg.m^2 (IMC)
2. Trigliceridemia alta	≥ 150 mg/dl (1,69 mmol/l)
3. Colesterol-HDL baixo	< 40 mg//dl (1,04 mmol/l) (H)
	< 50 mg/dl (1,29 mmol/l) (F)
4. Pressão arterial elevada	≥ 130/85 mmHg
5. Glicemia 2 h pós-prandial ou em jejum	> 140 mg/dl ou entre 100 e 126 mg/dl

Quadro 7-6. Síndrome metabólica – novo critério segundo a *International Diabetes Federation*

1. Cintura	Europídeos	Sul-asiáticos	Japoneses
Homens	> 94 cm	> 90 cm	> 85 cm
Mulheres	> 90 cm	> 80 cm	> 80 cm

Associada a dois ou mais dos fatores abaixo:

2. Trigicerídios > 200 mg/dl

3. Colesterol-HDL < 40 mg/dl em homens e < 50 em mulheres

4. Hipertensão arterial

5. Glicemia em jejum > 100 mg/dl

Quadro 7-7. Componentes obrigatórios da síndrome metabólica segundo Fagan & Deedwania

1. Hipertensão arterial

2. Dislipidemia

3. Obesidade

4. Resistência à insulina (hiperinsulinemia)

duplica o risco de doença macrovascular no homem, na mulher esse risco aumenta de quatro a cinco vezes. A mulher diabética perde a proteção conferida pelo sexo e passa a ter o mesmo risco do homem na mesma idade. A resistência à insulina seria o elemento crítico na definição da síndrome metabólica, segundo esses autores.

Como citaremos em outra parte deste livro (Capítulo 12), o estado pró-inflamatório está, freqüentemente, presente nos pacientes com síndrome metabólica. A razão desse achado é explicada pelo excesso de tecido adiposo que libera citocinas inflamatórias detectadas pela dosagem da proteína C-reativa ultra-sensível.

Do mesmo modo o estado pró-trombótico, diagnosticado pela dosagem plasmática do fibrinogênio está, também, usualmente associado à síndrome metabólica.

Tentando-se discutir a fisiopatologia da síndrome metabólica, apresentamos no Quadro 7-8, uma série de alterações metabólicas, homeostáticas e outras que, freqüentemente, são citadas nesse tipo de análise, sendo todas percebidas, por vezes, como um aumento quantitativo, e outras como uma diminuição.

Vemos, portanto, que as discussões sobre a fisiopatologia da síndrome metabólica se tornam cada vez mais complexas, à medida que os estudos se acumulam, mostrando inúmeras alterações funcionais da própria síndrome.

É importante atentar para os comentários que, no último ano, alguns autores têm feito, tomando uma atitude crítica em relação à síndrome metabólica. Ela começou com Stern *et al.* que perguntam: "A síndrome metabólica melhora a identificação de indivíduos que correm o risco de desenvolver diabete tipo 2 e/ou doença cardiovascular?[27] Logo depois, Meigs, na mesma revista, escreveu um trabalho com o título "Síndrome metabólica: a pesquisa sobre o seu papel clínico".[29] Por fim,

Reaver, um dos pais da idéia, escrevia um artigo "A Síndrome Metabólica: Requiescant in Pace".[30]

O ponto mais debatido tem sido se o critério diagnóstico do APT III oferece algum benefício clínico sobre outros sistemas de avaliação de risco, tal como o Sistema de Escores de Framingham ou outro qualquer comumente usado.

O trabalho de Stern *et al.*, anteriormente citado, compara o critério da OMS para o diagnóstico da síndrome metabólica (Quadro 7-1) com o Sistema de Escores de Risco Coronário de Framingham, não encontrando no primeiro nenhum benefício adicional sobre o segundo.[27]

Uma das críticas que se faz aos critérios para diagnosticar a síndrome metabólica é a de que eles dicotomizam o valor dos números dos fatores ou componentes, isto é, abaixo ou acima de tal número (por exemplo, 150 para o triglicerídio, 130/85 para a pressão arterial, etc) enquanto, no Sistema de Escores de Risco Coronário de Framingham, usam-se variáveis contínuas (por exemplo, o Colesterol-HDL varia de 35 a 60 e a pressão sistólica varia de 120 a 160), o que é uma vantagem para Framingham.

Um terceiro argumento seria o de que, apesar de os cardiologistas e clínicos conhecerem a síndrome metabólica, ela tem sido, no terreno prático, muito pouco usada para a avaliação de risco, como deveria ser sua finalidade precípua. Contudo, reconhecemos que o estudo da síndrome metabólica tem chamado atenção do cardiologista e do clínico para a importância do diabete e da obesidade como doenças que levam às complicações cardiovasculares.

Do mesmo modo, somos testemunhas do fantástico progresso que fizemos; primeiro, no conhecimento genético da resitência à insulina; segundo, apreendendo a reconhecer a fisiopatologia da síndrome metabólica; e, terceiro, melhorando continuamente seu diagnóstico.

Vimos na discussão anterior que a síndrome metabólica não é ainda bem definida; a comprovação está na grande variação de componentes de um critério para outro ou de valores diversos do mesmo componente, seja ele da OMS, do ATP III, da EGIR, da Sociedade Americana ou Federação Internacional de Diabete, etc. Esta incerteza em relação à própria definição torna o seu uso difícil e é matéria de grande discussão mundial.

Uma das características que faz o critério do ATP III popular entre os diversos grupos que estudam a síndrome metabólida, é a de que ele é mais simples e prático do que os outros; contudo, por ser tão simples não estaria deixando de incorporar componentes que o definiriam melhor? Esta é uma pergunta usualmente feita quando se discute este ponto. Por exemplo, quando se faz um cálculo comparativo do valor preditivo do ATP II em relação ao Escore de Risco Coronário de Framingham, verifica-se que este último prediz melhor a doença coronariana. Será que acrescentando a proteína C-reativa ou mesmo o fibrinogênio não melhoraria seu valor de predição? Perguntas desse tipo não têm ainda uma resposta. Foram elas colocadas diante do *Adult Treatment Panel*, na sua última reu-

---

Quadro 7-8. Fatores metabólicos, homeostáticos e de outros tipos envolvidos na síndrome metabólica

Aumentados	Diminuídos
1. Insulina	1. Colesterol-HDL
2. Nível do fator de crescimento tipo-insulina	2. Síntese do óxido nítrico
3. Gordura abdominal	
4. Ácidos graxos	
5. Triglicerídios	
6. Colesterol-LDL de partículas pequenas e densas	
7. Apoliproteína B	
8. Angiotensina II tissular	
9. Fibrinogênio	
10. Inibidor do ativador do plasminogênio	
11. Estresse oxidativo	

Nota: adaptada de Fagan TC, Deedwania PC. Am J Med 1998;105 (supplia): 775-825

nião, e prevaleceu o argumento de que, a perda de facilidade na sua execução não seria compensada pelo aumento do valor preditivo.

Ficamos perguntando, como já o fizeram Kahn *et al.,* em seu recente e lúcido artigo: onde está a clareza da definição da síndrome metabólica para fins diagnósticos? Vemos que ainda temos mais perguntas do que respostas.[31]

Outro ponto importante da discussão, na definição da síndrome, é o critério de escolha dos componentes; de início, foram baseados na existência de um substrato fisiopatológico comum. Por que se mede a microalbuminúria em um, e no outro não? Por que se faz o ponto de corte da pressão arterial em 130/85 mmHg em um, e 140/90 mmHg no outro? Ambos têm argumentos científicos válidos, bem fundamentados e neles estão baseados.

Tem sido discutida também a questão dos componentes em relação à sua classificação estatística. Existe, como sabemos, uma distinção básica entre variável quantitativa e variável categórica. Por exemplo, pressão arterial, circunferência da cintura, triglicerídio, colesterol-HDL e glicose são variáveis quantitativas; contudo, tanto o critério da OMS como o do ATP III, ao estabelecer pontos de corte, os tranformam em variáveis categóricas.[28] Ao realizar esta transformação, os critérios assim definidos reduzem o seu valor preditivo ante aqueles que usam variáveis quantitativas, como as do Escore de Risco Coronário de Framingham. O risco a que um paciente é submetido é, sempre, função da progressão da doença e, teoricamente, não deveria ser simplesmente avaliado como presente ou ausente dependendo de que certos pontos de corte tivessem, ou não, sido ultrapassados.

Outra ambigüidade encontrada é aquela que estabeleceu medidas biológicas únicas para diferentes raças ou etnias; o exemplo mais evidente é o da circunferência abdominal, que vem sendo discutido há anos e agora foi, pela Federação Internacional de Diabete, diferenciado para europídeos, japoneses e subasiáticos. Esta diferenciação básica pode, de um lado, aumentar o número de subasiáticos e japoneses incluídos na síndrome metabólica, mas, por outro, não altera a razão de chance *(odds ratio)* da variável, São situações deste tipo, extremamente ambíguas, que nos enchem de dúvidas e incertezas, mostrando que, nesse assunto, ainda temos um longo caminho a percorrer.

Ultimamente foi calculada a sensibilidade da síndrome metabólica para o risco de doenças cardiovasculares, e o número encontrado foi de 55%, com uma taxa de falsos-positivos de 22%.[29] Parece que o aumento da glicemia é responsável pela maior parte do valor preditivo da síndrome. Por outro lado, tem sido sugerido que a síndrome metabólica não trás mais informação do que a soma dos seus componentes, o que, na verdade, tiraria dela a importância que, no momento, lhe é atribuída.[30]

Acho, como outros autores, que a finalidade da pesquisa da síndrome metabólica é a sua característica, como fator de predição para as doenças cardiovasculares; havendo diabete, que já é um equivalente coronariano, ou doença cardiovascular já devidamente comprovada, os indivíduos assim diagnosticados deveriam ser excluídos da síndrome, pois não haveria vantagem em saber de informações adicionais.

REFERÊNCIAS BIBLIOGRÁFICAS

1. Biondi-Zoccai G, Abbate A, Liuzzo G et al. Atherotrombosis, inflammation and *diabetes. JAAC* 2003;41:1071-77.
2. Isomaa B, Lahte, Almgren P *et al.* Cardiovascular morbidity associated with the metabolic syndrome. *Diabetes Care* 2001;24:683-89.
3. Executive Summary of the Third Report of the National Cholesterol Education Program (NCEP) Expert Panel on detection, evaluation and treatment of high blood pressure in adults (ATP III). *JAMA* 2001;285:2846-97.
4. Vanhale MJ, Kumpusala EA, Pitkajrvi TK *et al.* Metabolic syndrome in a middle-aged Finnish population. *J Cardiovasc Risk* 1997;4:291-95.
5. Liese AD, Mayer-Davis EJ, Tyroler HA et al. Familial componentes of the multiple metabolic syndrome: the ARIC Study. *Diabetologic* 1997;4:963-70.
6. Kylin E. Studien veber das hypertonie. *Innere Medizen* 1996;44:203-07.
7. Kannel WB. The Framingham study. Its 50 years legacy and future promise. *J Atheros Clin Tromb* 2000;6:60-66.
8. Keys A, Menotti A, Arevanis C et al. The seven countries study: 2289 deaths in 15 years. *Prev Med* 1984;13:141-54.
9. Martin MJ, Hulley SB, Browner WS wt al. Serum cholesterol, blood pressure and mortality: implications from a cohort of 311.662 men. *Lancet* 1986;ii:933-36.
10. Benchimol D e Siqueira CC. Resistência à insulina e hipertensão arterial. *HiperAtivo* 1996;4:203-07.
11. Welhom TA, Breckenbridge A *et al.* Serum insulin in essential hypertension and in peripheral vascular disease. *Lancet* 1966;101:1336-37.
12. Reaven EM. Role of insulin resistance in human disease. *Diabetes* 1988;371:1595-07.
13. Kemp HG. Left ventricular function in patients with the anginal syndrome and normal coronary arteries. *Am J Cardiol* 1973;32:257-63.
14. Arbogast R, Bourassa MG. Myocardial function during atrial pacing in patients with angina pectoris and normal coronary anteriograms. *Am J Cardiol* 1973;32:264-68.
15. Alberti KGMM and Zimmet PZ for the WHO Consultation: definition, diagnosis and classification of the diabetes mellitus. Part 1. *Diabet Med* 1998;15:539-53.
16. Balkan B, Charles MA. Comments on the provisional report for WHO consultation. European Group for the Study of Insulin Resistance (EGIR). *Diabet Med* 1999;16:442-43.
17. Zavaroni I, Banini L, Gasparini P *et al.* Dissociation between urinary albumin excretion and variables associated with insulin resistance in a healthy population. *J Intern Med* 1996;240:151-58.
18. Jensen JS, Borch-Jonsen K, Feldt-Rasmussen B *et al.* Urinary albumin excretion and history pf myocardial infarction in a cross seccional study of 2.613 individuals. *J Cardiovascular Risk* 1992;4:121-25.

19. Kuuristo J, Mykka-nen L, Pyorala K *et al.* Hyperinsulinemic microalbuminuria: a new risk indicator for coronary heart disease. *Circulation* 1995;91:831-37.

20. Jensen JS, Borch-Johnsen J, Hemen G *et al.* Microalbuminuria reflects a generalized transvascular albumin leakiness in clinical hearthy subjects. *Clin Science* 1995;88:629-33.

21. Gaziano SM, Henneckens CH, O'Donnell F *et al.* Fasting triglycerides, high density lipoprotein and risk of myocardial infarction. *Circulation* 1997;96:2520-25.

22. Reaven G. Metabolic syndrome, pathophysiology and implications for management of cardiovascular disease. *Circulation* 2002;106:286-88.

23. Lemieux I, Pascot A, Couillard C *et al.* Hypertriglyceridemic waist: a marker of the atherogenic metabolic triad (hyperinsulinemia; hyperapolipoprotein B; small, dense LDL) in men? *Circulation* 2000;102(2):179-84.

24. Einhom D, Reaven GM, Cobin RH *et al.* American College of Endocrinology position statement on the insulin resistance syndrome. *Endocr Pract* 2003;9:237-52.

25. Ferrannini E, Natali A, Bell P *et al.* Insulin resistance and hypersecretion in obesity. *J Clin Interv* 1997;100:1166-73.

26. Fagan TC, Deadwania PC. The cardiovascular dysmetabolic syndrome. *Am J Med* 1998;105(suppl 1a):775-85.

27. Meigs JB, Wilson PWF, Nathan DM *et al.* Prevalence and characteristic of the metabolic syndrome in the San Antonio Heart Offspering Studies. *Diabetes* 2003;53:1160-67.

38. Stern MP, Williams K, Gonzales-Villalpando C *et al.* Does the metabolic syndrome improves identification of individual at risk of type 2 diabetes and/or cardiovascular disease? *Diabetic Care* 2004;27:2767-81.

29. Meigs JB. Metabolic syndrome: in search of a clinical role. *Diabetes Care* 2004;27:2761-63.

30. Reaver GM. The metabolic syndrome: requiescant in pace. *Clin Chem,* 2005;51:931-38.

31. Kahn R, Buse J, Ferrennini E, Stern M. The metabolic syndrome: time for a critical appraisal. Diabetic Care 2005;28:2289.

TRATAMENTO DO EXCESSO DE PESO E DA OBESIDADE NA SÍNDROME METABÓLICA

A grande prevalência de excesso de peso e de obesidade, observada hoje, depende de fatores genéticos, ambientais e comportamentais; os dois últimos podem ser influenciados e parcialmente corrigidos, se as condições para tal forem satisfeitas. Em geral, excesso de peso ocorre quando o consumo calórico ultrapassa as necessidades energéticas. No último século a alimentação, que era dispendiosa, teve uma redução expressiva de preço, os alimentos ricos em calorias passaram a dominar a dieta habitual e, o conforto pessoal, dominou a atividade diurna das pessoas, que se tornaram progressivamente sedentárias. A obesidade foi o resultado dessas mudanças em estilo de vida, dominadas, principalmente, pelo fator comportamental, o que reforça a imagem negativa das pessoas obesas.

O mais importante achado biológico na obesidade é o aumento da resistência à insulina, que é extremamente nociva à saúde do indivíduo; embora, nesse livro, tenhamos dado preferência à circunferência abdominal como medida do excesso de gordura corporal de um paciente, parece que nem o peso corporal, nem a relação cintura/quadril e nem a própria circunferência abdominal, índices de distribuição corporal de gordura, têm sido bem relacionados à sensibilidade à insulina, mesmo depois de ajustados para a idade, para o sexo e para o índice de massa corporal (IMC).[1] De acordo com uma recente avaliação do Grupo Europeu para o Estudo da Resistência à Insulina (EGIR), o IMC não é a medida ideal para se avaliar as conseqüências da adiposidade, pois somente 1/4 da variabilidade da resistência à insulina pode ser explicada por ele; preferimos usar a circunferência abdominal na crença de que ela daria uma idéia melhor da gordura visceral, contudo, a importância dessa obesidade permanece controversa, pois há, de um lado, indivíduos magros resistentes à insulina e, do outro, indivíduos obesos sensíveis à insulina. Ultimamente têm sido publicados estudos mostrando que essas características dependeriam do tipo de gordura abdominal; quando essa gordura for do tipo de lipídio intramiocelular, que pode ser identificado pela espectroscopia da ressonância magnética, ela terá relação com a resistência à insulina.[2] A correlação entre esse tipo de lipídio e a resistência à insulina revela-se melhor do que a relacionada ao IMC; algumas vezes verifica-se que indivíduos magros e resistentes à insulina têm alto conteúdo celular desse

lipídio; em algumas pessoas que poderiam ser consideradas "metabolicamente obesas" encontra-se um alto conteúdo desse lipídio e um IMC baixo.[3]

Em geral, a obesidade, e também a resistência à insulina, são fatores de risco para o desenvolvimento do diabete tipo 2 e da hipertensão; ambas as anormalidades estão no critério de diagnóstico da síndrome metabólica. Excluindo os indivíduos diabéticos e hipertensos, 26% dos indivíduos com excesso de peso e obesidade (IMC > 29 kg/m^2) são insulino-resistentes; nesses indivíduos, quanto maior a resistência à insulina, maior também a intolerância à glicose e, conseqüentemente, maior o risco de se tornarem diabéticos tipo 2. Sabe-se que a resistência à insulina e/ou a hiperinsulinemia compensadora podem levar à coronariopatia em indivíduos não-diabéticos; não se tem ainda uma idéia definida do mecanismo, se seria um efeito direto ou um efeito indireto causado pelos fatores de risco metabólicos (tolerância à glicose diminuída, hipertrigliceridemia e colesterol-HDL baixo); de qualquer forma, em qualquer nível de IMC, a presença de resistência à insulina aumenta o risco de desenvolvimento do diabete tipo 2 ou da coronariopatia. Devemos, novamente, dar ênfase à noção básica, importante e que deve predominar no manuseio dessas condições, de que o controle dos fatores de risco dos pacientes que são resistentes à insulina reduz o risco para o ulterior desenvolvimento do diabete tipo 2, da hipertensão e da coronariopatia (Fig. 8-1).[4]

Sabe-se, hoje, que o tecido adiposo não é simplesmente uma capa amortecedora do nosso corpo, mas também um notável órgão endócrino, muito dinâmico, capaz de secretar uma série de citocinas com implicações diretas e indiretas, não só no processo de inflamação sistêmica mas, particularmente, no processo de inflamação vascular. Entre essas citocinas encontram-se o angiotensinogênio, a interleucina 6 (Il-6), o fator de necrose tumoral-alfa (TNF-alfa), o inibidor do ativador do plasminogênio-1, a leptina, a resistina, a adiponectina (Acrp 30) e, mais recentemente, a interleucina 18 (Il-18); a maioria dessas citocinas encontra-se elevada na obesidade, podendo-se dizer que o excesso de peso cria um "ambiente inflamatório". Devemos chamar a atenção do leitor para o fato de que algumas citocinas afetam diretamente a ação da insulina. Senão vejamos:

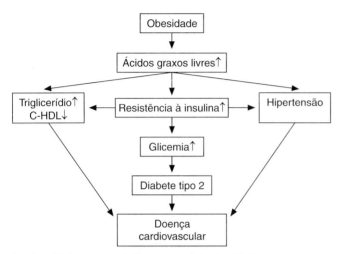

Fig. 8-1. Síndrome metabólica: o papel da obesidade.

- O TNF-alfa inibe a fosforilação do receptor da insulina, elevando a resistência à insulina.
- A leptina eleva, também, a resistência à insulina e a pressão arterial.
- A resistina reduz significativamente a captação de glicose mediada pela insulina.
- A Acrp 30 é uma nova citocina cujos níveis encontram-se baixos em indivíduos obesos e, diferente de outras citocinas reduz de forma significativa a resistência à insulina.
- A Il-6 eleva os níveis da TNF-alfa e da proteína C-reativa, um reconhecido marcador de inflamação vascular e fator preditivo de complicação aterosclerótica.[5]

A célula adiposa sintetiza mais angiotensinogênio do que o fígado, até agora tido como o único órgão produtor desse substrato da renina que, pela clivagem de quatro aminoácidos terminais, se transforma em angiotensina I; entre as funções do angiotensinogênio do tecido adiposo, está a liberação da noradrenalina pelo SNS, o que pode, em princípio, elevar a pressão arterial.

Pelo que temos dito ao longo deste livro, a normalização do peso é um dos objetivos importantes a ser alcançado por todos os pacientes com excesso dele ou com obesidade; é por causa da inter-relação danosa dessas situações, marcadas pelo exagero de tecido adiposo de um lado e a hipertensão, o diabete, a síndrome metabólica, o excesso de peso e a obesidade do outro, que elas devem merecer, por toda a vida, a nossa atenção. Um aspecto importante é a expectativa do paciente em relação à perda de peso.

Como esta perda de peso depende muito da motivação pessoal de cada um, sem um conhecimento pleno do porquê da necessidade dessa perda, o tratamento não terá qualquer sucesso. Ao profissional de saúde cabe a tarefa de explicar o dano que o excesso de peso causa à saúde do indivíduo, e as medidas necessárias para corrigi-lo; esse é um caminho árduo, mas devemos dizer que mesmo leves reduções da ordem de 5% a 10% já são consideradas vitórias, embora o desejado seja sempre chegar a um IMC abaixo de 25 kg/m^2 ou a uma circunferência abdominal de 102 cm no homem e de 88 cm na mulher, que seriam o peso e a circunferência abdominal desejados. Alguns pacientes obesos têm, por vezes, objetivos fora da realidade que, quando não atingidos, se transformam em frustração ou revolta; outros pacientes não conseguem fazer a dieta que deveriam e declaram isso de modo claro. Ultimamente, defende-se a idéia de "peso saudável" em lugar do peso desejado, já acima definido; usualmente existe uma aproximação entre as faixas de peso consideradas estéticas e adequadas à promoção da saúde. Muitas vezes o peso saudável seria atingido com uma discreta perda correspondente a 5 ou 10% do peso inicial.

REGIME ALIMENTAR

O balanço calórico (consumo × gasto calórico) é claramente a equação mais importante de um plano dietético; o sucesso do tratamento da obesidade depende de menor consumo e maior gasto, de modo que o organismo lance mão de suas reservas; o balanço calórico é mais importante do que, realmente, a composição dos alimentos, sobre os quais, como veremos adiante, ainda pairam muitas dúvidas como o que se deve valorizar mais na dieta, se o carboidrato ou se a gordura; portanto, a importância da composição da dieta na determinação do sucesso a longo prazo, em termos de adesão ao tratamento e manutenção do peso, ainda não está definida. Estudos clínicos controlados com dietas de alto teor de gorduras e baixo teor de carboidratos, ainda são necessários, para definir sua eficácia na manutenção da perda de peso a longo prazo, bem como para estabelecer seus potenciais benefícios ou malefícios, tendo em consideração os níveis de glicemia e de lipidemia. Fica claro, então, que o programa desejado de uma alimentação saudável tem sido objeto de muitas mudanças até aqui não bem definidas.

Em 1992, o Departamento de Agricultura dos Estados Unidos publicou a **Pirâmide de Alimentação**, que deveria ter sido um marco na orientação geral em relação aos alimentos consumidos; essa orientação tinha a intenção de estimular a saúde da população e, de um modo amplo, evitar as doenças crônicas do mundo moderno, tão dependentes do fator alimentar. As recomendações feitas na Pirâmide de Alimentação, aconselhavam as pessoas a diminuir o consumo de gorduras e óleos e a aumentar o consumo de carboidratos complexos, tais como pão, cereal, arroz, batata e massas italianas; a razão seria limitar o consumo de gorduras saturadas e de colesterol por causa do estabelecimento da aterosclerose como a doença número um do mundo ocidental. Diminuídos os lipídios, passou-se a consumir mais glicídios, o que repentinamente fez explodir o número de pessoas obesas, diabéticas e com síndrome metabólica. Apesar de a pirâmide ter se tornado um ícone em matéria de alimentação, começa-se a pensar em redesenhá-la, após a constatação do aumento excessivo da obesidade e dos desvios glicêmicos. Não deveríamos prestar atenção só ao colesterol e gorduras saturadas, mas também à glicose, ao triglicerídio e, principalmente, ao peso corporal, como um todo.

O melhor meio para evitar ou tratar a obesidade é limitar o total de calorias, e não só reduzir as calorias provenientes das gorduras, como se pensava. Geralmente aconselhamos a quem deseja reduzir o peso iniciar uma dieta de 1.400 kcal para o homem e de 1.200 kcal para a mulher; dietas muito rígidas desestimulam sua continuação e, como se constituem numa alteração comportamental de vida, devemos agir de modo prático, já que hábitos durante anos estabelecidos são de difícil correção, devendo o médico ser firme nesse sentido, mas também paciente.

Baseado no que anteriormente dissemos, podemos oferecer sugestões gerais em relação a uma dieta racional e equilibrada. O valor calórico total (VCT) dos alimentos deve ser dividido pelas três diferentes classes alimentares, isto é, glicídios, lipídios e proteínas, de acordo com o Quadro 8-1.

GLICÍDIOS

Em relação aos carboidratos devemos limitar o uso do pão (só 50 g/dia), do arroz (só 3 colheres de sopa/dia), da batata (só 1 de tamanho médio/dia) e da massa (só 3 colheres de sopa numa refeição, não se adicionando a essa refeição, o arroz ou a batata). O açúcar deve ser substituído por adoçante e os doces raramente usados ou substituídos por doces fabricados com adoçantes. Os refrigerantes devem ser do tipo *light* com poucas calorias. Para melhor orientação prática ver o Quadro 8-2.

LATICÍNIOS

Utilizar leites e derivados com parcimônia; um copo de leite desnatado por dia e uma fatia de queijo tipo minas ou ricota. Creme de leite ou manteiga só excepcionalmente. Para melhor orientação prática ver o Quadro 8-3.

PROTEÍNAS

Em relação à carne de boi, devemos usá-la somente uma vez por semana; nos outros dias devemos preferir frango ou peixe e, se possível, sempre cozidos ou grelhados e nunca fritos; podemos usar um ovo por semana. Para melhor orientação ver o Quadro 8-4.

Quadro 8-1. Divisão percentual em classes alimentares com o peso em gramas e o valor em quilocalorias/dia para homens e para mulheres respectivamente com 1.400 kcal e 1.200 kcal

Classe e percentual	Homens	Quantidade	Mulheres	Quantidade
Glicídios (50%)	175 g/dia	700 kcal	150 g/dia	600 kcal
Lipídios (30%)	52,5 g/dia	420 kcal	40 g/dia	360 kcal
Proteínas (20%)	70 g/dia	280 kcal	60 g/dia	240 kcal

Quadro 8-2. Carboidratos em medidas caseiras e suas respectivas calorias

Carboidratos	Medidas	Calorias
Pão francês	1 unidade de 50 g	130 kcal
Pão de forma	1 fatia	80 kcal
Pão de cachorro-quente	1 unidade	140 kcal
Bolacha d'água	4 unidades	120 kcal
Arroz	3 colheres de sopa	90 kcal
Batata inglesa	1 unidade média	120 kcal
Macarrão cozido	3 colheres de sopa	90 kcal
Nhoque cozido	4 colheres de sopa	145 kcal
Milho verde cozido	1 espiga	130 kcal
Inhame cozido	1 unidade média	130 cal
Bolo *diet* de chocolate	1 fatia	75 kcal
Farelo de trigo	2 colheres de sopa	55 kcal
Aveia em flocos	2 colheres de sopa	110 kcal

Quadro 8-3. Laticínios em medidas caseiras e suas respectivas calorias

Laticínios	Medidas	Calorias
Leite desnatado	1/2 copo (120 ml)	42,5 kcal
Leite integral	1/2 copo (120 ml)	73 kcal
Queijo tipo minas	1 fatia média (30 g)	72 kcal
Queijo ricota	1 fatia média (38 g)	38 kcal
Queijo mussarela	1 fatia média (20 g)	65 kcal
Queijo tipo polenguinho	1 unidade (20 g)	67 kcal
Requeijão	1 colher de sopa (87 g)	85 kcal
Queijo soja-tofu	fatia média (41 g)	41 kcal
Iogurte natural	1 unidade média (150 ml)	68 kcal
Iogurte *light*	1/2 pote grande (100 ml)	37 kcal
Iogurte de frutas	1 unidade pequena (100 ml)	85 kcal

VEGETAIS

Vegetais folhosos devem ser bastante usados em cada refeição, preferível com óleo vegetal em pequena quantidade (oliva, soja, milho, canola, amendoim e girassol); em relação às leguminosas (feijão, soja, lentilha, ervilha, fava e grão de bico) e às castanhas (de cajú, amendoim e do Pará), devemos usá-las uma vez por dia. Para melhor orientação ver o Quadro 8-5.

FRUTAS

Usar uma fruta em cada refeição, de preferência laranja, banana e mamão; elas devem substituir na sobremesa os doces, que só devem ser usados excepcionalmente. Para melhor orientação, ver o Quadro 8-6.

Atualmente, diminuindo-se a ênfase em relação aos carboidratos, é importante escolher óleos vegetais que, como já disse-

Quadro 8-4. Proteínas em medidas caseiras e suas respectivas calorias

Proteínas	Medidas	Calorias
Frango (peito)	1/2 filé pequeno (70 g)	85 kcal
Frango (coxa e sobrecoxa)	65 g	75 kcal
Peixe cozido	120 g	120 kcal
Bife	1 unidade pequena (80 g)	180 kcal
Almôndega	1 unidade média (50 g)	100 kcal
Carne moída	2 colheres de sopa (50 g)	100 kcal
Hambúrguer	1 unidade média (56 g)	100 kcal
Presunto	2 fatias (30 g)	100 kcal
Salsicha	1 unidade média (50 g)	145 kcal

Quadro 8-5. Leguminosas e legumes em medidas caseiras e suas respectivas calorias

Leguminosas	Medidas	Calorias
Feijão preto ou marrom (mulatinho)	1 concha pequena de 65 g	75 kcal
Lentilha	1/2 concha média de 78 g	75 kcal
Ervilha fresca	2 colheres de sopa	58 kcal
Grão de bico	2 colheres de sopa	60 kcal
Soja cozida	2 colheres de sopa	75 kcal
Abóbora, abobrinha, berinjela e chuchu cozidos	1 escumadeira média	50 kcal
Cenoura cozida	2 escumadeiras médias	50 kcal
Pepino	3 unidades	50 kcal
Tomate	2 unidades médias	50 kcal
Vagem cozida	3 colheres de sopa	50 kcal

Quadro 8-6. Frutas em medidas caseiras e suas respectivas calorias

Frutas	Medidas	Calorias
Banana prata	1 unidade	40 kcal
Laranja pequena	1 unidade	45 kcal
Mamão comum	1 fatia	60 kcal
Mamão papaia	2 fatias	60 kcal
Melancia	1 fatia	50 kcal
Uva	10 unidades	50 kcal
Maçã	1 média	80 kcal
Pêra	1 grande	70 kcal
Abacaxi	1 fatia média	45 kcal
Melão	2 fatias	50 kcal

mos, tenham gorduras insaturadas, sejam elas mono ou poliinsaturadas ou então óleos de peixe. Deve-se tomar cuidado com muitas margarinas vegetais que, para melhorar a aparência, são solidificadas e parcialmente hidrogenadas, tornando-as ácidos graxos transinsaturados, tão maléficos às artérias quanto o colesterol e as próprias gorduras saturadas; esses ácidos graxos transinsaturados são encontrados em margarinas e em alimentos comercializados fritos e cozidos no forno, muito prejudiciais porque elevam o colesterol-LDL e o triglicerídio, enquanto reduzem o colesterol-HDL.[6]

Ainda não temos definida uma nova Pirâmide de Alimentação porque muitos estudos que estão em desenvolvimento ainda não foram completados. Sabemos hoje que, além das gorduras insaturadas, há também os ácidos graxos ômega-3 (encontrados nos peixes e em certos óleos vegetais) que nos são propícios. Não devemos deixar de mencionar que a dieta para hipertensos, chamada DASH, nos demonstrou a importância do potássio, do cálcio e, provavelmente, do magnésio no controle da pressão arterial.

Os grandes ensaios, como o *Nurses Health Study* e o *Health Professionals Fellowship Study*, vêm nos proporcionando muitos conhecimentos valiosos como, por exemplo, nos alertando para os riscos oferecidos pelos ácidos graxos transinsaturados que, na verdade, são maiores do que os dos ácidos graxos saturados que, por sua vez, são também mais importantes do que os dos ácidos graxos mono e poliinsaturados.[6]

Devemos considerar o impacto do consumo de gordura no desenvolvimento da obesidade o mais sério problema de nutrição do mundo. Além de ser a doença número um, ela é, também, um grande fator de risco para a hipertensão arterial, para o diabete tipo 2, para a síndrome metabólica e para a aterosclerose.[7] A idéia teórica geral seria de que a porcentagem elevada de gordura na alimentação, por representar 9 calorias por grama, contribuiria mais para a obesidade do que o carboidrato e a proteína, que só produzem 4 calorias por grama. Recentes estudos bem controlados sobre alimentação têm demonstrado que os valores calóricos dos lipídios não representam, na prática, grande contribuição à obesidade e que a melhor maneira de se evitar a obesidade não seria limitar só as gorduras, mas também, e principalmente, o total de calorias.

O processamento dos alimentos, principalmente, por meio do refino, empobrece tanto o trigo como o arroz, transformando-os em pão branco e arroz branco, suprimindo suas fibras, vitaminas e os sais minerais quando são ingeridos; o mesmo acontece também com a batata, pois tudo é transformado simplesmente em amido no intestino e em glicídio no organismo; os estudos epidemiológicos vêm mostrando que se houver um excesso desse amido, correremos o risco de obesidade, de diabete tipo 2 e de coronariopatia. Pessoas que ingerem muito alimento refinado e são sedentárias, tornam-se, com mais freqüência, resistentes à insulina e requerem, como já vimos, mais insulina para sobrepujar a resistência celular; se as pessoas forem ativas esses fatos pouco acontecem, porém, se forem sedentárias, as conseqüências serão devastadoras no que tange às complicações cardiovasculares. O ideal seria consumir pão e arroz integrais, para termos acesso a todas as vantagens que esses alimentos integrais trazem, usando menos batata e massas.

Quando se usam carboidratos em maior quantidade, a glicemia e a insulina plasmáticas aumentam; altos níveis de glicemia e insulina possuem efeito negativo à saúde cardiovascular, elevando o triglicerídio e baixando o colesterol-HDL. O declínio abrupto da glicose pela ação da insulina, produz mais fome após uma refeição rica em carboidratos, levando a um novo surto de fome, maior ingestão de alimento e conseqüente obesidade.

Os vegetais folhosos, as leguminosas, os legumes e a frutas são ricos em vitaminas e sais minerais, tão necessários à nossa economia orgânica de um modo geral. Sabemos hoje, pelo que os estudos epidemiológicos já nos informaram, que o potássio, o cálcio e, possivelmente o magnésio, contribuem para a redução da pressão arterial alterada; além disso, os vegetais folhosos verdes podem diminuir a incidência de câncer de cólon, e o licopeno, um pigmento carotenóide do tomate, poderia baixar o risco do câncer de próstata; de maneira parecida, a baixa ingestão de luteína, existente nos vegetais folhosos, tem sido associada a um maior risco de catarata e de degeneração da retina.

As castanhas, geralmente oleosas, possuem gorduras que são, em sua maioria, do tipo de ácidos graxos insaturados e,

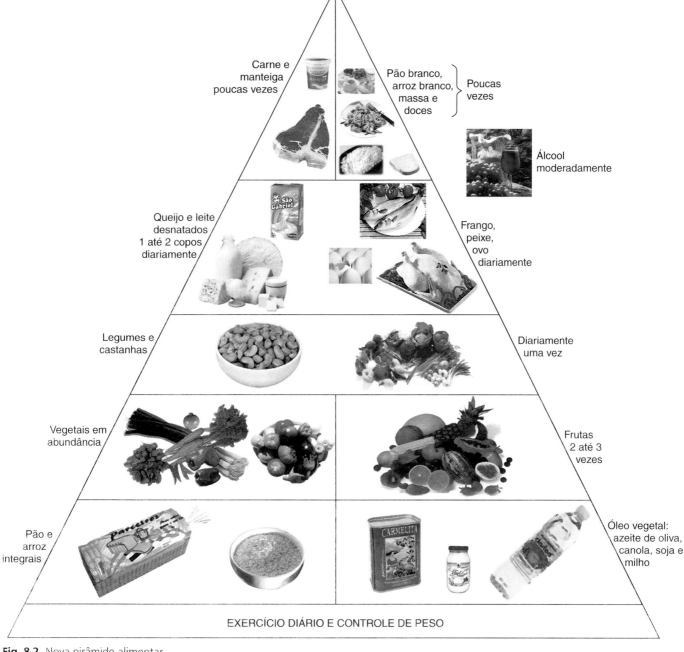

Fig. 8-2. Nova pirâmide alimentar.

assim, benéficas ao coração e ao diabete; elas, quando consumidas, satisfazem o apetite rapidamente, dando uma sensação precoce de saciedade, que reduz a ingestão ulterior de comida.

O cálcio é outro sal mineral muito discutido; muitos argumentam que dois ou três copos de leite por dia preveniriam a osteoporose e conseqüentes fraturas numa idade mais avançada; a prática, entretanto, tem mostrado que os países com alto consumo de leite são aqueles com altas taxas de fraturas, o que é corroborado por estudos prospectivos. O cálcio é um nutriente essencial, mas o seu uso em maior quantidade não tem provado o seu valor, exceto nos casos de hipertensão; no homem, maior número de cânceres de próstata parece estar ligado ao excesso de cálcio e, na mulher, o mesmo acontece com os cânceres de ovário. O que é, no momento, mais aconselhado, corresponderia no adulto a um copo de leite desnatado por dia.

O objetivo atual da pirâmide alimentar é a manutenção do peso ideal pelo controle do uso das calorias; na base temos pão integral, arroz integral e aveia, verduras folhadas, leguminosas e legumes, depois frango e peixe; na sobremesa fruta e, em relação aos laticínios, um copo de leite desnatado por dia e queijo ricota. Usar somente óleos vegetais tanto para cozinhar como na salada; carne, doces e as bebidas alcoólicas poderão ser usadas uma ou outra vez, moderadamente e se não houver contra-indicação (Fig. 8-2).

TRATAMENTO FARMACOLÓGICO

Quando os pacientes não atingem as metas realistas de perda de peso com a dieta e a atividade física, a abordagem medicamentosa deve ser implementada. Até há pouco tempo não dispunhamos de uma medicação eficiente para ajudar os pacientes obesos, porém, nos últimos anos, estamos contando com dois medicamentos promissores: o orlistat e a sibutramina, embora a experiência com eles ainda seja pequena. Se o paciente tem, já de início um IMC > 30 kg/m^2, seu tratamento deve ser complementado com um medicamento, sendo essa complementação também indicada se houver excesso de peso e a presença de uma co-morbidade (diabete, hipertensão, hiperlipidemia, coronariopatia e AVE).

Sibutramina

Essa substância, lançada em 1998, bloqueia a recaptação pré-sináptica da noradrenalina e da serotonina; a permanência dessas substâncias sacietogênicas e anorexigênicas, componentes do sistema nervoso central, por mais tempo no organismo, reduz o apetite e traz, mais cedo, a sensação de saciedade.

Até agora, não foram publicados na literatura médica, relatos de problemas de drogadição, de palpitação ou taquicardia, de hipertensão arterial, de insônia ou de boca seca; tão pouco foi descrito algum caso de hipertensão pulmonar ou de lesão de válvula cardíaca causada pela droga. A sibutramina, na sua fase experimental, foi usada em doses de 2 a 5 vezes a dose

terapêutica, sem que nenhum dos efeitos colaterais anteriormente mencionados tivesse sido encontrado.[8]

Um longo estudo multicêntrico, duplo-cego, foi feito com a sibutramina na Europa, envolvendo 605 pacientes obesos; durante o seguimento, 43% do grupo da sibutramina e metade do grupo placebo não completaram o estudo de longo prazo. No grupo da sibutramina, 43% dos pacientes mantiveram 80% da perda de peso e, no grupo do placebo, só 16% mantiveram aquela perda de peso. No grupo da sibutramina a perda de peso obtida aos 6 meses do ensaio clínico manteve-se por mais 18 meses. A perda absoluta de peso com esse medicamento foi de 9 kg; há vários estudos em fase final, com seguimento de mais de um ano, combinados com programas dietéticos, mostrando principalmente melhoria das co-morbidades com controle mais adequado da glicemia e da lipidemia.

Tambascia *et al.*, num estudo com a sibutramina, obtiveram, além da perda de peso, uma redução da resistência à insulina, provavelmente relacionada àquela perda.

As doses usadas têm sido de 10 a 20 mg, iniciando-se com a primeira e elevando-a se necessário, por insucesso da dose mais baixa. Estudos clínicos mostram que esse tratamento pode ajudar os pacientes a emagrecer, de três a quatro vezes mais do que somente com dieta e exercício. Durante algum tempo, as farmácias de manipulação no Brasil importaram a sibutramina anidra para uso farmacêutico; como todos os experimentos feitos no exterior o foram com cloridrato monoidratado, esta prática foi proibida pelo Ministério da Saúde, pois a sibutramina testada era hidratada.

Orlistat

Esse é um outro medicamento, muito usado hoje, com a finalidade de diminuir o aproveitamento das gorduras ingeridas, impedindo a absorção de cerca de 30% delas, o que representa quase 200 kcal diárias, uma boa contribuição, portanto, à redução calórica. O orlistat é um inibidor da lipase gastrointestinal, principalmente da lipase pancreática, enzima responsável pela hidrólise do triglicerídio em ácido graxo, na luz intestinal.

Ele é indicado em casos de excesso de peso acompanhado de um ou mais fatores de risco ou então, em casos de obesidade; entre os fatores de risco considerados teríamos a hipertensão arterial, a hipercolesterolemia, a hiperinsulinemia, a intolerância à glicose e o diabete tipo 2; o seu uso deve ser mantido a longo prazo.

Deve-se recomendar que não haja, rotineiramente, uma ingestão maior de gordura, pois essa ingestão estimularia a perda de grande quantidade de gordura fecal, dando uma consistência amolecida às fezes. De modo geral, na obesidade ou no excesso de peso, os pacientes não devem ingerir uma quantidade de lipídios superior a 30% do volume calórico total (VOT).

As cápsulas de orlistat são de 120 mg, devendo ser ingeridas às refeições como coadjuvante à dieta e ao exercício diário e são contra-indicadas em pacientes com a síndrome de má absorção crônica; eles devem ser informados da possibilidade de sintomas intestinais como os já descritos. Não existem relatos, até agora, de efeitos sistêmicos do medicamento e a explicação dada é de que ele não é absorvido. Existe, isso sim, a possibilidade de deficiência absortiva de vitaminas lipossolúveis, o que obriga, quando o orlistat é usado a longo prazo, fazer-se a suplementação dessas vitaminas. No Brasil vem sendo usada a quitosona, uma substância extraída da casca de crustáceos, que teria um efeito semelhante, todavia, quando comparada ao orlistat, que leva a um aumento de perda fecal de gordura de 16%, o grupo da quitosona apresenta apenas um aumento de 0,27%.

Durante dois anos um estudo foi conduzido, inicialmente com 1.187 pacientes por quatro semanas somente com dieta; do grupo inicial foram randomizados 892 pacientes para receber orlistat, 60 ou 120 mg três vezes ao dia, ou placebo, durante um ano; no final desse período o grupo do orlistat perdeu, em média, 8,7 kg e, o grupo do placebo 5,8 kg (p = 0,001). No ano seguinte, o grupo tratado com 120 mg recuperou 35% do peso perdido, o grupo tratado com 60 mg recuperou 51% e, o grupo tratado com placebo recuperou 63%. Outros estudos mostraram resultados semelhantes. Além deles, vem-se verificando, entre pacientes usando orlistat, que um menor número de pacientes com tolerância à glicose diminuída tornou-se diabético; houve também melhoria da pressão arterial e do perfil lipídico.[8]

Associação de medicamentos

Como o problema da obesidade é de difícil solução, pois a motivação e a atitude comportamental são de implementação lenta, refletida na dieta e no exercício, deve-se recorrer à possibilidade de se associar os dois medicamentos anteriormente descritos, para melhorar, de forma geral, o sucesso do tratamento; desse modo, o uso combinado do orlistat e da sibutramina deve ser feito, pois tendo mecanismos de ação diferentes, podem ser usados em conjunto, com vantagem para o paciente.

Rimonabant

É esse um novo medicamento desenvolvido na França e que está em fase final de pesquisa clínica. O seu estudo partiu do conhecimento dos efeitos causados pelo uso da *cannabis sativa* que bloqueia os receptores endocanabinóides (CB1); encontrados no cérebro, os CB1 se relacionam com os circuitos nervosos que controlam o apetite. O rimonabant atua nesse sistema, equilibrando os hábitos alimentares do organismo.

A grande indicação do novo medicamento é o combate à obesidade visceral, caracterizada pelo armazenamento de gordura no abdômen, e uma das maiores causas de doença cardiovascular, como estamos lendo ao longo deste livro. O novo fármaco reduziria, adicionalmente, o colesterol-LDL tipo subpar-

tículas e o triglicerídio, e aumentaria o colesterol-HDL, ações, portanto, muito adequadas no tratamento das dislipidemias da síndrome metabólica; esses últimos são os chamados fatores de risco não-convencionais. O uso do rimonabant é também aconselhado no tratamento do tabagismo quando se quer evitar o ganho de peso que, freqüentemente, acontece nessas ocasiões.

Um recente ensaio clínico realizado no Canadá, com 1.000 pacientes obesos tomando a dose adequada do fármaco, concluiu que a maioria perdeu, em média, 9 kg e 10 cm de circunferência abdominal em um ano, contra 2 quilos no grupo-controle.

CIRURGIA BARIÁTRICA

Em pacientes com IMC acima de 40%, chamada obesidade grau III, sem sucesso no uso combinado de dieta, exercício e medicamento, chamados de métodos clínicos de tratamento, deve-se recorrer à cirurgia bariátrica. Esse método é ainda muito cautelosamente aceito pelos médicos, seja por causa dos riscos anestésicos e cirúrgicos que os obesos inegavelmente têm, seja por causa da falta de conhecimento da fisiopatologia associada à operação, principalmente nesses anos iniciais de experiência; esses fatos atrasaram na difusão da aceitação do tratamento cirúrgico.

Atualmente existem várias técnicas disponíveis, com resultados amplamente difundidos e um relativo sucesso conseguido. É essencial que se tenha uma equipe experiente, envolvendo uma abordagem multidisciplinar, disciplinas essas preenchidas por psicólogo, nutricionista, enfermeiros e fisioterapeutas, além, evidentemente, da equipe cirúrgica.

As técnicas iniciais utilizavam derivações jejunoileais que resultaram em complicações, como litíase renal, insuficiência hepática e artrites imunológicas, sendo por isso abandonadas embora tivessem obtido, na verdade, certa perda de peso, o que estimulou a pesquisa de outras técnicas.

Houve um período em que foram experimentadas técnicas restritivas do estômago, como a gastroplastia que, inicialmente, obteve bons resultados, contudo, com o passar do tempo, houve uma recuperação parcial do peso perdido. Uma variação dessa técnica é a utilização de bandas plásticas fixas ou ajustáveis, mas, com um pobre resultado a longo prazo, em algumas estatísticas. Tem-se usado também o balão intragástrico, uma técnica pouco invasiva, com perda acentuada de peso nos primeiros 6 meses, mas seguida de franca recuperação do peso perdido na maioria dos pacientes. Talvez, a mais conveniente seja a da indicação do balão intragástrico como preparo prévio de pacientes sem condições clínico-cirúrgicas num primeiro tempo para, num segundo tempo, a indicação de uma cirurgia mais definitiva, como gastroplastia com derivação gastrojejunal em Y, que é, hoje, a cirurgia mais aconselhada. Ela é, atualmente, a cirurgia bariátrica mais realizada em todo o mundo, com bom resultado a longo prazo e baixo índice de complicação crônica.

Scopinaro *et al.* retomaram o estudo de antigas técnicas de cirurgia bariátrica, como a derivação biliodigestiva; nessa técnica o conteúdo enzimático duodenal é derivado para a porção distal do íleo, promovendo a redução de absorção dos alimentos; os bons resultados acontecem, desde que sejam implementadas, também, recomendações nutricionais e reposições vitamínicas.[8]

CIRURGIA DE LIPOASPIRAÇÃO

Deve-se dar uma palavra sobre um método corrente, muito usado para retirada de gordura subcutânea localizada, que é a lipoaspiração, usada, principalmente, para fins estéticos; segundo um artigo recente, ela não traz, em termos de saúde geral e de prevenção, nenhum benefício a mais que a dieta e o exercício não possam proporcionar. Nesse trabalho é descrito que três meses após a lipoaspiração, 15 pacientes que tinham tido, em média, uma remoção de 10 kg de gordura e foram então estudados, não apresentaram nenhum melhoria na sensibilidade à insulina, na pressão arterial, nos níveis de colesterol ou mudanças de outros fatores de risco para as doenças cardiovasculares. A conclusão do estudo é de que a lipoaspiração não apresenta nenhuma vantagem metabólica, maior que a perda de peso possa proporcionar, mas tão somente, correções estéticas localizadas; o artigo termina aconselhando que, complementando-se a lipoaspiração, faça-se também uma dieta e um programa de exercício.[9]

CONCLUSÃO

1. A obesidade é uma grande epidemia e o maior problema de saúde pública do mundo moderno.
2. Ela evolui paralela à resistência à insulina e, conseqüentemente, à hipertensão arterial, ao diabete tipo 2, à artrose, à colelitíase, à infertilidade e à apnéia do sono.
3. Reduções sustentadas do peso corporal, consideradas abaixo do ideal, digamos de 5% a 10%, já trazem um impacto positivo sobre a saúde de um paciente.
4. A melhor forma de tratar estes pacientes é combinar alimentação com um número de calorias abaixo do necessá-

rio, e uma atividade física que eleve o gasto calórico acima do usual.

5. A forma coadjuvante de tratamento é a medicação, cara e ainda pouco eficaz, embora melhor, atualmente, do que tudo que se teve antes; chamamos atenção de que nenhum tratamento farmacológico deve ser feito isoladamente.
6. Na forma grave de obesidade, grau III (IMC > 40 kg/m^2), a cirurgia bariátrica é uma solução extrema, porém necessária, embora, também, excessivamente cara.
7. Em qualquer tipo de tratamento o sucesso se prende à motivação do paciente.
8. Como em toda doença crônica, o tratamento deve ser planejado e feito, continuadamente, por toda a vida.[8]

REFERÊNCIAS BIBLIOGRÁFICAS

1. Ferrannini E, representando o Grupo Europeu para o Estudo da Resistência à Insulina (EGIR). Insulin resistance and hypertension in obesity. *J Clin Invest* 1997;100:1166-73.
2. McGarry JD. Banting Lecture 2001: dysregulation of fatty acid metabolism in the etiology of type 2 diabetes. *Diabetes* 2002;51:7-18.
3. Colhoun HM. The big picture on obesity and insulin resistance. *JAAC* 2002;40:944-45.
4. Albaci F, Brown Jr BN, Lemendala C, McLaughlin L, Reaven GM. Relationship between obesity, insulin resistance and coronary heart disease risk. *JAAC* 2000;40:937-43.
5. Lyon CJ, Law RE, Hsuch WA. Minireview: adiposity, inflammation and atherogenesis. *Endocrinology* 2003;144:2195-2200.
6. Willet WC, Skenett PJ, Giovannucci EL. *Eat, Drink and be Healthy: The Harvard Medical School Guide to Healthy Eating.* Boston: Simon & Schuster, 2001.
7. Melo RFS, Giannello MLC, Souza JJS et al. Diabetes melitus, conduta. *Rev Bras Med* 2000;60:505-16.
8. Geloneze Neto F. Obesidade, como eu trato. *Médico Reporter* 2004;6:10-19.
9. Klein S, Fontana C, Young L et al. Absence of an Effect of Liposuction on Insulin Action and Risc Factors for Coronay Heart Disease. *N Engl J Med* 2004;350:2549-57.

Tratamento do Diabete Tipo 2 na Síndrome Metabólica

DEFINIÇÃO E FISIOPATOLOGIA

Diabete melito é o nome de um grupo de doenças crônicas nas quais o organismo não faz a conversão do carboidrato em energia. De modo geral, durante a digestão, os carboidratos ou glicídios são transformados em glicose. O sangue carrega a glicose para as células, onde ela penetra com auxílio da insulina, lá permanecendo armazenada como combustível e sendo usada de acordo com a necessidade.

No diabete tipo 2 há uma resistência à entrada de glicose na célula; inicialmente, o pâncreas produz bastante insulina de acordo com o aumento da demanda, sobrepujando o problema da resistência e não se registrando, portanto, nenhum aumento da glicemia de jejum, o que só acontece nessa fase após as refeições. Essa é, no seu início, a provável história natural do diabete tipo 2, segundo o conhecimento científico atual.

O aumento da glicose somente no período pós-prandial, é uma das razões pela qual o pré-diabete não é diagnosticado em 1/3 dos casos, pois só a glicemia em jejum é insuficiente pra fazê-lo; ela só se eleva após as refeições, assim evoluindo durante muitos anos, na progressão natural da doença; quando, então, as células beta do pâncreas entram em exaustão, o que só acontece após uma longa evolução da doença, a glicemia de jejum se eleva.

A insulina plasmática sobe mais do que devia, durante anos, no período pós-prandial, numa tentativa de sobrepujar a resistência à insulina, até que as *células-beta* comecem a cansar, diminuindo a sua secreção. Assim, no início, só a glicemia pós-prandial se eleva e, somente quando as *células-beta* entram em colapso funcional é que também a glicemia em jejum aparece elevada e o paciente torna-se definitivamente diabético (Fig. 9-1).[1]

Pela história natural do diabete tipo 2, pode-se conceber, que o início do diabete poderia ser prevenido se houvesse a elevação precoce da secreção de insulina. Em geral, nessa fase inicial, não há sintomas clínicos e, portanto, razão para o paciente procurar o médico, só o fazendo mais tardiamente, quando a glicemia de jejum já estiver presente. Por causa disso tem sido sugerido que a pesquisa de novos casos de diabete tipo 2 não se faça somente com a dosagem da glicemia em jejum, mas, também, com a dosagem da glicemia pós-prandial.

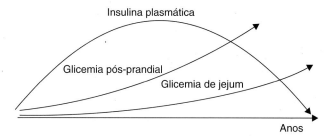

Fig. 9-1. Insulina plasmática e a evolução da glicemia pós-prandial e da glicemia de jejum.

Pacientes com diabete tipo 2, usualmente demonstram três defeitos básicos durante a sua evolução, de acordo com o Quadro 9-1.

Os pacientes com resistência à insulina, porém com tolerância à glicose normal, apresentam a chamada hiperinsulinemia compensadora, situação na qual as ilhotas de Langherans do pâncreas aumentam a sua capacidade secretora; a perda ou incapacidade dessa hipersecreção de insulina é o acontecimento que induz ao aparecimento do diabete franco. A primeira manifestação clínica dessa incapacidade de secreção de insulina, encontrada já nas fases iniciais da doença, é a hiperglicemia pós-prandial. A compreensão dessas alterações fisiopatológicas, que ocorrem na evolução da história natural do diabete tipo 2, é essencial para orientar o correto manuseio da doença.

A secreção de insulina pode acontecer tanto por uma injeção venosa de glicose como pelo estímulo glicídico oral, os quais desencadeiam a ativação do eixo êntero-insular com produção de incretinas que estimulam a secreção de insulina.[2]

Em pessoas normais, a secreção de insulina precede a ingestão de alimentos, o que indica a ocorrência da fase cefálica da resposta metabólica pela ativação de estímulos neuroendócrinos; após a ingestão de alimentos, principalmente de glicídios, a secreção de insulina passa a ser relevante. A manutenção funcional da primeira fase da secreção de insulina é crítica na

Quadro 9-1. Defeitos básicos do diabete melito tipo 2

1. Resistência à insulina
2. Aumento da produção hepática de glicose
3. Diminuição relativa da capacidade de secreção da insulina

homeostasia glicêmica. Após a ingestão de uma sobrecarga oral de glicose existe, aos 30 minutos, a chamada primeira fase da secreção de insulina e, aos 120 minutos, a chamada segunda fase.[2]

Esses dados demonstram que a secreção rápida de insulina é essencial para a manutenção da concentração pós-prandial de glicose. Quanto menor a capacidade de secreção de insulina na primeira fase, maior será aos 120 minutos originando, assim, maior secreção tardia da insulina, e contribuindo desse modo, para a insulinemia compensadora encontrada em pacientes com o diabete tipo 2. A produção hepática de glicose é um evento fisiológico que faz parte do mecanismo de manutenção da glicemia de jejum; ela ocorre por conta da glicogenólise, que é a transformação do glicogênio hepático em glicose, no início do jejum, seguida pela neoglicogênese, que é a transformação de ácidos graxos e de aminoácidos em glicose. Esses dois mecanismos são inibidos pela insulina; existindo a resistência à insulina, característica principal do diabete tipo 2, esses mecanismos são responsáveis pela hiperglicemia em jejum; já a hiperglicemia pós-prandial ocorre pela não captação periférica da glicose, secundária à diminuição da insulina na primeira fase da secreção. O não-bloqueio da glicogenólise, que ocorre pela insuficiência da secreção de insulina, imediatamente após o estímulo glicêmico, é outro importante fator na instalação da hiperglicemia pós-prandial.[3]

Não devemos perder de vista a idéia de que o diabete tipo 2 é uma doença progressiva, passando de uma fase de resistência à insulina para uma fase de intolerância à glicose e, eventualmente, incapacidade funcional de secreção de insulina.

A resistência à insulina é o acontecimento fisiopatológico mais importante para a instalação do diabete, ocorrendo em todos os tecidos dependentes da insulina, como o fígado, os músculos e o tecido adiposo. O mecanismo de resistência à insulina já foi discutido no Capítulo 6 deste livro. A resistência à insulina não é, por si só, suficiente par a instalação do diabete tipo 2; indivíduos obesos apresentam graus variáveis de resistência à insulina e, por isso, nem todos os obesos desenvolvem o diabete; estudos longitudinais têm demonstrado que a eclosão do diabetes (assinalada pela glicemia em jejum acima de 125 mg/dl) é o resultado da diminuição funcional da secreção de insulina.[4] Quando a hiperglicemia se instala, ela exerce um efeito tóxico no pâncreas e nos tecidos a ela sensíveis; esse mecanismo, conhecido como glicotoxicidade, induz a uma situação progressiva de piora dos distúrbios fisiopatológicos e, conseqüentemente, à manutenção da hiperglicemia.[5]

Em pacientes com tolerância à glicose diminuída, como nas fases iniciais do diabete tipo 2, este é o distúrbio característico da primeira fase da secreção de insulina; esse distúrbio é determinante, mais tarde, da instalação definitiva do diabete; vem sendo verificado que a menor capacidade de secreção de insulina, na primeira fase, leva a níveis mais altos de glicemia e insulinemia nos pacientes com diabete tipo 2. Esses fatos ficaram bem demonstrados no estudo longitudinal do perfil glicêmico dos índios Pima, nos Estados Unidos, nos quais o estado glicêmico normal foi evoluindo para a tolerância à glicose diminuída e depois para o diabete; a evolução do estado normal para o de tolerância diminuída, foi associada ao ganho de peso, o que levou à diminuição da capacidade de captação periférica da glicose (resistência à insulina), atestada pela redução da resposta rápida de insulina ao teste de tolerância endovenosa à glicose; o salto da tolerância à glicose diminuída para o diabete, foi associado menos à piora progressiva da resistência à insulina e mais a uma importante deterioração da capacidade de secreção rápida de insulina, traduzida pela hiperglicemia pós-prandial.[6]

O diabete melito tipo 2 é uma doença multifatorial e heterogênea, caracterizada, como vimos anteriormente, por anormalidades na ação da insulina (resistência à insulina) e por anormalidades na secreção da insulina (insuficiência funcional progressiva da célula beta do pâncreas). A contribuição relativa de cada uma dessas anormalidades varia de um paciente a outro, assim como durante a evolução da doença. Defeitos genéticos podem contribuir para os dois mecanismos patogênicos.[7]

À medida que se foi estudando a anormalidade de secreção da insulina no diabete tipo 2, foi se notando que havia uma deposição da proteína amilóide nas ilhotas de Langherans, e que ela estava envolvida no defeito de secreção; esse fato é decorrente da redução da massa do tecido produtor de insulina existente nas células beta, e a sua substituição por tecido amilóide. Os pacientes que necessitam de insulina no diabete tipo 2, apresentam a maior redução da massa de tecido secretor nas ilhotas, indicando maior proporção e predomínio do tecido amilóide relacionado à gravidade da doença. Deve-se chamar a atenção de que, em 10% dos casos de diabete tipo 2, não se encontra a infiltração amilóide nas ilhotas, indicando que essa não é a causa da deficiência em todos os casos.[7]

Tudo indica que a hiperglicemia compensadora estimula a produção de um polipeptídio amilóide, que possui um potencial amiloidogênico; esse polipeptídio apresenta citotoxicidade para a célula insular, causando o seu comprometimento. Esse recente achado científico pode abrir um novo campo terapêutico para o tratamento do diabete melito tipo 2.[7]

EPIDEMIOLOGIA E CLÍNICA

Há, no Brasil, entre 8 e 10 milhões de diabéticos; desses, 95% têm o diabete melito tipo 2, um distúrbio muito comum hoje, resultante da interação de componentes genéticos e de componentes ambientais, sendo estes, geralmente, a resistência à insulina, o excesso de peso ou obesidade, a ingestão em excesso de carboidrato, a vida sedentária e o estresse. As pessoas com tendência ao diabete têm, além do excesso de peso, uma história familiar de diabete, mais de 40 anos de idade, havendo, nessa doença o predomínio do sexo feminino.

Quadro 9-2. Sintomas do diabete melito tipo 2

1. Geralmente, nenhum sintoma
2. Comuns: visão turva, cistite, infecção por fungo, pele seca e prurido, parestesia e fadiga
3. Ocasionais: poliúria, nictúria, sede, excesso de apetite e perda de peso

Usualmente a doença evolui sem sintomas, diferindo assim do diabete tipo 1, mas um ou outro paciente reclama de sede excessiva, poliúria, polidipsia, parestesia das mãos e dos pés, infecção da pele, cicatrização lenta ou prurido (Quadro 9-2).

Voltamos a chamar atenção para a evolução lenta do diabete tipo 2 e para a sua historia familiar, porém o mais importante é, realmente, a obesidade central; o risco em se desenvolver a doença dobra com cada 20% de excesso de peso; o fumo é, também, um fator no desenvolvimento da doença (Quadro 9-3).

Quando se discute o mecanismo de instalação do diabete (ver Resistência à Insulina), uma das teorias, ultimamente aventadas, seria a de que as células dos diabéticos teriam menos receptores para a insulina; o pâncreas a secretaria em bastante quantidade, porém, a glicose não sendo metabolizada nas células, elevar-se-ia no sangue e causaria toda a sintomatologia.

Todas as pessoas com as características anteriormente descritas devem ter a sua glicose de jejum testada (Quadro 9-4).

Vimos que no início do diabete tipo 2 a hiperinsulinemia impede o aumento da glicemia de jejum; nessa situação só se registra o aumento da glicemia no período pós-prandial e, nesse caso, o "teste de tolerância à glicose (TTC)" deve ser feito para o diagnóstico correto, cujo resultado vemos no Quadro 9-5.

Apesar desse procedimento ser um passo importante para o *diagnóstico de tolerância à glicose diminuída*, o ATP III acha que a informação oferecida pelo TTC é importante, mas não sobrepuja o custo e a inconveniência de sua realização, se o mesmo for planejado para ser usado de maneira rotineira. Esse ponto de vista é, de certo modo, também compartilhado pela *American Heart Association*, contudo, a OMS e a *American Association of Clinical Endocrinologists* pensam que, em determinadas circunstâncias, o TTC deve ser realizado para o *diagnóstico de tolerância à glicose diminuída*, que carrega consigo o risco para a eclosão do diabete tipo 2 e, secundariamente, para a DCV; além disso, a própria TGD é um fator de risco incluído na síndrome metabó-

Quadro 9-4. Características das pessoas que devem dosar a glicose

1. Idade ≥ 45 anos e, a partir daí, trienalmente
2. Pessoas com IMC ≥ 25 kg/m^2
3. Diabete melito em parentes de primeiro grau (pai, irmão e filho)
4. População étnica de alto risco (negro, mulato e migrante)
5. Filho macrossômico, diabete gestacional, aborto de repetição ou mortalidade perinatal
6. Hipertensão arterial
7. Triglicerídio ≥ 150 mg/dl, colesterol-HDL ≤ 40 mg/dl em homem e ≤ 50 mg/dl em mulher
8. Acantose *nigricans*
9. Testes prévios que mostram glicemia de jejum entre 100 e 126 mg/dl
10. Vida sedentária
11. Uso continuado de medicação que possa elevar a glicemia (p. ex., corticóide, diurético, betabloqueador, etc.)

lica pelo critério da ATP III. As entidades médicas anteriormente citadas acham que, se o paciente tem a síndrome metabólica ou dois ou mais fatores de risco metabólico (obesidade abdominal, hipertrigliceridemia, colesterol-HDL baixo e hipertensão arterial), ele deve fazer o TTC pois, a partir daí, vários benefícios potenciais podem advir. Primeiro, na ausência de glicemia em jejum alterada (GJA) e da TGD, pode-se contar com mais um fator metabólico que defina a síndrome metabólica; se adicionarmos a TGD ao critério do ATP III, a prevalência da síndrome metabólica, em pacientes acima de 50 anos, aumenta em mais ou menos 5%. Segundo, a hiperglicemia pós-prandial (entre 140 e 200 mg/dl), em paciente com GJA, diagnostica o diabete, uma condição, como sabemos, de alto risco para a doença cardiovascular (Quadro 9-6).

AUTOMONITORIZAÇÃO

Glicemia domiciliar (aparelho de medida)

O ideal seria dosar a glicemia no domicílio, de 3 a 4 vezes por dia (*i. e.*, antes das refeições, 2 horas depois do início da refeição e na hora de dormir); esse exame tem um preço alto e é inacessível ao bolso da maioria dos brasileiros; seria ideal que todos pos-

Quadro 9-3. Critérios para o diagnóstico de diabete

1. Sintomas de diabete melito (polidipsia, poliúria e perda de peso) e glicemia ≥ 200 mg/dl
2. Glicemia de jejum ≥ 126 mg/dl

Nota: Quando a glicemia de jejum for ≥ 100 mg/dl, deve-se chamar de glicose em jejum alterada, ou de pré-diabete, ou de tolerância à glicose diminuída em jejum; essa glicemia tem as mesmas implicações prognósticas vasculares do diabete já estabelecido.

Quadro 9-5. Resultado do teste de tolerância à glicose

1. Glicemia < 140 mg/dl 2 horas após sobrecarga de glicose = normal
2. Glicemia > 140 l < 200 mg/dl 2 horas após sobrecarga de glicose = tolerância à glicose diminuída (TGD)
3. Glicemia > 200 mg/dl 2 horas após sobrecarga de glicose = diabete

Quadro 9-6. Objetivos a atingir no manuseio da diabete melito tipo 2

1. Em relação à glicemia
   A) Mais da metade das monitorizações domiciliares devem estar dentro do valor desejado
   B) Valor desejado antes das refeições: de 80 a 120 mg/dl
   C) Valor desejado após às refeições (2 horas após o início): < 160 mg/dl
   D) Valor desejado à hora de dormir: de 100 a 160 mg/dl
   E) Sem hipoglicemia grave ou noturna

   Nota: ajuste para cima os valores se o prognóstico do paciente for para uma curta expectativa de vida, se houver distúrbios cognitivos, cardiopatia grave, AVE, nefropatia avançada ou impossibilidade de reconhecer as crises hipoglicêmicas

2. Em relação à pressão arterial: < 130/80

3. Em relação aos lipídios: colesterol total < 200 mg/dl, colesterol-HDL > 40 mg/dl em homens e > 50 mg/dl em mulheres e triglicerídios < 150 mg/dl

4. Em relação à hemoglobina A1c: < 7%

suíssem um aparelho de medida para dosagem domiciliar de glicemia; os pacientes que usam insulina têm, por vezes, necessidade de dosar a glicose às 3 horas da madrugada. O ideal é que todas as dosagens sejam anotadas num caderno para depois serem mostradas ao médico.

SEGUIMENTO

▨ Visita mensal

Necessária na fase de ajuste e, se impossível, contato pelo telefone.

▨ Visita a cada 3 meses

Ajustadas as doses medicamentosas, a visita pode ser feita a cada 3 meses para dosagem de glicose, verificação da medicação, peso, circunferência abdominal, pressão arterial, hemoglobina A 1c, exame oftalmológico, exame dos pés, discussão da dieta, planejamento de gravidez se for mulher jovem, suspensão de tabagismo e uso diário de aspirina.

▨ Visita anual

Refazer a história clínica e o exame físico, o perfil lipídico, a pesquisa de albuminúria, o exame do fundo-de-olho, o exame dentário, a avaliação neurológica, o exame completo dos pés (inspeção, pulsos e sensibilidade), avaliação da disposição do paciente, imunização e verificação da necessidade de referenciar o paciente para um especialista em diabete ou nutrição.

AVALIAÇÃO DE COMPLICAÇÕES

- *Microangiopatias*: nefropatia, retinopatia e neuropatia.
- *Macroangiopatias*: coronariopatia, AVE e arteriopatia periférica.
- *Outras*: saúde oral e dermatológica.

PREVENÇÃO DO DIABETE MELITO TIPO 2

Ela é feita pela intervenção médica nos fatores ambientais, isto é, o peso corporal, a vida sedentária, o estresse e o fumo, já que nada mais poderá influenciar nos fatores genéticos. Além da prevenção, a intervenção médica nos fatores ambientais é, também, o melhor tratamento para o diabete tipo 2, sendo sempre o tratamento medicamentoso uma terapêutica coadjuvante. Deve-se ter sempre presente a dificuldade dos pacientes em implementar, na prática, as medidas adiante preconizadas, de inegável valor, mas somente utilizadas por uma minoria; deve ser uma rotina saudável de todo médico tentar, em cada consulta, mostrar a cada paciente a importância dessas medidas higienodietéticas.

▨ Peso corporal

Procurar mantê-lo, durante toda a vida, em níveis perto do ideal ou, usando o IMC, entre 20 e 25 kg/m^2.

▨ Vida sedentária

Procurar evitar a vida sedentária, fazendo, diariamente, uma ginástica dinâmica e aeróbica; o melhor exercício é caminhar e depois, nadar, andar de bicicleta ou correr; os jogos são atividades físicas menos eficientes em relação à saúde e, algumas vezes, perigosos. Os exercícios isométricos não são tão bons. Os pacientes em insuficiência cardíaca, com acidente vascular encefálico e em fase avançada de insuficiência renal, devem evitar exercícios físicos.

O exercício é muito importante na prevenção e no tratamento do diabete tipo 2. Quarenta minutos de atividade rápida, pelo menos seis dias por semana, é muito importante. Todo programa de exercício deve ser iniciado com atividades leves e aumentado de forma gradual até um nível mais elevado.[8]

▨ Estresse

Procurar evitar a tensão emocional, pois ela contribui, sem dúvida, para o surgimento do diabete, juntamente com outros fatores; o médico deve, em cada consulta, enaltecer as vantagens de uma vida calma, convencendo o paciente da importância da tranquilidade. Em geral devemos chamar a atenção do doente para a necessidade de um dia-a-dia metódico e disciplinado, sem querer realizar mais do que pode, intercalando, no meio do dia, uma hora de lazer e à noite, nos sábados e domingos, muitas horas de repouso e diversão; quando houver necessidade de deslocamento para o trabalho, fazê-lo com mais antecedência, para evitar que eventuais demoras no transporte, possam trazer ansiedade.

A troca de impressões com o médico, a cada consulta, ajuda a aliviar os problemas que surgem; o médico deve dizer ao paciente que temos de aceitar o que não podemos mudar e conviver com o diabete da melhor maneira possível. As férias anuais são um ótimo tempo de lazer, obrigatória para todos.[8]

Tabagismo

Ele precisa ser combatido de forma agressiva. O tratamento do tabagismo deve ser feito em duas etapas: primeiro tentar a abordagem cognitivo-comportamental (suspensão instantânea ou gradual do cigarro) e, depois, se necessária, a farmacoterapia. Hoje existem dois tipos de medicamentos à disposição dos médicos: a terapia de reposição da nicotina (TRN), sob a forma de adesivos ou de goma de mascar, o que é muito conveniente, e a terapia antidepressiva (bupropiona, nortriptilina e/ou clonidina). O uso muito apropriado desta medicação se dá por causa da dependência química que o hábito do cigarro induz; este hábito, quando suspenso, pode levar à síndrome da abstinência que é, principalmente, um quadro mental depressivo; como a ação destes medicamentos é lenta, demorando a atingir um ponto de equilíbrio no sangue, o seu uso deve ser planejado, de modo que a suspensão do cigarro só deve ser feita após 15 dias do início do antidepressivo. Para prescrição destes medicamentos são sugeridos, pela Sociedade Brasileira de Cardiologia, critérios de acordo com o grau de dependência química da nicotina, muito bem delineados no Escore do Teste de Fagenström para Fumantes (Quadro 9-7).

Quadro 9-7. Escore do teste de Fagenström para fumantes

1. Quanto tempo após acordar você fuma o seu primeiro cigarro?
   Dentro de 3 minutos – 3 pontos
   Entre 6 e 30 minutos – 2 pontos
   Entre 31 e 60 minutos – 1 ponto
   Após 60 minutos – 0 ponto
2. Você acha difícil não fumar em lugares proibidos, como igrejas, bibliotecas, etc.?
   Sim – 1 ponto
   Não – 0 ponto
3. Qual o cigarro do dia que lhe traz mais satisfação?
   O primeiro da manhã – 1 ponto
   Qualquer outro – 0 ponto
4. Quantos cigarros você fuma por dia?
   Menos de 10 – 0 ponto
   De 11 a 20 – 1 ponto
   De 21 a 30 – 2 pontos
   Mais de 31 – 3 pontos
5. Você fuma mais freqüentemente pela manhã?
   Sim – 1 ponto
   Não – 0 ponto
6. Você fuma, mesmo doente, quando precisa ficar de cama a maior parte do tempo?
   Sim – 1 ponto
   Não – 0 ponto
   Grau de dependência
   0 a 2 pontos = muito baixo
   3 a 4 pontos = baixo
   5 pontos = médio
   6 a 7 pontos = alto
   8 a 10 pontos = muito alto

TERAPIA DE REPOSIÇÃO DA NICOTINA (TRN)

Como já dissemos, esta terapia se apresenta sob a forma de adesivos transdérmicos ou de goma de mascar; ambas as formas compreendem a liberação lenta da nicotina.

Adesivos transdérmicos

S(-) nicotina – adesivos que são apresentados em três sistemas, TTS 10, 20 e 30; eles auxiliam no abandono do tabagismo, liberando, respectivamente 7, 14 e 21 mg de substância ativa cada 24 horas; pode causar reação local na pele (eritema ou prurido em 6% dos pacientes). Se o fumante consome mais de 20 cigarros por dia ou no escore do teste de Fagerström se situa entre 8 e 10, iniciar o tratamento com o sistema TTS 30, se o consumo for de 20 cigarros, no escore de 5 a 7, iniciá-lo com o sistema TTS 20, e se for de menos de 20 cigarros ou escore abaixo de 5, iniciá-lo com o TTS 10. Começando com o TTS 30, o tratamento deve prosseguir durante 28 dias e depois substituir pelo TTS 20 por mais 28 dias, e em seguida, com o TTS 10 por igual período.

Existe uma outra apresentação comercial que tem somente a dosagem de 15 mg, por adesivo transdérmico, sendo o seu preço mais baixo. Devemos lembrar sempre que se deva recomendar ao paciente parar de fumar ao começar o tratamento. O adesivo deve ser aplicado apenas na região do tronco, braços ou coxas, fazendo um rodízio do local a cada 24 horas; após aplicá-lo pressioná-lo bem, protegê-lo do sol, podendo, entretanto, molhá-lo, embora seja melhor colocá-lo após o banho diário.[8]

Goma de mascar de nicotina

Os tabletes da goma de mascar contêm 2 mg de nicotina. Com os pacientes que fumam mais de 20 cigarros por dia, utilizar o seguinte esquema: da primeira a quarta semana, um tablete a cada hora; da quinta a oitava semana, um tablete a cada 2 horas e da 9ª à 12ª semana, um tablete a cada 4 horas.

Para os pacientes que fumam até 20 cigarros por dia ou fumam seu primeiro cigarro 30 minutos após acordar, utilizar a goma de mascar dentro do seguinte esquema: da primeira a quarta semana, um tablete a cada 2 horas; da quinta a oitava semana, um tablete a cada 4 horas e, da 9ª à 12ª semana, um tablete a cada 8 horas.

Recomendar ao paciente parar de fumar ao começar o tratamento.

A goma de mascar deve ser inicialmente mastigada com força até sentir formigamento na boca ou sabor de nicotina; neste momento, deve-se parar de mastigar até o formigamento passar, repetindo-se este procedimento por 30 minutos. Durante o ato de mastigação, não beber nenhum líquido, mesmo água. Pacientes com úlcera péptica ativa e infarto recente não devem usá-la. Pacientes grávidas devem preferir a goma de mascar ao adesivo transdérmico.

A dose recomendada é de no máximo até 15 tabletes por dia.[4]

USO DA MEDICAÇÃO PARA A SÍNDROME DE ABSTINÊNCIA

Esta síndrome é caracterizada por vontade irresistível de fumar, ansiedade, nervosismo, depressão, irritabilidade, frustração, raiva, irritação e insônia, nos dias que se seguem à parada do tabaco; já tivemos um paciente que passou 5 dias sem dormir. Ela acontece com os grandes fumantes após a parada. A medicação antidepressiva tem sido de grande valia para minimizar a síndrome de abstinência.

Três drogas com certo grau de sucesso vêm sendo usadas:

1. **Bupropiona**: esse medicamento é um inibidor da recaptação da noradrenalina (IRN) e da dopamina (IRD) combatendo assim, a depressão. Os comprimidos são de 150 mg; primeiro usa-se um comprimido pela manhã, durante uma semana e depois de 12/12 horas na segunda semana; neste momento parar de fumar e iniciar a terapia de reposição da nicotina. A bupropiona deve ser usada por três meses e a dose não deve ultrapassar 300 mg por dia. Ela é completamente contra-indicada em situações como a epilepsia, antecedentes convulsivos, anormalidades eletroencefalográficas, alcoolismo em fase de retirada do álcool, uso de benzodiazepínico, doença vascular encefálica e uso de inibidor da MAO há menos de 15 dias.

   Seu uso é contra-indicado de modo relativo se o paciente estiver usando cimetidina, antipsicóticos, teofilina, corticóides sistêmicos, pseudo-efedrina, insulina, hipoglicemiantes orais e carbamazepina. A pressão arterial deve ser monitorizada com precaução, pois a associação da TRN e bupropiona pode elevá-la.[8]

2. **Nortriptilina**: esse medicamento é um antidepressivo tricíclico que, ao mesmo tempo em que inibe a recaptação da serotonina (IRS) e da noradrenalina (IRN), apresenta ações anticolinérgicas e anti-histamínicas. É comercializado em doses de 10, 25, 50 e 75 mg; deve-se iniciar o tratamento com a dose menor e elevá-la paulatinamente. Como efeitos colaterais nota-se ganho de peso, sonolência, constipação intestinal, visão turva, retenção urinária e boca seca.[8]

3. **Clonidina**: esse medicamento é muito conhecido dos cardiologistas, pois agindo nos receptores da imidazolina, possui uma ação no bulbo nervoso e foi, por muitos anos, usado como um coadjuvante do diurético na sua ação anti-hipertensiva. Ele é comercializado em dosagens de 0,10, 0,15 e 0,20 mg, devendo, inicialmente, ser usado à noite devido à sonolência dada pela sua ação central, porém o seu grande problema é o rebote hipertensivo quando ela é retirada de modo abrupto, sua grande desvantagem que desencoraja o seu uso[8] (Grau de recomendação B e nível de evidência 2).

PROVÁVEL AGENTE MEDICAMENTOSO DE PREVENÇÃO

Pacientes com glicemia em jejum ≥ 100 mg/dl e < 126 mg/dl correm o risco de se tornarem diabéticos se não usarem as medidas preventivas preconizadas anteriormente. Ultimamente, uma biguanida, a metformina, vem sendo apresentada como medicamento de primeira linha na prevenção do diabete tipo 2; isso ocorreria porque essa droga causa diminuição da resistência à insulina e retardaria a eclosão da doença; esse fato foi demonstrado no estudo UKPDS, onde a metformina foi considerada, também, o medicamento mais eficaz no tratamento dos casos de diabete tipo 2 associados à obesidade.[9] Nesse estudo e no *Diabetes Prevention Program*, ficou demonstrado de maneira convincente que, em pacientes diabéticos e obesos, a metformina foi capaz de reduzir o risco de infarto do miocárdio em 39% e o da mortalidade ligada ao diabete, em 42%.[10,11]

A metformina é comercializada em comprimidos de 500 e 850 mg; como ela é metabolizada e rapidamente excretada pelo rim, a dose deve ser dada de duas a três vezes ao dia por causa daquela depuração. Ela atua, principalmente, aumentando a sensibilidade celular à insulina (possivelmente é um agonista do receptor nuclear PPAR-gama) e aumentando a captação da glicose pelo tecido muscular esquelético e pelos adipócitos, reduzindo a produção hepática de glicose e diminuindo a absorção intestinal de glicose. Pensa-se que o efeito da metformina nos lipídios séricos, no peso corporal e na inibição do ativador do plasminogênio-1 seriam capazes de explicar os seus efeitos cardioprotetores, além do controle glicêmico "*per se*"; como na fase de glicemia em jejum alterada, da tolerância à glicose diminuída e no diabete melito tipo 2 existe como elemento definidor a resistência à insulina, toda ação que melhore a sensibilidade à insulina é bem-vinda e isto é o que acontece com a metformina. Devemos chamar atenção de que o benefício da metformina não foi observado, quando essa droga foi acrescentada, na evolução do tratamento, às sulfoniluréias (ver adiante a relação deste grupo com a doença cardiovascular). A grande contra-indicação ao seu uso é a acidose metabólica, principalmente, na insuficiência hepática; indivíduos com depuração da creatinina abaixo de 60 ml/min não devem usá-la.

A metformina tem sido evitada, também, nos casos com insuficiência cardíaca; contudo, dentro do moderno tratamento da disfunção ventricular, raramente temos visto, hoje, uma acidose metabólica importante por ela provocada. A acidose láctica, associada à metformina é, atualmente, uma condição infreqüente com uma prevalência estimada de um a cinco casos por 100 mil pacientes. Como a metformina é o único agente hipoglicemiante oral que, comprovadamente, reduz a mortalidade cardiovascular, o seu uso deve ser disseminado, tanto quanto possível, no diabete tipo 2.[12]

Quadro 9-8. Sugestões para suspensão e retirada da metformina

1. Suspensão se a creatinina estiver > 1,5 mg/dl no homem e > 1,4 mg/dl na mulher
2. Suspensão durante período de hipóxia tissular (por exemplo IAM)
3. Retirada, por 3 dias, após uso de contaste iodado, e reinício após avaliação da função renal
4. Retirada, por dois dias, antes da anestesia geral e reinício, quando a função renal estiver estável

O Quadro 9-8 apresenta sugestões quanto à suspensão e a retirada da metformina em determinadas situações clínicas.

Dados coletados na literatura, em relação aos antidiabéticos orais do grupo farmacológico dos inibidores da alfa-glicosidase (acarbose) e das tiazolidinedionas (pioglitazona e rosiglitazona), também chamadas de glitazonas (ver adiante), sugerem um efeito semelhante. Como elas diminuem a absorção dos carboidratos (acarbose) e melhoram, significativamente, a sensibilidade à insulina (pioglitazona e rosiglitazona), exerceriam uma série de efeitos benéficos sobre o leito arterial.

Como a resistência à insulina é o principal mecanismo no estabelecimento do diabete melito tipo 2, a redução dessa resistência preveniria a evolução dessa doença e adiaria a sua eclosão definitiva. Aguardam-se ensaios terapêuticos, como já se fez com a metformina, para o uso preventivo das glitazonas e da acarbose.

TRATAMENTO MEDICAMENTOSO ORAL DO DIABETE MELITO TIPO 2

O tratamento medicamentoso deve se feito, necessária e concomitantemente com os tratamentos da hipertensão arterial, da dislipidemia e da obesidade, condições essas, usualmente, associadas ao diabete melito tipo 2, o que está exposto em outros capítulos deste livro. Não esquecer nunca que estes tratamentos concomitantes são absolutamente necessários para se evitar as complicações macrovasculares do diabete tipo 2.

Na maioria dos casos não há necessidade do uso de insulina no início da doença, mas discutiremos adiante o seu uso quando for necessário.

Nos últimos 15 anos novos hipoglicemiantes orais foram lançadas no mercado, sem que tenhamos, até o presente, uma definição precisa do medicamento de primeira escolha e das associações mais úteis no tratamento ideal.

Devemos realçar que o tratamento medicamentoso é sempre coadjuvante ao tratamento principal, que é a dieta e o exercício.

Os antidiabéticos orais podem ser classificados em três classes distintas, de acordo com o seu mecanismo de ação:

1. Agentes que dificultam a absorção intestinal dos glicídios: acarbose.
2. Agentes que aumentam a sensibilidade celular à insulina: metformina e glitazonas.
3. Agentes que estimulam a secreção de insulina: sulfoniluréias e glinidas.

O grande ensaio britânico UKPDS foi organizado, visando determinar se haveria vantagem ou desvantagem no uso de uma ou outra classe de agentes antidiabéticos orais; a existência das múltiplas classes tornou muito difícil essa avaliação. De qualquer modo, eles definiram algumas regras em relação ao uso da terapêutica medicamentosa, como vemos no Quadro 9-9.[9]

Já definimos, na prevenção, que os pacientes obesos devem usar metformina, pois os outros agentes antidiabéticos aumentam o peso e, este, no estudo UKPDS foi o único medicamento que reduziu a incidência de infarto do miocárdio.

A experiência médica mostra que a medicação oral do diabete tipo 2, está repetindo, passo a passo, o desenvolvimento da medicação da hipertensão arterial durante os últimos 20 anos; verifica-se igualmente no diabete, a necessidade do uso de dois ou mesmo três medicamentos para alcançarmos níveis ideais de glicemia durante as 24 horas do dia, o que se torna desejável para evitar o aparecimento e a progressão das complicações.

Acarbose

Inibidor da alfa-glicosidase

Até 10 anos atrás, só havia no mercado farmacêutico, hipoglicemiantes orais de ação prolongada, que controlavam mais a glicemia de jejum; hoje já existem medicamentos de ação rápida, indicados para agir no momento da refeição, ideais para uso como medicação anterior ao início do diabete tipo 2, pois é geralmente nesta fase que se manifesta a hiperglicemia pósprandial, alvo preferencial da acarbose.

A acarbose é o medicamento disponível no Brasil dessa nova classe de inibidores da alfaglicosidase, que inibem, competitivamente e de forma temporária na parede intestinal, a atividade das enzimas do grupo da alfaglicosidase; essas enzimas são responsáveis pelo desdobramento dos carboidratos, amidos e dissacarídios (açúcares compostos) em açúcares simples e reduziriam, como conseqüência, os níveis altos e anormais de açúcar absorvidos durante as refeições.

A acarbose é produzida em comprimidos de 50 e 100 mg e a posologia é de um a dois comprimidos, mastigados com a primeira porção da refeição ou engolidos antes dela com um pouco de água. A dose de 300 mg por dia não deve ser ultrapassada.

Quadro 9-9. Regras que definem o tratamento medicamentoso do diabete tipo 2

O tratamento precoce é necessário

Ajustes, durante o tratamento, são também necessários para o estrito controle da glicemia

O uso de vários agentes é freqüentemente necessário para se conseguir o nível de controle desejado

A escolha do medicamento deve ser individualizada

Flatulência, sensação de plenitude abdominal e mesmo leves cólicas abdominais, seguidas por fezes amolecidas, fazem parte das reações adversas que aparecem. Em caso de associação medicamentosa e crise hipoglicêmica não se deve usar açúcar comum (sacarose) e sim dextrose (glicose), leite ou mel. No primeiro ano de uso regular a função hepática deve ser testada duas vezes.

O uso da acarbose tem sido limitado por alguns problemas; o primeiro é o uso de três comprimidos por dia, que faz parte de sua ação no período pós-prandial e não pode ser mudado; o segundo é a flatulência nos primeiros dias, o que é também parte de sua ação, pois a alimentação glicídica só é metabolizado no cólon, onde agem as bactérias formadoras de gazes; para diminuir esse tipo de reação, vamos aconselhar abaixo o uso, no início do tratamento, de doses baixas (25 mg) e escalonadas; o terceiro problema é a modesta redução da glicemia, num certo número de casos, obrigando a associação de outro medicamento; contudo, devemos lembrar que sua ação é pós-prandial e a medida deve ser feita nesse período. Com as doses ideais o efeito da acarbose ocorre sobre a glicemia pós-prandial, reduzindo-a em 40 a 50 mg/dl sem causar hipoglicemia e aumento de peso.

Para evitar a produção excessiva de gases intestinais, Oliveira aconselha que se inicie o tratamento com acarbose na dose de 25 mg (meio comprimido) no início do jantar, após uma semana adicione 25 mg no início do desjejum, após outra semana 25 mg no início do almoço e, daí em diante, seguir o mesmo esquema semanal até chegar a 150 ou 300 mg por dia. Ela pode ser associada à metformina, sulfoniluréia ou insulina.[13]

No ano passado foi publicado o ensaio terapêutico STOP-NIDDM, realizado no fim da década passada e início desta, em 1.368 pacientes com tolerância à glicose diminuída, tendo metade usado acarbose e metade placebo; a dose de acarbose foi de 100 mg às refeições. A diminuição da hiperglicemia pós-prandial com acarbose foi associada à redução, em 49%, de risco relativo para o desenvolvimento de complicações cardiovasculares (razão de chance de 0,51, IC entre 0,28 e 0,95 e p = 0,03) e uma redução de risco absoluto em 2,5%. A acarbose esteve, também, associada a uma redução de 34% do risco relativo na incidência de novos casos de hipertensão (razão de chance de 0,66, IC entre 0,45 e 0,89 e p = 0,006) e a uma redução absoluta de risco de 5,3%. Mesmo ajustando esses dados para outros fatores de risco, a redução das complicações cardiovasculares e de novos casos de hipertensão, resultantes do tratamento com acarbose, foram também estatisticamente significativos. Vemos que esses resultados são muito promissores, tanto no tratamento da tolerância à glicose diminuída como na prevenção das complicações cardiovasculares e na incidência de hipertensão arterial.[14]

Além disso, a acarbose diminui, de maneira consistente, a trigliceridemia pós-prandial em cerca de 20% dos casos; esse medicamento é particularmente útil como monoterapia em pacientes diabéticos que permanecem com leve hiperglicemia (126 a 140 mg/dl), apesar da dieta e do exercício, ou nos pacientes que controlam a glicemia em jejum mas permanecem com a hemoglobina A 1c elevada.

Ela também se constitui numa terapêutica segura para pacientes idosos.[15]

▪ Sulfoniluréias

Esse grupo de substâncias, descoberto na Europa no meio do século passado foi, durante anos, o tratamento principal do diabete tipo 2. Seu mecanismo principal de ação é estimular a liberação de insulina, ligando-se a um receptor específico de sulfoniluréia na membrana (*sulfonylurea receptor* – SUR) da célula beta do pâncreas, despolarizando-a; a ligação da sulfoniluréia ao SUR da membrana leva ao fechamento dos canais de K^+ sensíveis ao ATP; isso resulta na despolarização da célula e ativação dos canais de Ca^{2+} tipo L dependentes de voltagem, promovendo a entrada desse íon intracelularmente com conseqüente exocitose de grânulos secretórios contendo insulina. O fechamento dos canais de K^+ em outros tecidos, especialmente nos miócitos, tem levado à discussão da possibilidade de agravamento eventual de um infarto que se instale.[16] Voltaremos a discutir essa dúvida.

As sulfoniluréias não são usadas, em geral, no diabete tipo 1, pois esse tipo tem pouca ou nenhuma secreção de insulina. Além da ação estimulante no pâncreas, as sulfoniluréias inibem a glicogenólise e a neoglicogênese no fígado. Existem alguns dados científicos sugerindo que essas substâncias ajam também modificando as ligações da insulina com as proteínas plasmáticas.

As sulfoniluréias tiveram, inicialmente, um grande sucesso terapêutico, mas hoje, aquelas chamadas de 1ª Geração, exemplificadas pela clorpropamida, são muito pouco usadas; a ação das de 2ª Geração, como a glibenclamida e a glipizida vem sendo discutida pela possibilidade que acima aventamos de uma interferência nos canais de potássio do miócito e a possível perda de pré-condicionamento isquêmico, como comentaremos adiante; dessa geração descreveremos a gliclazida e, como exemplo de 3ª Geração descreveremos a glimepirida, que infelizmente está fora do alcance das classes mais pobres pelo seu alto preço.

Essas drogas diminuem a glicemia de jejum de 60 a 70 mg/ dl e a hemoglobina A 1c de 1,5 a 2,0 pontos percentuais, em pacientes com níveis acima de 200 mg/dl.

Como elas estimulam a secreção de insulina, correm o risco de levar o paciente a uma crise hipoglicêmica se a dose do medicamento for alta ou o paciente suspender uma refeição; para evitar esses problemas deve-se ter cuidado na progressão da dose do medicamento e solicitar ao paciente que faça, obrigatoriamente, as refeições regulares, não suspendendo nenhuma delas.

Gostaria, como cardiologista, de discutir, nessa altura, um problema que vem acontecendo com algumas sulfoniluréias, principalmente com a glibenclamida e a gliburida e que pode afetar, de maneira importante, o coração.

É do conhecimento geral que o diabete compromete de tal modo a circulação coronária, que é chamado de um equivalente coronário; todo indivíduo diabético tem, até que se prove o contrário, uma coronariopatia aterosclerótica, tal a freqüência com que isso acontece. Tem sido mostrado que a glibenclamida e a gliburida podem piorar a isquemia miocárdica, muito comum no diabético, como já afirmamos. O mecanismo proposto para a piora da isquemia no diabético em uso de certas sulfoniluréias, é o resultado da perda do chamado pré-condicionamento miocárdico. Chama-se de pré-condicionamento a condição cardíaca em que o miocárdio está protegido em relação a um episódio grave de isquemia, diminuindo assim a ameaça de um grande infarto; pequenos episódios de isquemia miocárdica, seguidos sempre de uma reperfusão completa, levam ao pré-condicionamento miocárdico. Os mecanismos moleculares envolvidos são muito complexos, porém tudo leva a crer que é o monofosfato de adenosina-cinase (AMP-cinase) que sinaliza a abertura dos canais de potássio das mitocôndrias do mióciton e que, conseqüentemente, mediam o pré-condicionamento miocárdico.

A implicação clínica do pré-condicionamento é a de que pacientes com leve angina pré-infarto (pacientes pré-condicionados miocardiamente) apresentam, também, formas menores de infartos, e teriam melhores oportunidades de evitar um grande infarto. Determinadas sulfoniluréias bloqueariam os canais de K das mitocôndrias, impedindo o pré-condicionamento miocárdico.[16]

A maioria dos estudos relacionados à isquemia miocárdica foi feita com a glibenclamida e a glipizida e mostrou efeitos significativos no miocárdio; das outras sulfoniluréias atualmente em uso corrente, as únicas bem avaliadas em relação ao coração parecem ser a gliclazida e a glimepirida, ambas com um desejável efeito hipoglicemiante, bloqueando os canais de potássio das células beta do pâncreas, sem, contudo, comprometer o pré-condicionamento isquêmico do coração.

Com base nos estudos farmacológicos anteriormente descritos, vamos somente dar ênfase ao uso da glicazida e da glimepirida, sulfoniluréias que, reconhecidamente, não fecham os canais de potássio em tecidos não-pancreáticos.

A gliclazida é o resultado do enxerto de um anel heterocíclico nitrogenado no grupamento sulfoniluréia, diferindo, portanto das outras; a gliclazida estimula a secreção de insulina, potencializa o efeito insulino-secretor da glicose e restaura o pico precoce de secreção; a gliclazida tem uma meia-vida biológica de 12 horas e nos vasos, diminuiria a agregação plaquetária, normalizaria a atividade fibrinolítica endotelial e a sensibilidade vascular à noradrenalina; existiria evidência de que a gliclazida apresentaria potenciais vantagens decorrentes de um

efeito antioxidante]e. A dose inicial de glidazida é de 30 mg (liberação modificada), no café da manhã; pode ser aumentada para 120, com intervalos de 15 dias, sempre no café; pode, também ser associada à metformina, à acarlose, às glitazonas e à insulina.

A glimepirida é uma sulfomida hipoglicemiante que, como as demais sulfoniluréias, atua por estimular a liberação da insulina nas células beta das ilhotas pancreáticas, reduzindo a captação hepática da insulina secretada endogenamente e suprimindo, diretamente, a liberação de glucogênio. A dose inicial é de 1 mg de acordo com os níveis glicêmicos, podendo ser aumentada semanalmente, para 2, 3, 4 ou 6 mg, sempre com controle glicêmico e tomada antes da primeira refeição importante.

As sulfoniluréias, chamadas também de secretagogos, melhoram a função beta das células insulares, corrigindo assim um dos defeitos encontrados no diabete tipo 1; além disso, suprimem o excesso de produção de glicose pelo fígado, presumivelmente, através da passagem de insulina pelo sistema porta. Em geral, a resposta as sulfoniluréias é rápida na grande maioria dos pacientes, registrando-se uma redução da glicemia em mais de 30 mg/dl e da Hg A 1c entre 1,5 e 2,0 pontos percentuais. É previsível que a eficácia diminua com o passar do tempo e tenhamos, então, que associar mais uma droga. Esse grupo de medicamentos tem sido associado ao aumento de peso.

Glinidas

Estudos farmacológicos com a sulfoniluréia glibenclamida, chamaram atenção de que a inibição dos canais de potássio, sensíveis ao trifosfato de adenosina (ATP), na presença de maior carga de glicose, estimularia a liberação pós-prandial de insulina.

Esse fato levou à pesquisa de uma série de substâncias, das quais se destacaram a nateglinida, um novo derivado da D-fenilalanina e a repaglinida, um novo derivado do ácido benzóico.

Essas substâncias têm indicação no tratamento do diabete melito tipo 2, para aumentar a secreção de insulina em sua fase inicial, corrigindo assim a hiperglicemia pós-prandial.

As glinidas pertencem a um grupo de agentes estimulantes da secreção de insulina, sensíveis ao horário prandial, retornando, porém, a insulina, aos níveis normais entre as refeições. Esses agentes diminuem a possibilidade de falência secretora do pâncreas relacionada à exaustão das células beta. O fechamento dos canais de potássio resulta na despolarização das células e na ativação dos canais de Ca^{2+} tipo L, dependentes da voltagem, que promovem a entrada desse íon na célula e conseqüente exocitose dos grânulos contendo insulina.

O mecanismo de ação é diferente do das sulfoniluréias, pois, as glinidas se ligam a diferentes receptores; existe uma afinidade de ligação aos receptores e uma alta taxa de dissociação dos mesmos, permitindo uma ação rápida e curta. As glinidas restabelecem o pico inicial de secreção de insulina, ajudam a supressão de liberação da glicose hepática, ajudam a redução da hiperinsulinemia tardia, reduzindo o risco de hipoglicemia, se administradas corretamente, e não provocam, como as sulfoniluréias, aumento de peso.

As glinidas diminuem os níveis de glicemia pós-prandial em pacientes com diabete tipo 2, com retorno natural aos níveis basais de insulina entre as refeições. Elas apresentam uma ação ultra-rápida durante as refeições, oferecendo certa flexibilidade de dosagem.

A netaglinida na dose de 120 mg, três vezes ao dia, antes das refeições, melhora significativamente o controle da glicemia. A queda da Hg A 1c após certo tempo de uso desta substância foi de 0,5% de pontos percentuais.

A repaglinida na dose de 1 mg, também três vezes ao dia, 30 minutos antes das refeições, tem um efeito semelhante. Essa droga pode ser usada nos pacientes com insuficiência renal.

A hipoglicemia leve foi a reação colateral mais freqüente (1,3% dos casos para a netaglinida). Nenhum distúrbio clinicamente significativo foi observado nos sinais vitais, no exame físico, nos exames laboratoriais e no eletrocardiograma dos pacientes recebendo glinidas.

Esse grupo de medicamentos deve ser usado no início do tratamento do diabete tipo 2, de modo semelhante àquele aconselhado para a acarbose. Parece que as associações preferidas seriam com a metformina e com as glitazonas.

■ Glitazonas

Formam um grupo de novos antidiabéticos orais, pertencentes quimicamente às tiazolidinedionas (TZD), substâncias que aumentam a sensibilidade celular à insulina. A ação desse grupo é muito interessante, pois são agentes agonistas dos receptores nucleares do peroxisoma proliferador-ativado gama, que aumentam a síntese de moléculas transportadoras de glicose (Glut4) e melhoram bastante a sensibilidade à insulina. As glitazonas parecem ter uma ação mais ampla na síndrome metabólica, pois potencialmente, reduziriam a resistência à insulina, diminuiriam o estado pró-inflamatório e, como conseqüência, a prevalência da aterosclerose. Esses fatos são baseados em diversos trabalhos como o de Haffner *et al.*, que comprovaram a redução dos níveis de PCR, do PAI-1, do TNF-alfa e do MMP-9,[17] como o de Maede *et al.*, que mostraram gradual elevação dos níveis de adiponectinas (hormônio produzido pelo tecido adiposo com propriedades antiateroscleróticas e antidiabéticas) e melhoria do perfil lipídico.[18]

Quando uma substância como a glitazona se liga ao PPAR, forma um complexo heterodinâmico com o receptor do ácido retinóico (RXR); esse complexo liga-se ao elemento de resposta do proliferador do peroxisoma (PPRE) e regula a transcrição na célula. Os fibratos, medicamentos que regulam o triglicerídio, são substratos agonistas do PPAR-alfa, e as glitazonas são agonistas de PPAR-gama; esses últimos têm um papel importante na adipogênese e no controle da glicose. Tem sido relatado que as glitazonas melhoram a função endotelial em pacientes com diabete tipo 2; elas aumentariam a sensibilidade à ação da insulina nos tecidos muscular (ação preferencial), hepático e adiposo; favoreceriam o consumo de glicose pelos tecidos periféricos e diminuiriam a produção hepática de glicose.

Existem, hoje, duas glitazonas no mercado farmacêutico: a pioglitazona e a rosiglitazona, ambas com efeito semelhante no controle da hemoglobina glicosilada.

A pioglitazona é apresentada em comprimidos de 15, 30 e 45 mg e, como toda medicação para tolerância à glicose diminuída e para o diabete tipo 2, deve ser sempre uma medicação coadjuvante à dieta e ao exercício, como monoterapia ou associada à sulfoniluréia e à insulina. Iniciada com uma dose de 15 mg ao dia e aumentada de 30 em 30 dias, sem ultrapassar a dose de 45 mg, deve ela ser indicada na TGD como preventivo e, no tratamento do diabete tipo 2 que não responder à dieta e ao exercício. Não deve ser dada ao diabético tipo 1 e também a quem tiver insuficiência cardíaca, renal e hepática avançadas; no segundo mês de uso da pioglitazona é imperioso pesquisar a função hepática. Parece que esse medicamento tem uma influência benéfica sobre o perfil lipídico.

A rosiglitazona é apresentada em comprimidos de 2 e 4 mg, usados de 12/12 horas e, como toda medicação para tolerância à glicose diminuída e para o diabete tipo 2, deve ser sempre uma medicação coadjuvante à dieta e ao exercício, como monoterapia ou associada à sulfoniluréia ou à insulina. A média de redução da Hg A 1c em 6 meses com 4 mg de 12/12 horas, foi de 1,5 pontos percentuais em um ensaio, e de 0,5% em outro estudo; a queda da glicemia em jejum neste último ensaio, foi de 41 mg/dl. A indicação do uso deve estar relacionada à resistência à insulina. Como toda glitazona, a rosiglitazona causa aumento de peso, leve anemia e possível hipoglicemia, quando associada à sulfoniluréia.

Está em fase de pesquisa novo fármaco deste grupo, o tesaglitazar; ele é um agonista dos receptores alfa e gama do PPAR e, além de diminuir os níveis da HbA1c, reduz a trigliceridemia e eleva a taxa do colesterol-HDL. A expectativa que se tem é a de que ele, como as glitazonas em geral, aumente também a sensibilidade à insulina.[18]

■ Insulina

A maioria dos casos de diabete tipo 2 não necessita de insulina no decorrer de sua evolução, embora seja ela, sempre, uma doença progressiva. O emprego da insulina está associado ao aumento de peso corporal e à possibilidade de crise hipoglicêmica.

Geralmente, o diabete tipo 2 começa pela resistência à insulina, gerada pela obesidade; com o passar dos anos, as células beta das ilhotas de Langherans do pâncreas apresentam anormalidades de secreção; essas anormalidades variam de paciente a paciente, e também durante a evolução da doença. Os órgãos mais importantes que resistem à insulina são a musculatura estriada, o tecido adiposo e o fígado; a glicemia de jejum não se eleva inicialmente, só o fazendo a pós-prandial; por causa da hiperinsulinemia compensadora, porém, com o passar dos anos, a célula beta é invadida pela proteína amilóide, que diminui a secreção de insulina, aparecendo, então, o diabete. Como já dissemos, os depósitos de amilóide nas ilhotas são, provavelmente, responsáveis pela redução da massa de tecido secretor de insulina; a hiperglicemia promove, não só a amiloidose tissular, mas também a formação de fibrilas amebóides; esse fato fala a favor do que se chama glicotoxicidade.

A evolução da doença é, em regra, longa e progressiva; inicialmente é tratada com dieta, correção do peso e exercício físico, que formam o primeiro degrau do tratamento caracterizado por medidas não-farmacológicas; esse tratamento deve ser estendido a todos os pacientes com glicemia de jejum acima de 99 mg/dl, o que constitui, como já dissemos, glicemia em jejum alterada. É provável que para a prevenção do diabete já se estabeleça, nos próximos anos, que o paciente deva usar um dos medicamentos que aumente a sensibilidade à insulina, isto é, a metformina ou as glitazonas. É improvável que um único agente terapêutico mantenha o controle glicêmico desejado por muitos anos, pois, três anos após o diagnóstico do diabete, 50% dos pacientes precisam de mais de um agente antidiabético oral; é provável que o paciente diabético tenha necessidade de dois ou três medicamentos para estabelecer um controle diabético rígido durante 24 horas. Um desses medicamentos, freqüentemente usados para estabelecer a rigidez do controle glicêmico, é a insulina.

As insulinas tradicionais têm sido suplantadas por insulinas mais modernas, chamadas de análogas, que podem prover um controle fisiológico da glicemia com menor incidência de episódios hipoglicêmicos do que as insulinas tradicionais humana e animal; hoje, temos as insulinas de ação ultra-rápida, de ação rápida, de ação intermediária e de ação lenta, de acordo com o Quadro 9-10.

As insulinas intermediárias NPH, lenta e glargina são duas vezes mais lentas do que a insulina regular; a insulina NPH tem um início de ação de 1 a 2 horas, um pico de 4 a 10 horas e uma duração de 10 a 16 horas, e a insulina lenta tem um pico de 4 a 12 horas e uma duração de 12 a 18 horas. A insulina análoga ultralenta tem um pico de 10 horas e duração de 18 a 20 horas e varia, na sua absorção, de um dia para outro. A insulina glargina possui ação intermediária e um perfil estável de ação, sem picos ou quedas, o que é uma grande vantagem.

No tratamento do diabete melito tipo 2 a insulina tem as seguintes indicações:

A) Quando o paciente apresenta uma glicemia de jejum acima de 270 mg/dl.
B) Quando o paciente, já usando vários antidiabéticos orais, não controla sua glicemia em níveis desejados.
C) Quando o paciente passa por uma situação complicada como estresse incomum, infecção importante, traumatismo e grande cirurgia.

Aos pacientes obesos que não estão alcançando o objetivo (glicemia) do tratamento, embora estejam usando várias drogas, o melhor é indicar o uso da insulina NPH, lenta ou glargina; em geral deve-se iniciar com 10 UI à noite, por uma semana e daí em diante utiliza-se o Quadro 9-11.

Dada à noite, a insulina reduz a produção hepática de glicose nesse período, podendo a glicemia chegar a níveis normais antes do desjejum; durante o dia, os medicamentos orais podem manter um bom controle glicêmico.[19]

ASSOCIAÇÕES MEDICAMENTOSAS

Regras básicas

Quanto menor o número de comprimidos usados melhor a adesão ao tratamento.

- Iniciar sempre com as menores doses efetivas preconizadas, dentro, evidentemente, das necessidades orientadas pelo nível glicêmico.
- Aumentar as doses do medicamento de modo gradativo, tendo sempre em mente a possibilidade de efeitos adversos, principalmente a hipoglicemia.
- Farmacologicamente não é aconselhado associar medicamentos com o mesmo mecanismo de ação (por exemplo, metformina e glitazona ou sulfoniluréia e glinida), a não ser que ensaios terapêuticos tenham recomendado.
- Respeitar o período de uma semana antes de aumentar uma determinada dose medicamentosa ou antes de acrescentar outro medicamento.

Quadro 9-10. Insulinas de acordo com o tempo de ação

Insulina de ação ultra-rápida	Lispro (análoga)
Insulina de ação rápida	Regular (humana e animal) e Aspart (análoga)
Insulina de ação intermediária	NPH (humana e animal), lenta (humana e animal) e glargina (análoga)
Insulina de ação prolongada	Ultralenta (humana e animal)

Quadro 9-11. Esquema de introdução e titulação de insulina no diabete tipo 2

Glicemia em jejum	Aumento da dose de insulina (UI/dia)
> 180 mg/dl	Acrescentar 8 UI
140 a 180 mg/dl	Acrescentar 6 UI
120 a 140 mg/dl	Acrescentar 4 UI
100 a 120 mg/dl	Acrescentar 2 UI

- Instruir o paciente sobre o diabete melito tipo 2, principalmente sobre a necessidade de tratamento continuado e os efeitos adversos do medicamento prescrito.
- Considerar sempre as condições socioeconômicas do paciente.

Combinações

Um estudo recentemente publicado mostrou que a injeção de uma insulina de ação intermediária à noite e a metformina durante o dia produziram ótimo controle glicêmico e resultaram em um menor ganho ponderal.[20]

Para atingir os melhores cenários de um rígido controle glicêmico, várias combinações são possíveis:

- Acarbose e metformina ou uma das glitazonas, em doses que vão depender do controle glicêmico.
- Acarbose e uma da sulfoniluréias, glimepirida ou gliclazida, em doses que vão depender do controle glicêmico.
- Glinida e metformina ou uma das glitazonas, em doses que vão depender do controle glicêmico.
- Acarbose, metformina e uma das sulfoniluréias, em doses que vão depender do controle glicêmico.
- Glinida, metformina e uma das sulfoniluréias, em doses que vão depender do controle glicêmico.
- As combinações anteriores podem ser acrescidas de insulina quando necessário, de acordo com os esquemas já apresentados; nesse caso lembrar que as sulfoniluréias, as glinidas e a insulina podem, teoricamente, levar a uma crise hipoglicêmica; essa possibilidade deve ser sempre lembrada quando se fizer essas associações.
- Quando a glicemia estiver inicialmente acima de 270, e o tratamento começar com insulina, é possível diminuir a dose necessária quando se acrescentar certos medicamentos orais; podemos associar acarbose para diminuir a absorção do glicídio intestinal e usar a metformina ou a glitazona para sensibilizar os tecidos periféricos (músculo, fígado e tecido adiposo); nesse caso vai se acrescentando uma dose baixa do medicamento oral de cada vez, e dosando a glicemia para testar a dose adequada, sem perigo de levar à hipoglicemia
- Em alguns pacientes, já em fase avançada, a evolução da doença leva à exaustão do sistema secretor pancreático e sua substituição por tecido amilóide não-secretor; nesse caso não adianta prescrever sulfoniluréia ou glinida, pois não há produção de insulina a estimular.
- Outras combinações que podem ser feitas nos pacientes com diabete tipo 2 cujo pâncreas já estiver exausto, é o uso de uma insulina de ação intermediária (NPH, lenta ou glargina) antes do desjejum (2/3 da dose) e antes do jantar (1/3 da dose).

CONCLUSÕES

O tratamento medicamentoso deve ser mantido por toda a vida em associação a uma rígida dieta e exercícios físicos regulares, com a finalidade de manter as variáveis em níveis desejados, isto é, a glicemia, o peso, a pressão arterial e os lipídios (Quadro 9-6).

Como de início só se aconselha o uso de medidas não-medicamentosas ou higienodietéticas, a impossibilidade de se conseguir um nível glicêmico ideal nos leva a associar um medicamento; a escolha do medicamento vai depender da glicemia pós-prandial, da glicemia de jejum, da hemoglobina A 1c, do peso e da idade do paciente.

Quando já houver uma hiperglicemia pós-prandial (glicemia > 160 mg/dl) e glicemia de jejum ou Hg A 1c normais, deve-se usar a acarbose ou uma das glinidas.

Quando houver uma glicose em jejum alterada, discute-se, nesse momento, se se deve prevenir o diabete com metformina ou glitazona.

Quando o diabete tipo 2 já estiver estabelecido 150 mg/dl (glicemia de jejum > 125 mg/dl), porém abaixo de 150 mg/dl, no início devemos usar medicamentos que não estimulem a liberação de insulina, principalmente se o indivíduo for obeso: acarbose, metformina ou glitasonas.

Quando a glicemia em jejum estiver entre 150 e 270 mg/dl a indicação do medicamento deverá depender do predomínio entre a insulinorresistência e a insulinodeficiência; a insulinorresistência tem as seguintes características: excesso de peso ou obesidade, grande circunferência abdominal, hipertrigliceridemia, colesterol-HDL baixo e hipertensão arterial, todos os sinais observados na síndrome metabólica; na insulinodeficiência temos as seguintes características: perda de peso e glicemia em jejum alterada.

Quando ainda houver insulinorresistência deve-se acrescentar metformina ou glitasona inicialmente e, mais tarde, sulfoniluréia ou glicina.

Quando já houver insulino-deficiência acrescentar insulina de acordo com o que foi anteriormente descrito.

Quando a glicemia de jejum estiver acima de 270 mg/dl, iniciar o tratamento medicamentoso com insulina, também, de acordo com o que foi anteriormente descrito.

REFERÊNCIAS BIBLIOGRÁFICAS

1. Cherade JM, Mooradian AD. A rational approach to drug therapy of type 2 diabetes mellitus. *Drugs* 2000;60:95-113.
2. Del Prato S. Loss of early insulin secretion leades to post-prandial hyperglicemia. *Diabetologia* 2003;46:M2-M8.
3. Mitrakou A, Kelley D, Mokan M *et al*. Role of reduced suppresion of glucose production and diminished early insulin release in impaired glucose tolerance. *N Engl J Med* 1992;326:22-23.
4. De Fronzo RA, Bonadonna RD, Ferrannini E. Pathogenesis of NIDDM. A balanced review. *Diabetes Care* 1992;15:318-368.

5. Rossetti L, Giaccaci A, De Fronzo RA. Glucose toxicity. *Diabetes Care* 1990;13:610-30.
6. Weyer C, Bogardus C, Mott DM *et al*. The natural history of insulin secretory dysfunction and insulin resistance in the pathogenesis of type 2 diabetes. *Diabetes* 2202;(Suppl 1):S109-S116.
7. Höppener JWM, Ahren B, Lips CRM. Islet amyloid and type 2 diabetes mellitus. *N Engl J Med* 2000;343:411-19.
8. Luna RL. *Hipertensão arterial*. Rio de Janeiro: Medsi, 1989. p. 129.
9. UK Prospective Diabetes Study (UKPDS) Group. Effect of intensive blood-glucose control with metformin on complications in overweight patient with type 2 diabetes (UKPDS 34). *Lancet* 1998;352:854-65.
10. Mooradian AD, Cherade J. Implications of the UK Prospective Diabetes Study; questions answered and issues remaining. *Drugs Aging* 2000;16:259-64.
11. Grundy SM, Hansen B, Smith SC et al. Clinical management of metabolic syndrome. *Circulation* 1994;109:551-556.
12. Sociedade Brasileira de Cardiologia. Programa de Educação Continuada. *Hipertensão arterial. Contra-indicação ao uso da Metformina Módulo 1*. Ano 2 Fascículo IV, 2003.
13. Oliveira JEP. Aspectos epidemiológicos e tratamento da hiperglicemia. In: Franco RJS (ED). *Hipertensão e diabete, complicações e tratamento*. São Paulo: Lemos Ediorial, 2002. p. 13.
14. Chiosson JL, Josse RG, Gomes R *et al*. Acarbose treatment and the risk of cardiovascular disease and hypertension in patientes with impaired glucose tolerance. *JAMA* 2003;290:486-94.
15. Forti AC. Consensos e recomendações da Sociedade Brasileira de Diabetes e correlações com outros consensos brasileiros de dislipidemia e hipertensão. *Revista ILIB Brazil* 2001;3:20-31.
16. Opie LH. Mechanism of cardiac contraction and relaxation. In: Braunwald's *Heart Disease* 6th ed. Philadelphia: Saunders, 2001. p. 472.
17. Haffner SM et al. Effect of rosiglitazone treatment in nontraditional markers of cardiovascular disease in patients with type 2 diabetes mellitus. *Circulation* 2002;106:679-84.
18. Maede N et al. PPAR-gama ligands increase expression and plasma concentrations of adiponectina and adipose disolved protein. *Diabetes* 2001;50:2094-99.
19. Riddle MC et al. The Treat to Target Trial. Randomized addition of glargine or human NPH insulin to oral therapy of type 2 diabetic patients. *Diabetes Care* 2003;26:3080-86.
20. Jarvinen HY, Ryisi H, Nikkili K et al. Comparasion of bedtime insulin regimens in patients with type 2 Diabetes Mellitus. *Ann Intern Med* 1999;130:386-96.

Tratamento da Hiperlipidemia na Síndrome Metabólica 10

GENERALIDADES SOBRE LIPÍDIOS

Na síndrome metabólica a dislipidemia é representada pelo triglicerídio elevado, pelo colesterol-HDL baixo e, principalmente, pela importância da concentração de partículas pequenas e densas da LDL e da HDL. Sabemos hoje que esses lipídios são fatores de risco estabelecidos para a aterosclerose. A chamada dislipidemia aterogênica é a anormalidade característica das lipoproteínas na síndrome metabólica e no diabete melito tipo 2. As lipoproteínas são grandes complexos macromoleculares que transportam o colesterol e o triglicerídio dentro do sangue. Eles contêm um centro lipídico que consiste de triglicerídio e de colesterol, cercado por uma camada externa formada por fosfolipídios e proteínas especializadas conhecidas como apolipoproteínas; essas moléculas são necessárias para a integridade estrutural das lipoproteínas e dirigem suas interações metabólicas às enzimas, proteínas de transporte e receptores celulares. A apolipoproteína A-1 é o maior componente da HDL e o marcador dessa família. A apolipoproteína B é a mais importante lipoproteína de todas as "não-HDL"; há duas formas de apo-B: a B-48 e a B-100, esta última encontrada em todas as lipoproteínas derivadas do fígado (VLDL, IDL e LDL); no intestino há a síntese de uma proteína menor (B-48) que é parte do quilomícron.[1] As lipoproteínas formam cinco famílias que constituem os quilomícrons, as lipoproteínas de muito baixa densidade (VLDL), as lipoproteínas de baixa densidade (LDL), as lipoproteínas de densidade intermediária (IDL) e as lipoproteínas de alta densidade (HDL). Os quilomícrons são as maiores lipoproteínas e as mais ricas em lipídios, enquanto as HDL são as menores lipoproteínas e as que contêm menos lipídios. Os quilomícrons, a VLDL e a LDL carregam importantes quantidades de triglicerídio. O transporte de lipídios é constituído de uma via exógena e de uma via endógena.

Na via exógena, a gordura dietética é absorvida, incorporada e transportada pelos quilomícrons sintetizados pelas células intestinais, e que têm como estrutura protéica a apolipoproteína B-48. Os quilomícrons são metabolizados pela enzima lipase-lipoprotéica, existente no endotélio capilar, principalmente dos tecidos muscular e adiposo; essa enzima hidrolisa os triglicerídios liberando os ácidos graxos livres que penetram nos tecidos.[1] As lipoproteínas resultantes, de menor tamanho, denominados quilomícrons remanescentes, são captadas pelo fígado, que utiliza o colesterol e o fosfolipídio fornecidos pela dieta (Fig. 10-1).

Já formando parte da via endógena, o fígado sintetiza o triglicerídio e o éster de colesterol que formam a VLDL, cuja proteína é a apolipoproteína B-100; a VLDL é hidrolisada pela lipase lipoprotéica, formando a IDL; esta última se liga novamente ao fígado, sendo hidrolisada pela lipase hepática dos sinusóides do fígado, formando a LDL. A HDL e sua apolipoproteína A-1 são sintetizadas pelo fígado e pelo intestino e, uma segunda HDL e sua apolipotroteína A-2 o são somente pelo fígado. A chamada HDL remanescente interage com as células periféricas, removendo colesterol de volta para o fígado; o nascente HDL transforma-se em HDL 3 e, ulteriormente, em HDL 2.[1] Essa lipoproteína tem várias ações pleiotróficas cardioprotetoras: limita o processo inflamatório e tem, tam-

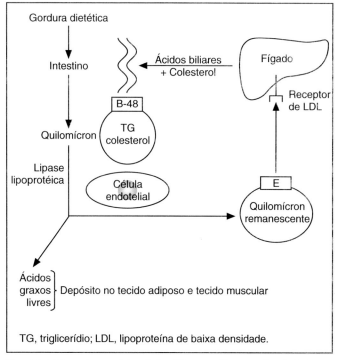

Fig. 10-1. Via exógena. TG, triglicerídio; LDL, lipoproteína de baixa densidade.

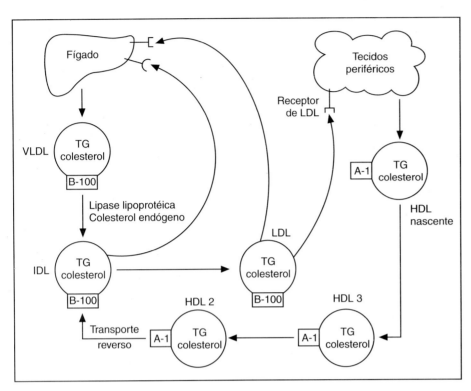

Fig. 10-2. Via endógena.

bém, propriedades antitrombóticas. Vários estudos sugerem uma forte correlação inversa entre os níveis de colesterol-HDL e o risco de aterosclerose; isso se deve ao fato, entre outros, da HDL estar envolvida no chamado transporte reverso do colesterol, da periferia para o fígado, onde é metabolizado e se constitui no seu local de maior excreção (Fig. 10-2).

De acordo com Barreto, o colesterol-HDL baixo é um indicador de hiperinsulinemia.[2] Ultimamente, considerável evidência vem aparecendo, indicando que a HDL possui marcada ação antioxidante, e essa ação seria dada pela paraoxonase-1 (PON-1) nela localizada; experiências recentes em ratos transgênicos "PON-1 *knock-out*" indicam o grande potencial da paraoxonase-1.[3]

As lipoproteínas têm características próprias em relação à densidade, à composição e à apolipoproteína, como mostrado no Quadro 10-1.

As espécies moleculares de lipídios existentes no plasma com maior importância fisiológica e clínica, são os ácidos graxos, os triglicerídios, o colesterol e suas frações HDL e LDL e os fosfolipídios Os triglicerídios são a forma de armazenamento energético mais importante do organismo, formando depósitos no tecido adiposo e no tecido muscular; quimicamente, eles são ésteres de glicerol, provenientes da dieta que sofrem digestão no duodeno e íleo proximal; através da ação de lipases e ácidos biliares eles são hidrolisados a glicerol e ácidos graxos; após absorção, são ressintetizados nas células epiteliais intestinais e combinados com colesterol e apolipoproteínas para formar quilomícrons, que são transportados pelo canal linfático torácico Os quilomícrons são os responsáveis pelo transporte de lipídios da dieta (ver Via Exógena). O transporte de lipídios de origem hepática ocorre por meio da VLDL da IDL e da LDL que, caracteristicamente, têm a apoproteína B-100 (ver Via Endógena).

CLASSIFICAÇÃO DAS DISLIPIDEMIAS

De acordo com as III Diretrizes Brasileiras sobre Dislipidemias elas são classificadas de dois modos: a Classificação Laboratorial e a Classificação Etiológica (Quadros 10-2 e 10-3).[4]

Meta a ser alcançada quando se faz o tratamento do triglicerídio: abaixo de 150 mg/dl. Metas a serem alcançadas quan-

Quadro 10-1. Principais características das lipoproteínas

Lipoproteína	Densidade	Composição	Apoproteína
Quilomícrons	< 0,95	84% de triglicerídio	B-48
VLDL	< 1,006	55% de triglicerídio	B-100
IDL	1,006 a 1,019	32% de triglicerídio	B-100
LDL	1.019 a 1,063	38% de colesterol	B-100
HDL	1,063 a 1,210	50% de proteína	A-1

Quadro 10-2. Classificação laboratorial

- Hipercolesterolemia isolada: aumento do colesterol total ou do colesterol-LDL
- Hipertrigliceridemia isolada: aumento do triglicerídio
- Hiperlipidemia mista: aumento do colesterol total e do triglicerídio
- Diminuição isolada do colesterol-HDL ou associada ao aumento do triglicerídio ou do colesterol-LDL

Quadro 10-3. Classificação etiológica

Dislipidemias primárias: têm origem genética

Dislipidemias secundárias: causadas por outras doenças ou uso de medicamento

Doenças	Medicamentos
Hipotireoidismo	Diurético em dose alta
Diabete melito	Betabloqueador
Síndrome nefrótica	Corticosteróide
Insuficiência renal crônica	Anabolizante
Obesidade	
Icterícia obstrutiva	

do se tenta elevar o colesterol-HDL: acima de 40 mg/dl no homem e de 50 mg/dl na mulher. Meta a ser alcançada quando se tenta melhorar a concentração de partículas de LDL:1.100 nmol/l. Meta a ser alcançada quando se tenta normalizar a apolipoproteína B: 90 mg/dl.

LIPOPROTEÍNAS RICAS EM TRIGLICERÍDIOS

A elevação dos níveis de triglicerídio é vista, com freqüência, em pessoas obesas e em pacientes diabéticos com dietas ricas em calorias, açúcares e gorduras saturadas; a elevação dos triglicerídios plasmáticos é, como sabemos, um dos componentes da síndrome metabólica. Elevações dos triglicerídios plasmáticos resultam de distúrbios genéticos nas enzimas que intervêm no seu processo de formação ou nas suas apolipoproteínas; um exemplo é a hipertrigliceridemia familiar, que não está associada a sinais clínicos, como o arco ocular senil, o xantoma e o xantelasma e também, pouco associada à aterosclerose. A ingestão em excesso de álcool, carboidratos e calorias é, em geral, real estímulo à elevação da trigliceridemia. A hipertrigliceridemia representa os triglicerídios dos quilomícrons, da VLDL e da LDL.[5] Em pacientes com triglicerídios ≥ 200 mg/dl, as diretrizes do ATP III recomendam o cálculo do chamado colesterol não-HDL; este colesterol incorpora aquele das lipoproteínas VLDL, IDL e LDL; o colesterol-HDL é melhor para estabelecer o risco cardiovascular do que o colesterol-LDL. A maioria dos pacientes com diabete tipo 2 tem colesterol-LDL de partículas pequenas e densas e necessita de um tratamento mais agressivo com estatina, fibrato ou ácido nicotínico, como veremos adiante. Assim, na dislipoproteinemia aterogênica da síndrome metabólica, a partícula de tamanho pequeno é a anormalidade característica da LDL.

O mais importante estudo sobre os triglicerídios, feito até agora foi o Copenhagen Male Study, publicado em 1998; foram acompanhados 2.906 homens brancos, entre 53 e 74 anos, sem diagnóstico de doença cardiovascular; nos 8 anos seguintes, 229 pacientes apresentaram uma coronariopatia isquêmica. Os pacientes foram divididos em três grupos de acordo com a taxa de triglicerídios, e ainda estratificados em

subgrupos de acordo com o nível do colesterol-HDL; a taxa acumulada bruta de coronariopatia, considerando o nível de triglicerídio, foi de 4,6% para o terço inferior, de 7,7% para o terço médio e de 11,5% para o terço superior (p = 0,001), tendo o referido nível de triglicerídio sido ajustado para a idade, índice de massa corporal, álcool, fumo, atividade física, hipertensão arterial, diabete tipo 2, classe social, colesterol-HDL e colesterol-LDL. No terço inferior da variação do triglicerídio, o risco relativo foi de 1,5 (IC de 1,0 a 2,3 em 95% com p = 0,5) e, nos terços médio e superior, o risco relativo foi de 2,2 (IC de 1,4 a 3,4 em 95% com p = 0,0001). Desde que estratificados para os níveis de HDL, um homem branco e com idade acima de 45, a hipertrigliceridemia é um fator de risco, independente do colesterol-LDL.[6]

ANORMALIDADE NO METABOLISMO DA LIPOPROTEÍNA DE ALTA DENSIDADE

Estudos observacionais têm ligado, de modo consistente, a presença de coronariopatia a níveis baixos de colesterol-HDL. A maior parte desses casos resulta, secundariamente, da elevação do triglicerídio plasmático ou de níveis altos da apoproteína B. Estas anormalidades se agrupam, com outros achados, na síndrome metabólica.[5]

TRATAMENTO DA HIPERTRIGLICERIDEMIA

O tratamento começa com mudanças no estilo de vida, ou como chamamos medidas higienodietéticas que são basicamente o tratamento dietético, o exercício físico e o combate ao tabagismo.

Tratamento dietético

Na hipertrigliceridemia, os pacientes que apresentam também quilomicronemia aumentada devem reduzir a ingestão de gordura total na dieta; nesse caso, a avaliação se faz pelo aspecto do soro, após refrigeração prolongada, o que permite perceber a existência de um sobrenadante cremoso e uma camada inferior límpida ou com ligeiro grau de opalescência. Na hipertrigliceridemia secundária à obesidade ou ao diabete, recomenda-se, respectivamente, dieta hipocalórica, restrição de carboidratos e cuidados para ter sempre a glicemia em níveis aceitáveis. A abstenção do consumo de álcool é recomendada em todos os casos de dislipidemia. (Grau de recomendação A e nível de evidência 2).

Exercício físico

Sessões de exercício físico de, em média, 40 minutos de atividade aeróbica devem ser adotadas, numa freqüência de 3 a 6 vezes por semana. O alvo do exercício deve ficar na faixa de 60% a 80% da freqüência cardíaca máxima observada no teste ergométrico, realizado na vigência dos medicamentos de uso corrente ou de acordo com o Quadro 10-4.

Quadro 10-4. Variação da freqüência de pulso de acordo com a idade

Idade	Valores máximos de pulso (min)	Valores ideais com exercício
20	200	140 a 170
25	195	137 a 160
30	190	133 a 162
35	185	130 a 157
40	180	126 a 153
45	175	123 a 149
50	170	119 a 145
55	165	116 a 140
60	160	112 a 136
65	155	109 a 132
70	150	105 a 128

Fonte: Yanker GD., 1983.[15]

Tratamento farmacológico

Fibratos

Quando as medidas higienodietéticas não derem os resultados desejados ou se o triglicerídio estiver acima de 500 mg/dl, os fibratos estarão indicados no tratamento da hipertrigliceridemia endógena (Quadro 10-5).

O mecanismo de ação dos fibratos resulta, em parte, de sua interação com o fator de transcrição nuclear chamado de receptor do peroxisoma proliferador-ativado tipo alfa (PPAR alfa), que regula a transcrição dos genes da lipase lipoprotéica, da apo C-II e da apo A-1 e que, também, pode ter efeito antiinflamatório ao nível de parede arterial. Esses fármacos são derivados do ácido fíbrico; o primeiro deles, lançado em 1963, foi o clofibrato (atromid), que causava reações perigosas, tendo sido retirado do mercado quando certo número foi detectado. O mecanismo de ação, acima descrito, é complexo e pouco compreendido, porém recentes pesquisas o tem vinculado ao PPAR alfa, como descrevemos. Os PPAR são em geral, fatores de transcrição intracelular e sua classe alfa, quando ativada, inibe a transcrição da apolipoproteína C-III, aumenta a produção da lipase lipoprotéica e estimula a transcrição da apo A-1 e da apo A-2. Os fibratos apresentam alto grau de ligação à albumina e são metabolizados no citocromo P450-3A4, interagindo com as drogas que utilizam a mesma via metabólica. Eles são administrados por via oral e absorvidos pela via gastrointestinal e excretados pela via renal.[7]

Os fibratos são indicados quando os níveis de triglicerídios não atingirem o valor ideal, após restrição dietética devidamente dirigida e controlada. Deve-se estar atento para os casos de quilomicronemia (quilomícrons ou triglicerídios exógenos presentes em amostras colhidas após jejum de 12 horas), nos quais os fibratos não têm qualquer efeito. Como já dissemos, quando a trigliceridemia endógena for muito elevada (> 500 mg/dl), o que acarreta riscos de pancreatite aguda ou trombose, deve-se iniciar

a terapêutica com fibratos concomitante à restrição alimentar. Quando os triglicerídios estiverem moderadamente elevados (200 a 500 mg/dl), deve-se ser mais rigoroso em relação ao colesterol, devendo o paciente usar estatina ou ácido nicotínico e não o fibrato se o colesterol estiver elevado.

A redução da trigliceridemia com as doses habituais de fibrato anteriormente descritas (Quadro 10-5), situa-se em torno de 30%, desde que se tome o cuidado de manter a dieta adequada; paralelamente, ocorre aumento da fração HDL do colesterol, em média, de 10%.

Com o uso dos fibratos têm sido observados alguns dados controversos em relação à hemostasia e ao metabolismo dos carboidratos: diminuição da viscosidade sangüínea, da agregação plaquetária, do fibrinogênio, do fator VII da coagulação e o do PAI-1, além da melhora da tolerância à glicose e do controle da glicemia em diabéticos não-insulino-dependentes.[8]

Os efeitos adversos dos fibratos são distúrbios gastrointestinais, mialgias, erupção cutânea, prurido, cefaléia, insônia e diminuição da libido. Raramente são observados aumentos das enzimas hepáticas. Recomenda-se cautela no uso concomitante de fibratos e anticoagulantes orais ou vastatinas (o uso da associação de gemfibrozila com vastatina deve ser proscrita); os fibratos e as vastatinas, com exceção da pravastatina, usam o mesmo sistema metabólico hepático do citocromo P-450, e o uso concomitante num mesmo sistema pode sobrecarregá-lo, aumentando sua saturação plasmática dose dependentemente à ação de ambas, reforçando a possibilidade de reações adversas, tipo mialgia e até de rabdomiólise.[4] (Grau de recomendação A e nível de evidência 2.)

Ácido nicotínico

A alternativa aos fibratos no tratamento da hipertrigliceridemia, e também efetiva no tratamento do colesterol-HDL baixo, é o ácido nicotínico (niacina). A dose varia de 2 a 4 g/dia, de acordo com a tolerância; aconselha-se iniciar com uma dose baixa e elevá-la, paulatinamente, em quatro semanas; o uso de uma dose inicial alta pode causar rubor facial, hiperglicemia e gastrite. O ácido nicotínico aumenta o colesterol-HDL de 15% a 35% e diminui o triglicerídio de 20% a 50%.

A droga que imita o ácido nicotínico é o acipimox, que tem o mesmo perfil de ação, inibindo a liberação dos ácidos graxos livres do tecido adiposo, reduzindo, assim, o triglicerídio plasmático; a dose do acipimox é de 250 mg até 3 vezes ao dia.

Quadro 10-5. Fibratos e suas respectivas doses

Gemfibrozila	600 a 1.200 mg/dia
Bezafibrato	600 mg/dia ou 400 mg sob a forma de subtração lenta
Etofibrato	500 mg/dia
Fenofibrato	250 mg/dia, simples ou sob a forma micronizada
Ciprofibrato	100 mg/dia

No hepatócito, o ácido nicotínico reduz a mobilização intracelular de ácido graxo e, por conseqüência, a síntese e o acoplamento dos triglicerídios à apo B-100; esse efeito contribui para a redução dos níveis plasmáticos dos triglicerídios e, concomitantemente também, a elevação dos níveis plasmáticos do colesterol-LDL.[9]

O ácido nicotínico é considerado, atualmente, a droga que possui o melhor efeito na elevação do colesterol-HDL, podendo em associação aos fibratos, elevá-la em 48%.

O ácido nicotínico deve ser utilizado com cuidado nos diabéticos, pois pode dificultar o controle glicêmico.[4]

No estudo de prevenção secundária chamado de *Coronary Drug Project,* houve com o uso do ácido nicotínico, diminuição de 27% de eventos coronários.[10]

O ácido nicotínico pode ser utilizado como alternativa aos fibratos e vastatinas, ou em associação com esses fármacos em portadores de hipercolesterolemia, hipertrigliceridemia ou dislipidemias mistas.[11]

Merece que se chame atenção, novamente, que se o paciente já estiver usando uma vastatina ou um fibrato, a prescrição do ácido nicotínico eleva o risco de miopatia ou mesmo de rabdomiólise, efeitos adversos relatados em diversos estudos; o ácido nicotínico é, também, metabolizado pelo sistema enzimático hepático do citocromo P-450. A elevação da creatinofosfoquinase (CPK), acompanhada ou não de dores musculares, é pouco freqüente com as vastatinas isoladas, entretanto, a incidência aumenta com o uso concomitante ou dos fibratos, como já tínhamos dito (5%) ou do ácido nicotínico (3%). (Grau de recomendação B e nível de evidência 2.)

Considere também o uso de ácido nicotínico quando a apolipoproteína A-1 estiver baixa (Quadro 10-6).

Os de liberação prolongada têm hoje a preferência dos doentes, e embora tenham preços elevados, devem ser tomadas ao dormir, com pequeno lanche não gorduroso, longe de bebidas alcoólicas, quentes ou alimentos condimentados e engolidas sem mastigar. São as formulações ideais, hoje.

Ácidos graxos ômega-3

O número ômega se refere à primeira ligação dupla da terminação metil da molécula. Os ácidos graxos eicosapantaenóico (EPA) e decosaexaenóico (DHA) são derivados do ácido linoléico alfa, ou da dieta à base de peixes de água gelada, e reduzem os triglicerídios por diminuição da produção da VLDL no fígado; apresentam, também, propriedades antitrombóticas. A dose recomendada é de, no mínimo, 4 g por dia. Ainda não se tem uma definição do real valor dos ácidos graxos ômega-3 no tratamento da hipertrigliceridemia, mas sabe-se que eles podem ser usados como tratamento adjuvante ao uso dos fibratos ou mesmo substituí-los quando os pacientes forem intolerantes a esses medicamentos. O Estudo GISSI-Prevenzione demonstrou que a suplementação ao fibrato de 1 g/dia de ácido graxo ômega-3, reduziu em 10% os eventos coronarianos (morte, infarto do miocárdio e acidente vascular cerebral em portadores de coronariopatia).[12] As principais fontes de ácidos graxos ômega-3 estão no Quadro 10-7. (Grau de recomendação B e nível de evidência 2.)

Um estudo da relação numérica triglicerídio/colesterol-HDL (TR/C-HDL), recentemente concluído, mostra que quanto mais alta ela for, maior é a probabilidade do indivíduo ser resistente à insulina e maior é, conseqüentemente, o risco para a coronariopatia.[13] A literatura tem sido unânime em valorizar a relação TR/C-HDL como indicativa da resistência à insulina, e mesmo se elevada, correlacioná-la ao diabete.

Devemos salientar que a trigliceridemia elevada e o colesteral-HDL baixo são duas variáveis metabólicas que quase nunca ocorrem isoladas, mas estão freqüentemente associadas. Esse achado concorda com a evidência experimental de que a insulina afeta o metabolismo das lipoproteínas de alta densidade (HDL) e de muito baixa densidade (VLDL), de modo que, em condições anormais, como na elevação da insulina, o metabolismo da HDL e da VLDL fica comprometido.

Estudos em culturas de células nos têm mostrado que o aumento do fluxo de ácido graxos livres da periferia para o fígado, no estado de resistência à insulina, induz à síntese hepática de triglicerídio que, por seu turno, promove a secreção da VLDL, possuidora de 55% de triglicerídio.

Estudo prospectivo recente mostrou que 1/3 dos hipertensos tem uma relação TR/C-HDL alta, e corre um risco elevado de desenvolver aterosclerose por serem insulino-resistentes; por outro lado, quando a relação for baixa, o risco de coronariopatia é reduzida.[14] Chamamos a atenção de que, em indivíduos normais, a relação TR/C-HDL deve estar abaixo de 3 e, muito freqüentemente, perto de 2.

Quadro 10-6. Tipos de formulação do ácido nicotínico

1. Ácido nicotínico de liberação rápida
2. Ácido nicotínico de liberação SR
3. Ácido nicotínico de liberação prolongada (intermediária)

Quadro 10-7. Fontes do ácido graxo ômega-3*

Fonte (100 g)	EPA e DHA (g)	Ácido linoléico (%)
Cavala	2,5	
Sardinha	1,7	
Arenque	1,6	
Salmão	1,0	
Truta	0,5	
Bacalhau	0,2	
Óleo de canola		9,0
Óleo de soja		7,08

Fonte: Sociedade Brasileira de Cardiologia.[4]

REFERÊNCIAS BIBLIOGRÁFICAS

1. Rader DJ. Lipid disorders. In: Topol EJ (Ed). *Textbook of cardiovascular medicine*. Philadelphia: Lippincott-Raven Publisher, 1998. p. 59.
2. Barreto NDM. *Estudo da resistência insulínica, hiperinsulinemia e dislipidemia na hipertensão arterial: importância da obesidade e correlação entre indivíduos brancos e negros.* Tese de doutoramento. Universidade Federal Fluminense, 1994.
3. Durrington PN, Mackeness B, Mackeness MI. Paraoxonase and atherosclerosis. *Atheroscler Thromb Vasc Biol* 2001;21:473.
4. III Diretrizes Brasileiras sobre Dislipidemias e Diretriz de Prevenção da Aterosclerose do Departamento de Aterosclerose da Sociedade Brasileira de Cardiologia. *Arq Bras Card* 2001;77:(Suplemento III).
5. Ridker PM, Genest J, Libby P. Risk factors for atherosclerotic disease. In: *Braunwald's Heart Disease* 6th ed. Philadelphia: Saunders, 2001. p. 1010.
6. Jeppesen J, Hein HO, Suadicani P et al. Triglyceride concentration and ischemic heart disease. An eight-year follow-up in the Copenhagen Male Study. *Circulation* 1998;97:1029-1036.
7. Stahl SM. *Psicofarmacologia dos antidepressivos*. Londres: Martin Duritz Ltd, 1997, p. 101.
8. Luna RL. *Hipertensão arterial*. Rio de Janeiro: Medsi, 1989.
9. Executive Summary of the Third Report of the National Cholesterol Education Program (NCEP) Expert Panel on Detection, Evolution and Treatment of High Blood Cholesterol in Adult Treatment Panel III. *JAMA* 2001;285:2486-2497.
10. Coronary Drug Project Research Group. Clofibrate and niacin in coronary heart disease. *JAMA* 1975;231:360-381.
11. Sposito AC, Caramelli B, Mansur AP, Serrano CV, Ramires JAF. Effect of niacin and etofibrate association in subjects with coronary artery disease and serum high-density lipoprotein cholesterol < 35 mg/dl. *Am J Cardiol* 1999;83:98-100.
12. GISSI-Prevenzione Investigators. Dietary supplementation with O-3 polynsaturated fatty acids and vitamin E after myocardial infarction results of the GISSI-Prevenzione trial. *Lancet* 1999;359:447-455.
13. Gaziano SM, Henneckens CH, O'Donnell F *et al*. Fasting triglycerides, high density lipo-protein and risk of myocardial infarction. *Circulation* 1997;96:2520-2525.
14. Bonora E, Kiechl S, Willent J *et al*. Prevalence of insulin resistance in metabolic disorders. The Bruneck Study. *Diabetes* 1998;47:1643-1649.
15. Yanker GD. *The complete book of exercise walking*. Contemporary Book Chicago, 1983.

TRATAMENTO DA HIPERTENSÃO ARTERIAL NA SÍNDROME METABÓLICA 11

De acordo com o critério da NCEP-ATL III para a síndrome metabólica, amplamente discutido nesse livro, qualquer pressão arterial igual ou maior que 130/85 mmHg já é considerada elevada. Acima destes níveis, parte da constelação de fatores de risco componentes da síndrome metabólica, há conseqüências devastadoras em relação à saúde cardiovascular do indivíduo.

A hipertensão arterial primária é uma elevação duradoura da cifra tensional causada pela interação heterogênea de mutações genéticas e de causas ambientais. Ela afeta, hoje, de 25% a 35% da população adulta, subindo para 60% a 70% na população com mais de 70 anos. A hipertensão se associa a outros fatores de risco, como obesidade visceral, dislipidemia, intolerância à glicose e hiperinsulinemia, sugerindo-se que todas elas tenham uma causa subjacente comum que seria a resistência à insulina.

O principal objetivo do tratamento anti-hipertensivo *"per se"* não é só reduzir a cifra tensional, mas prevenir as complicações cardiovasculares e renais que a ela se associam, estendendo a longevidade e melhorando a qualidade de vida. Sabemos que a medicação que temos hoje pode reduzir a incidência do acidente vascular encefálico (AVE) em quase 40% e a da complicações coronárias em 15%; nos idosos com hipertensão sistólica estes números são de 33% e de 20%, respectivamente, sendo que, neste último, está incluída a morte súbita. O ensaio Syst-Eur mostra que a medicação anti-hipertensiva pode diminuir a demência senil em 55%, o que é, na verdade, um número fantástico.

Uma visão geral sobre o tratamento da hipertensão sugere que o melhor resultado pode ser explicado pela normalização da cifra tensional, obrigando-nos a um controle rigoroso dessa cifra e não às outras características das drogas prescritas.[1]

O tratamento da hipertensão arterial é baseado, inicialmente, em mudanças de estilo de vida e depois no tratamento medicamentoso.[2] Em relação a este último, vamos verificar que existe, há anos, uma importante controvérsia sobre a influência dos diuréticos e dos agentes betabloqueadores na resistência à insulina. Seria adequado e aconselhável usá-los na síndrome metabólica que, sabidamente, tem sua base fisiopatológica na resistência à insulina? Certo interesse comercial dos fabricantes de produtos concorrentes aparece dando ênfase a essas caracte-

rísticas dos diuréticos e dos betabloqueadores; não há dúvida, todavia, de que eles estimulam a resistência à insulina, porém, não com a intensidade que se propaga. Discutiremos esse ponto à luz dos resultados de diversos ensaios, que são, na verdade, a base para uma discussão racional sobre essa controvérsia.

Hoje, o tratamento leva em consideração não só a cifra tensional, que possui, como vimos antes, no caso da síndrome metabólica, o divisor tensional em 130/85 mmHg, mas também outros fatores de risco e o comprometimento dos órgãos-alvo pela hipertensão arterial; esse comprometimento pode ser amplo e foi extensivamente detalhado, ultimamente, por Alderman *et al.*, reproduzido e modificado no Quadro 11-1.[3]

HIPERTENSÃO ACELERADA E MALIGNA

Outros fatores de risco estão no Quadro 11-2, segundo as modificações ultimamente acrescentadas pelo VII Relatório do Co-

Quadro 11-1. Dano em órgão-alvo relacionado à hipertensão arterial

Acidente vascular cerebral	Infarto cerebral (grande)
	Infarto lacunar (puntiforme)
	Hemorragia cerebral
	Encefalopatia hipertensiva
	Retinopatia hipertensiva
Coração	Hipertrofia ventricular esquerda
	Insuficiência cardíaca diastólica e/ou sistólica
	Angina de peito
	Infarto do miocárdio
	Morte súbita
Rim	Nefropatia hipertensiva
	Doença renal terminal
Artérias de grande calibre	Carótida, estenose e obstrução
	Artérias das extremidades inferiores, claudicação e estenose
	Aneurisma da aorta
	Dissecção aguda da aorta

Quadro 11-2. Fatores de risco adicionais

1. Obesidade (IMC ≥ 30 kg/m^2)
2. Dislipidemia
3. Diabete melito
4. Tabagismo
5. Inatividade física
6. Microalbuminemia (depuração < 60 ml/min)
7. Idade (> 55 anos para homem e > 65 anos para mulher)
8. História familiar prematura de DCV (homem < 55 anos e mulher < 65 anos)

Quadro 11-3. Classificação do risco do paciente hipertenso de acordo com outros fatores de risco adicionais e da presença de lesão em órgãos-alvo[5]

- Risco A: sem lesão de órgão-alvo e sem fatores de risco adicionais
- Risco B: sem lesão de órgão-alvo e com fatores de risco (não incluir diabete melito)
- Risco C: presença de lesão de órgão-alvo, doença cardiovascular clinicamente identificável e/ou diabete melito

mitê Nacional Conjunto em Prevenção, Detecção, Avaliação e Tratamento da Hipertensão (JNC 7).[4]

Temos, agora, nos Quadros 11-1 e 11-2, os dados necessários para classificar o risco do paciente hipertenso; hoje, em medicina, tudo é avaliado em relação ao risco, principalmente no que concerne às doenças cardiovasculares. Sabendo-se do comprometimento de um ou mais órgãos-alvo (cérebro, coração, rim e artérias periféricas) e da presença ou ausência de outros fatores de risco, pode-se classificar o paciente em relação ao risco que a hipertensão arterial está oferecendo àquele indivíduo; essa classificação, que damos no Quadro 11-3 é, hoje, parte das diretrizes de hipertensão arterial em todo o mundo, inclusive no Brasil.

Vemos que, de uma maneira fácil, simples e direta, podemos classificar todo hipertenso de acordo com o risco que ele corre; sabendo desse risco, o próximo passo para se planejar uma decisão terapêutica é o conhecimento da cifra tensional do paciente. É de boa regra que a medida da pressão arterial siga as normas técnicas estabelecidas, para que ela espelhe a realidade tensional do paciente e seja confiável; sabemos que a medida da pressão arterial depende de uma série de influências, das quais a mais importante é, seguramente, o equilíbrio emocional do paciente no momento da aferição; esse ponto é bem ilustrado pela chamada "hipertensão de consultório", que se mostra elevada, simplesmente, pelo temor do paciente em relação à possibilidade de uma doença. Tem se tornado rotina médica a repetição da medida 5 minutos depois da primeira; se as duas medidas estiverem próximas, elas são, por certo, a expressão da verdade biológica, porém se não coincidirem, deveremos solicitar ao paciente a volta à consulta, para uma nova rodada de medidas; esse cuidado é extremamente importante, pela necessidade de uma cifra confiável, já que ela faz parte da

decisão terapêutica que o médico deve tormar, baseada no número da pressão arterial. Veja o Quadro 11-4 que mostra, com clareza, precisão e simplicidade, como se deve tratar uma hipertensão à luz do conhecimento atual.

O Quadro 11-4 organizou, à luz dos conhecimentos modernos, como se deve tratar um hipertenso; vemos que existem duas maneiras complementares de tratá-lo: as mudanças de estilo de vida e o tratamento medicamentoso.

MUDANÇAS DE ESTILO DE VIDA

Na verdade, se conseguirmos sempre um estilo saudável de vida, será muito provável que a pressão arterial, a glicemia, o peso corporal e os lipídios se mantenham em níveis desejados. O primeiro grande desafio para uma vida saudável é uma alimentação correta, mesmo que não haja uma história familiar de doença cardiovascular. Outro hábito precioso que deveremos adquirir, desde a juventude, é o do exercício físico diário ou, pelo menos, várias vezes por semana; o corpo humano necessita desse exercício para a higidez do aparelho cardiovascular e do aparelho locomotor.

A finalidade da terapêutica anti-hipertensiva é a redução da morbidade e da mortalidade cardiovascular e renal; após os 50 anos, as pressões arteriais mais importantes são a sistólica e a diferencial. O objetivo do tratamento é alcançar pressões abaixo de 130/85 mmHg na síndrome metabólica, o que reduzirá, sem dúvida, o aparecimento e a evolução das complicações cardiovasculares.

Medidas higienodietéticas usadas na prevenção e tratamento da hipertensão arterial são: uso prudente de sal, controle do peso corporal, exercício físico, consumo restrito de bebida alcoólica e abandono do tabagismo. Como referimos no nosso livro Hipertensão Arterial, esse é o tratamento básico dessa doença.[2]

Quadro 11-4. Decisão terapêutica no tratamento da hipertensão arterial, segundo o risco e a cifra tensional[5]

Pressão arterial	Risco A	Risco B	Risco C
Normal/Limítrofe 130 a 139/85 a 89	Mudança de estilo de vida (MEV)	Mudança de estilo de vida	Mudança de estilo de vida*
Estágio 1 140 a 159/90 a 99	MEV até 12 meses**	MEV até 6 meses**	Tratamento medicamentoso (TM)
Estágios 2 e 3 ≥ 160 ≥ 100 mmHg	Tratamento medicamentoso	Tratamento medicamentoso	Tratamento medicamentoso

*Associam-se um ou mais medicamentos se o paciente tiver insuficiência cardíaca, insuficiência renal ou se for diabético.
**Associam-se um ou mais medicamentos se o paciente tiver mais de um fator de risco.

Uso prudente do sal

Todas as medidas aqui aconselhadas estão baseadas em vários estudos que as fundamentam. A quantidade de sal usada deve estar abaixo de 5 ou 6 g de cloreto de sódio por dia (uma colher de chá ou seis colheres de café rasas) o que equivale a 70 a 90 mEq; se usada por um mês, essa quantidade de sal reduz a pressão sistólica em 3,9 mmHg (95% IC entre 1,3 e 4,8 mmHg) e a pressão diastólica em 1,9 mmHg (95% IC entre 1,3 e 2,5 mmHg).[6]

A maior parte dos estudos mostra uma associação direta entre quantidade de sal consumida e pressão arterial, seja o indivíduo normotenso ou hipertenso. Convém assinalar que a dieta comum do habitante do Rio de Janeiro já tem de 2 a 3 g de sódio como parte da composição natural dos alimentos. O uso preventivo e terapêutico da dieta hipossódica faz com que haja menor prevalência de complicações cardiovasculares, menor incremento da pressão arterial com o envelhecimento e possibilidade de prevenção da elevação da pressão em qualquer idade. O levantamento epidemiológico dos povos que consomem dietas com pouco sal registra menor prevalência da hipertensão arterial, que não se eleva com a idade. O conselho que damos é que não se adicione sal à comida na refeição e que se evite alimentos com teor elevado de sal, como os chamados salgadinhos, conservas, embutidos, queijos, sopas em pó, molhos, alimentos enlatados e certas águas minerais que têm um teor de sódio acima do permitido.[5,6]

Para facilitar o uso medido do sal, existem à venda, caixas com pequenos pacotes de 1 g de cloreto de sódio, fabricado para uso hospitalar, mas que se pode adquirir para uso doméstico.

A restrição do sal funcionaria por dois mecanismos, o primeiro sendo a diminuição do volume vascular e conseqüente redução do retorno venoso e do débito cardíaco e, o segundo, pela diminuição da taxa de sódio da parede vascular que provocaria a redução da sensibilidade dessa parede à catecolamina, à angiotensina e ao estímulo simpático, aumentando, assim, o continente. A restrição ao sal interrompe a cadeia de acontecimentos fisiopatológicos que contribuem para elevar a pressão arterial, funcionando, como vimos anteriormente, de modo semelhante ao mecanismo de ação dos diuréticos; devemos chamar atenção de que o uso prudente de sal potencializa o efeito do diurético e reduz, substancialmente, a perda urinária do potássio por ele induzida;[7] essa redução é explicada pela liberação de renina estimulada pelo diurético conseqüente à secreção de aldosterona, e a troca em grande escala, do sódio por potássio na extremidade do túbulo contornado distal; para evitar essa perda excessiva de potássio deve-se usar uma dieta hipossódica que previna, assim, a grande oferta de sódio no início do túbulo.[2]

Correção do peso corporal

No Capítulo 8, sobre tratamento do excesso de peso e da obesidade na síndrome metabólica, descrevemos, extensamente, a idéia atual do padrão alimentar que deve servir de base à alimentação do homem moderno, parcialmente baseada no padrão alimentar que vai nortear a nova Pirâmide de Alimentação. Padrão alimentar é definido como o perfil de consumo alimentar feito por um indivíduo num determinado período de tempo. O Estudo DASH *(Dietary Approachs to Stop Hypertension)* mostrou uma redução dos níveis tensionais, recomendando que o indivíduo ingira uma dieta com frutas, vegetais folhosos, legumes e leite desnatado. A IV Diretriz Brasileira de Hipertensão Arterial oferece a seguinte conduta básica no caso de hipertensão, aqui reproduzida com pequenas modificações:

- Controlar e manter o peso corporal em níveis adequados.
- Reduzir a quantidade de sal na elaboração de alimentos e retirar o saleiro da mesa.
- Restringir os alimentos industrializados por causa do sal que contêm.
- Dar preferência a temperos naturais, como o limão, alho, cebola e outros, ao invés de similares industrializados.
- Substituir doces e derivados de açúcar por carboidratos complexos e frutas.
- Incluir, pelo menos, cinco porções de frutas/verduras no plano alimentar diário, com ênfase nos vegetais verdes ou amarelos e nas frutas cítricas.
- Identificar formas agradáveis de preparar os alimentos: assados, grelhados, etc.
- Estabelecer um plano alimentar de acordo com a preferência pessoal e o poder aquisitivo do indivíduo ou da família.[5]

Deve-se chamar atenção para a alimentação rica em potássio, já que esse sal promove modesta redução da pressão arterial; os alimentos ricos em potássio são o feijão, a ervilha, a batata inglesa, os vegetais de cor verde-escura, a cenoura, o tomate, a beterraba, a banana, a laranja e o melão. Deve-se ter cuidado com medicamentos que induzam a hiperpotassemia em pacientes com insuficiência renal: diuréticos poupadores de potássio, inibidores da enzima de conversão da angiotensina (IECA) e antagonistas do receptor de angiotensina (ARA).

Valor do exercício

Todo hipertenso deve ter, diariamente, uma atividade física; essa é uma medida salutar, pois a longo prazo haverá uma redução da pressão diastólica com conseqüente queda da pressão média. Somente os indivíduos hipertensos em insuficiência cardíaca, insuficiência renal ou acidente vascular cerebral em fase aguda, devem evitar os exercícios físicos.[2]

Na atividade física o que interessa, do ponto de vista fisiológico, é exercitar os grandes grupos musculares do tronco, dos braços e das pernas. O melhor exercício continua sendo caminhar, apropriado à idade da maioria dos hipertensos; outros exercícios dinâmicos aeróbicos como nadar, correr e andar de bicicleta estimulam também o transporte de oxigênio no organismo. Os jogos, como futebol, voleibol, basquete e tênis, são menos eficientes, embora o companheirismo estimule sua prática. Os exercícios isométricos ou estáticos, como flexões e levantamento do tronco, etc., devem ser praticados de forma discreta pelos hipertensos, pois elevam a pressão arterial.[2]

Todo programa de exercício deve ser iniciado com esforço pequeno, em carga baixa, aumentado de maneira gradual; se for interrompido por uns dias, deve ser reiniciado em um nível baixo.

Quando o paciente hipertenso tiver mais de 35 anos, é imprescindível que se submeta a um teste ergométrico antes de iniciar o exercício, aferindo assim sua higidez para enfrentar o aumento do trabalho cardíaco que é parte da atividade física.[2]

Além do benefício direto em relação à pressão arterial, o exercício aumenta a disposição geral, diminui o risco da coronariopatia, do acidente vascular cerebral e da mortalidade cardiovascular.

A freqüência semanal do exercício deveria ser diária, mas se não for possível, pelo menos três vezes por semana, com 30 a 60 minutos de duração. Para o controle da intensidade do exercício podem ser utilizadas, desde a freqüência cardíaca (60% a 80% da freqüência máxima), até o consumo de oxigênio (50% a 70% do consumo máximo); a freqüência máxima e o consumo máximo serão obtidos no teste de esforço ou no teste ergoespirométrico; se o paciente estiver usando um agente betabloqueador, é fundamental que os testes sejam realizados na vigência do medicamento.

Uso moderado de álcool

Ao consumo de álcool é atribuído a cifras entre 5% a 7% da prevalência da hipertensão arterial, segundo já escrevemos nesse livro; essa prevalência vai se elevando à medida que aumenta o número de doses da bebida alcoólica por dia; o consumo de 3 a 5 doses por dia já aumenta a pressão arterial depois de algum tempo; nessa quantidade, a pressão sistólica se eleva de 3 a 4 mmHg e a pressão diastólica de 1 a 2 mmHg; se o consumo aumentar para seis doses ao dia, a pressão sistólica se eleva 5 a 6 mmHg e a pressão diastólica 2 a 4 mmHg. Sabemos que a abstinência de álcool reduz a pressão arterial, sendo essa reversão rápida.[2]

Recomenda-se limitar a ingestão de bebida alcoólica, no homem, a 30 ml de etanol, e na mulher, a 15 ml; isso corresponderia, no homem, a 720 ml de cerveja, 240 ml de vinho e 60 ml de uma bebida destilada, e na mulher a metade. Aos pacientes que não conseguirem se enquadrar nesses limites, o melhor conselho é o abandono total da bebida alcoólica, para evitar a elevação da pressão arterial.

Abandono do tabagismo

Já descrevemos, no capítulo sobre o tratamento da hiperlipidemia na síndrome metabólica, a maneira moderna de enfrentar o grave problema do tabagismo.

Devemos aqui acrescentar que o risco do tabagismo é proporcional ao número de cigarros fumados e a profundidade da inalação; parece que esse risco é maior nas mulheres do que nos homens.[8]

Nos pacientes hipertensos, monitorizada a pressão arterial, constatou-se uma significativa elevação da pressão arterial em relação aos hipertensos não-fumantes, apontando o importante efeito hipertensivo transitório do fumo.[9]

Além de causar disfunção endotelial e outros danos importantes à saúde, os hipertensos que fumam devem ser repetidamente estimulados a abandonar o hábito, de acordo com o que descrevemos no capítulo anteriormente citado.

TRATAMENTO MEDICAMENTOSO

O tratamento complementar, sempre coadjuvante às medidas higienodietéticas na hipertensão arterial, é a terapia medicamentosa, muito usada em todos os tipos de hipertensão, sempre de acordo com o que ficou estabelecido no famoso Quadro 11-5 que, de acordo com as Diretrizes, sistematiza com clareza o tratamento farmacológico da hipertensão arterial. Vimos que as mudanças no estilo de vida são sempre o tratamento inicial e permanente de todos os casos de hipertensão; mas como na síndrome metabólica já existe, pelo menos, glicemia de jejum alterada, deve-se entrar logo com uma medicação que mantenha sempre a pressão abaixo de 130/85 mmHg; a maior parte dos pacientes no estágio 1 ou 2 da hipertensão já necessita de dois ou mais medicamentos para manter a cifra tensional nos padrões anteriormente mencionados.

Um dos problemas iniciais no tratamento da síndrome metabólica refere-se à escolha da classe de medicamentos que deve ser, inicialmente prescrita. De modo geral, qualquer uma das grandes classes descritas no Quadro 11-5 pode ser empregada, contudo, como se trata de uma matéria controversa, vamos discuti-la nos próximos parágrafos. Já se sabe, há muito tempo, que os diuréticos, a classe de medicamentos anti-hipertensivos mais usada no mundo inteiro, pode causar intolerância à glicose, além de promover aumento do triglicerídio; a importância dessa influência, a dependência da dose e a possibilidade do seu uso serão aqui discutidas à luz dos grandes ensaios terapêuticos.

Nos Ensaios CAPP[10] e INSIGHT[11] o uso do diurético e do betabloqueador estaria associado a uma incidência aumentada de diabete, indicando que esses medicamentos estimulariam o desenvolvimento de novos casos. Verdecchia et al.[12] sugeriram que pacientes com glicemia em jejum alterada ou com IMC > 30 kg/m^2, correriam um risco maior de se tornarem diabéticos se usassem diurético ou betabloqueador. Recente editorial de Bakris & Sowers diz que progressivamente vai se formando a idéia de que um número substancial de hipertensos tem resistência à insulina, e correm o risco de desenvolverem diabete tipo 2.[13]

O Ensaio ALLHAT foi organizado, primariamente, para responder à grande controvérsia: qual o medicamento inicial mais apropriado para o controle da hipertensão em paciente com diabete? A resposta dada por esse estudo gigantesco foi taxativa, demonstrando que a clortalidona, um diurético tiazídico, foi superior ao lisinopril (um inibidor da ECA) e a anlodipina (um bloqueador de canal de cálcio) na prevenção de uma ou mais formas de doença cardiovascular (DCV), tanto em pacientes hipertensos de alto risco como em pacientes hipertensos e diabéticos. A grande preocupação existente no diabético em uso de diurético, em relação à elevação da glicose e à perda de potássio, diminuiu muito após a divulgação do Estudo ALLHAT, pois as alterações apresentadas com a clortalidona foram mínimas, eliminando as dúvidas que nós todos tínhamos.[14]

Logo após a publicação do ALLHAT, um estudo australiano realizado em pacientes hipertensos mais idosos, porém com risco cardiovascular mais baixo, relatou que o inibidor da ECA reduzia, em mais de 10%, a taxa de complicações cardiovasculares quando comparada ao diurético; deve-se chamar atenção de que, nesse estudo, somente 7% dos pacientes eram diabéticos.[15]

A conclusão a que se chega, após a avaliação de todos esses diversos ensaios terapêuticos com diferentes desenhos, é de que fica difícil comparar diretamente os resultados. Queremos chamar atenção para a superioridade do ALLHAT em vários pontos: ele não sofreu qualquer influência mercadológica, pois foi financiado pelo *National Heart, Lung and Blood Institute,* do governo americano; ele foi o maior estudo, jamais conduzido, sobre o tratamento da hipertensão arterial, pois dele participaram 42.418 pacientes hipertensos portadores de mais de um fator de risco, inclusive diabete, tendo sido experimentados quatro medicamentos: clortalidona, lisinopril, anlodipina e doxazosina; esse foi um ensaio randomizado, duplo-cego, ativo-controlado, tendo como desfechos primários a coronariopatia fatal e o infarto do miocárdio não-fatal e, como desfechos secundários, a mortalidade geral, o AVE, a coronariopatia combinada (desfecho primário, revascularização coronária ou angina com hospitalização) e a doença cardiovascular combinada (coronariopatia combinada, AVE, angina tratada sem hospitalização, insuficiência cardíaca e doença arterial periférica). O ensaio começou em fevereiro de 1994 e terminou em março de 2002, em 623 centros dos Estados Unidos e Canadá; o braço do estudo em que estava sendo usado a doxazosina, teve que ser suspenso em março de 2000, por causa da constatação de um excesso de complicações cardiovasculares (> 25%) e uma taxa duas vezes maior de casos de insuficiência cardíaca em relação à clortalidona.[14]

Apesar de, obrigatoriamente, ter que se levar em conta a possibilidade teórica de que o inibidor da ECA, o bloqueador do canal de cálcio e a doxazosina (alfabloqueador adrenérgico) fossem superior ao diurético, no que se refere à sensibilidade à insulina e ao metabolismo lipídico, o resultado mostrou que a tiazida era superior aos outros anti-hipertensivos em pacientes hipertensos, com ou sem diabete. Pelo grande número de pacientes incluídos, o que lhe dá um imenso poder estatístico, fica difícil imaginarmos que o ALLHAT deixasse de detectar os efeitos descritos no ensaio australiano.

Fica assim, muito evidente, pelos resultados apresentados nesse magnífico estudo (ALLHAT), que o diurético tiazídico é a melhor escolha para se iniciar o tratamento da hipertensão arterial, pois reduz, substancialmente, os riscos de complicações cardiovasculares e, pelos seus custos baixos, apresenta-se de uma maneira bastante adequada ao tratamento.[14]

O diurético tiazídico, pela sua superioridade terapêutica e pelo seu preço, deve ser o medicamento de primeira linha em qualquer paciente hipertenso, tenha ele ou não diabete.

Estabelecido esse ponto importante, vamos falar, sucintamente, sobre cada uma das classes dos medicamentos anti-hipertensivos já descritos no Quadro 11-5.

DIURÉTICOS TIAZÍDICOS

Já descrevemos, quando falamos da necessidade de uma dieta hipossódica, sobre o mecanismo de ação dos diuréticos. O Quadro 11-6 nos apresenta os diversos diuréticos tiazídicos, suas doses mínimas e máximas e o número de tomadas necessárias por dia. Chamamos atenção de que as doses máximas dos tiazídicos, no tratamento da hipertensão arterial, não devem ultrapassar 25 mg/dia. Dentro dessas doses, ficam reduzidas as oportunidades de aumento da resistência à insulina e de importante alteração dos lipídios causada pelos diuréticos. O aumento dessas doses se reflete, muito pouco, em maior eficácia terapêutica.

Queremos chamar atenção de que não descrevemos aqui, nem os diuréticos de alça nem os diuréticos poupadores de potássio porque eles não são indicados no tratamento rotineiro

---

Quadro 11-5. Classes de medicamentos anti-hipertensivos

1. Diuréticos
2. Agentes betabloqueadores adrenérgicos
3. Inibidores da enzima de conversão da angiotensina (ECA)
4. Bloqueadores do canal de cálcio
5. Bloqueadores do receptor da angiotensina (BRA)

Quadro 11-6. Diuréticos tiazídicos, doses e número de tomadas

Nome	Dose mínima	Dose máxima	Nº de tomadas
Clortalidona	6,25 mg	25 mg	1
Hidroclorotiazida	12,5 mg	25 mg	1
Indapamida	2,5 mg	5 mg	1
Indapamida SR	1,5 mg	3 mg	1

da hipertensão e, tão somente, em situações extras como na insuficiência renal (diurético de alça) ou na hipopotassemia (diurético poupador de potássio).

Entre os efeitos adversos dos diuréticos destaca-se a queda do potássio, acompanhada, em alguns pacientes, pela queda do magnésio, o que teoricamente pode levar a arritmias importantes; esse efeito adverso é agora muito raro, com o uso de pequenas doses; um outro efeito registrado é a hiperuricemia que leva, em pouquíssimos casos, a crises de gota.

A intolerância à glicose e o aumento do triglicerídio, importantes na síndrome metabólica, com as pequenas doses de diuréticos hoje indicadas, praticamente não acontecem; há registro de algumas alterações transitórias e de importância clínica ainda não comprovadas.[5]

AGENTES BETABLOQUEADORES ADRENÉRGICOS

Seu mecanismo de ação anti-hipertensiva nunca foi bem definido, e provavelmente, seria a combinação de vários deles, como a diminuição inicial do débito cardíaco, a redução da secreção de renina e conseqüentemente da angiotensina II, a readaptação dos barorreceptores e a diminuição das catecolaminas nas sinapses nervosas. O Quadro 11-7 mostra o nome do agente betabloqueador, as doses mínimas e máximas efetivas e o número de tomadas por dia.

Eles são menos eficazes no tratamento da hipertensão, exceto se estiverem associados a uma pequena dose de diurético tiazídico. São medicamentos obrigatórios quando a hipertensão está associada à coronariopatia, às arritmias e à enxaqueca. Ultimamente, tem-se falado em retirar os betabloqueadores da lista de medicamentos de primeira escolha, no brotamento da hipertensão arterial.

Entre os efeitos adversos citamos a bradicardia, a intensificação do bloqueio AV, a vasoconstrição periférica, o broncoespasmo, a insônia e o pesadelo, bem como a astenia em pacientes mais jovens.

Devemos comentar que os agentes betabloqueadores podem aumentar a resistência à insulina e à trigliceridemia, e podem diminuir o colesterol-HDL; esses efeitos colaterais estão relacionados às doses e à seletividade, sendo menores com o uso de baixas doses de betabloqueadores cardiosseletivos (atenolol, bisoprolol e metoprolol).

Não se deve suspender o betabloqueador bruscamente, pois essa suspensão pode provocar hiperatividade simpática com queixas de palpitação e rebote da tensão arterial, e o risco de uma isquemia miocárdica. Não se deve usar betabloqueadores em pacientes asmáticos, com DPOC ou com bloqueio AV de 2º ou 3º graus. Deve-se usá-lo com cuidado na presença de doença arterial da extremidade.[5]

INIBIDORES DA ENZIMA DE CONVERSÃO DA ANGIOTENSINA (ECA)

O mecanismo de ação é a inibição da enzima conversora (cininases I e II), que transforma a angiotensina I em angiotensina II, tanto no sangue quanto nos tecidos. Existe evidência de que além de baixar a pressão arterial esses inibidores tenham outros mecanismos, chamados de cardioproteção, além da melhora da função endotelial. A estimulação das terminações simpáticas renais e a ativação do sistema renina-angiotensina promovem a retenção de sódio e de líquido; esses fenômenos ocorrem tanto dentro dos rins quanto também em outros tecidos; a angiotensina II circulante facilita a liberação pré-sináptica de noradrenalina e, no bulbo nervoso, (não existe nesse tecido barreira à circulação sistêmica) aumenta o fluxo simpático.[1]

O Quadro 11-8 mostra os principais inibidores da ECA, suas doses mínimas e máximas e o número de tomadas por dia,

Os inibidores da ECA são eficazes no tratamento da hipertensão, e essa eficácia aumenta se eles estiverem associados a um diurético tiazídico. Pacientes com disfunção ventricular, principalmente após infarto do miocárdio, devem usar um inibidor da ECA. A grande indicação desse medicamento é na insuficiência renal associada à hipertensão arterial, devendo ser iniciado quando se constata microalbuminúria, pois parece que ele retarda, ou mesmo impede, o desenvolvimento da nefropatia hipertensiva.

Quadro 11-7. Agentes betabloqueadores, doses e número de tomadas por dia

Nome	Dose mínima	Dose máxima	Nº de tomadas
Atenolol	25 mg	100 mg	1 a 2
Bisoprolol	2,5 mg	10 mg	1 a 2
Metoprolol	50 mg	200 mg	1 a 2
Nadolol	20 mg	80 mg	1 a 2
Propranolol	40 mg	240 mg	2 a 3
Pindolol (com ASI)	5 mg	20 mg	1 a 3
Carvedilol	3,125 mg	100 mg	2

Quadro 11-8. Inibidores da enzima de conversão da angiotensina, suas doses e o número de tomadas por dia

Nome	Dose mínima	Dose máxima	Nº de tomadas
Captopril	25 mg	150 mg	2 a 3
Enalapril	5 mg	40 mg	1 a 2
Lisinopril	5 mg	20 mg	1 a 2
Ramipril	2,5 mg	10 mg	1 a 2
Benazapril	5 mg	20 mg	1 a 2
Cilazapril	2,5 mg	5 mg	1 a 2
Delapril	15 mg	30 mg	1 a 2
Fosinopril	10 mg	20 mg	1 a 2
Quinapril	10 mg	20 mg	1
Perindopril	4 mg	8 mg	1
Trandolapril	2 mg	4 mg	1

No *Captopril Prevention Project* (CAPP), a medicação anti-hipertensiva convencional (diurético e betabloqueador) foi estatisticamente superior ao captopril na prevenção do acidente vascular encefálico; com o inibidor da ECA aconteceu mais 25% AVE (RR 1,25 em 95% IC entre 1,01 e 1,55) do que com os anti-hipertensivos mais antigos.[10]

As reações colaterais se resumem a tosse seca, alteração do paladar e muito raramente reação alérgica com edema angioneurótico.

Em indivíduos com nefropatia o inibidor da ECA pode levar à hiperpotassemia; em indivíduos com estenose bilateral da artéria renal deve-se ter cuidado, pois pode haver retenção de escórias; em pacientes com função renal comprometida o uso do inibidor da ECA pode, inicialmente, elevar a creatinina, mas a longo prazo, deve preponderar o seu efeito protetor. Em associação com um diurético pode ocorrer hipotensão postural.

O inibidor da ECA não deve ser usado na vigência de gravidez; em adolescentes ou mulheres em idade fértil o seu emprego será cauteloso, devendo a mulher ser avisada da necessidade de evitar a gravidez diante da possibilidade de lesão fetal pelo medicamento.[5]

BLOQUEADORES DO CANAL DE CÁLCIO

O mecanismo de ação é explicado pela redução da concentração do cálcio nas células musculares lisas das arteríolas, com conseqüente queda da resistência periférica.

Existem três grupos distintos de bloqueadores de cálcio: o grupo da diidropiridina, o grupo do diltiazem e o grupo do verapamil; o primeiro grupo é o mais eficaz no tratamento da hipertensão arterial. O Quadro 11-9 nomeia os principais bloqueadores dos canais de cálcio, as doses mínimas e máximas e a quantidade de tomadas diárias.

Quadro 11-9. Bloqueadores dos canais de cálcio, doses e número de tomadas diárias

Nome	Dose mínima	Dose máxima	Nº de tomadas
Anlodipina	2,5 mg	10 mg	1
Nitrendipina	20 mg	40 mg	2 a 3
Nifedipina oros	30 mg	60 mg	1
Nifedipina retard	30 mg	40 mg	2 a 3
Felodipina	5 mg	20 mg	1
Isradipina	2,5 mg	10 mg	2
Lacidipina	4 mg	8 mg	1 a 2
Nisoldipina	10 mg	30 mg	1
Lercadipina	10 mg	20 mg	1
Manidipina	10 mg	30 mg	1
Verapamil Coer	120 mg	360 mg	1
Verapamil Retard	120 mg	480 mg	1 a 2
Diltiazem SR ou CD	120 mg	360 mg	1 a 2

Eles são anti-hipertensivos eficazes, principalmente quando associados ao diurético tiazídico, reduzindo também a morbidade e a mortalidade cardiovasculares em idosos. Deve-se dar preferência aos bloqueadores de ação prolongada, não sendo recomendados aqueles de curta duração. O Ensaio Nordil mostrou que os pacientes tratados com diltiazem apresentavam uma incidência mais baixa de AVE (RR 0,80 com 95% IC entre 0,65 e 0,99), enquanto que os pacientes em uso de diuréticos e betabloqueadores demonstraram uma tendência para incidência mais baixa de infarto do miocárdio (RR 1,16 com 95% IC entre 0,94 e 1,44).[16] Da mesma forma, o ensaio INSIGHT mostrou a superioridade do diurético sobre a nifedipina de liberação prolongada na prevenção do infarto do miocárdio fatal (RR 3,2 com 95% IC entre 1,18 e 8,8) e na redução da insuficiência cardíaca não-fatal (RR 2,2 com 95% IC entre 1,07 e 4,49).[11]

Os efeitos colaterais mais comuns são o edema de tornozelo, a cefaléia, a vertigem, e raramente o rubor facial com diidropiridínicos de curta duração de ação, que por essas e outras razões não devem ser usados; o edema de tornozelo é dose-dependente, tornando-se a queixa principal dos pacientes; uma vez ou outra vemos a ocorrência de edema gengival.

Verapamil e diltiazem são substâncias inotrópicas negativas e podem provocar bloqueio AV. A constipação intestinal é comum com o verapamil.[5]

BLOQUEADORES DO RECEPTOR DA ANGIOTENSINA II (BRA)

Causam o bloqueio de ação da angiotensina II no receptor AT1. São tão eficazes na hipertensão arterial quanto os inibidores da ECA, porém têm um custo elevado; a eficácia aumenta quando estão associados a um diurético tiazídico. São reconhecidamente nefroprotetores no diabete tipo 2 com nefropatia estabelecida. O Quadro 11-10 mostra os principais antagonistas do receptor da angiotensina II, as doses mínimas e máximas e a quantidade de tomadas diárias.

O perfil de tolerabilidade desses medicamentos é excelente, raramente se detectando uma sensibilidade cutânea.[5]

Em geral, o prescrevemos, quando a tosse causada pelo inibidor da ECA torna-se intolerável.

Quadro 11-10. Antagonistas do receptor da angiotensina II, doses e número de tomadas por dia

Nome	Dose mínima	Dose máxima	Nº de tomadas
Losartan	50 mg	100 mg	1
Valsartan	80 mg	160 mg	1
Irbesartan	150 mg	300 mg	1
Candesartan	8 mg	16 mg	1
Telmisartan	40 mg	80 mg	1

ASSOCIAÇÃO DE ANTI-HIPERTENSIVOS

Praticamente só os hipertensos limítrofes, chamados agora pelos americanos de pré-hipertensos, conseguem reduzir, com um só medicamento a pressão arterial para cifras abaixo de 130/85 mmHg, como é necessário na síndrome metabólica.

Estabelecendo que a droga inicial seja, na maior parte dos pacientes, um diurético tiazídico em baixa dose, a escolha do segundo medicamento vai depender de uma indicação obrigatória ou de uma contra-indicação existente.

- Pacientes abaixo de 50 anos devem associar um agente betabloqueador ou um inibidor da ECA.

- Pacientes com mais de 50 anos devem associar um bloqueador de cálcio.

- Pacientes com angina de peito devem associar um agente betabloqueador ou um bloqueador do canal de cálcio.

- Paciente com disfunção ventricular deve associar um inibidor da ECA.

- Paciente com história de infarto do miocárdio deve associar um agente betabloqueador ou um inibidor da ECA.

- Paciente com comprometimento renal, proteinúria ou microalbuminúria deve associar um inibidor da ECA ou um bloqueador do receptor da angiotensina II.

- Paciente com hipertensão sistólica deve acrescentar um bloqueador do canal de cálcio.

- Paciente de raça negra deve acrescentar um bloqueador do canal de cálcio.

Para obter um controle perfeito da pressão arterial, certo número de pacientes necessitará de um terceiro medicamento associado. O esquema escolhido deve evitar a multiplicidade de comprimidos para que a adesão ao tratamento seja total; quando duas ou três medicações são usadas, não se deve chegar à dose máxima para evitar a reação colateral.

Certas associações medicamentosas estão disponíveis no mercado farmacêutico e têm a vantagem de, num só comprimido, juntar dois mecanismos de ação anti-hipertensiva.

REFERÊNCIAS BIBLIOGRÁFICAS

1. Staessen JA, Wang J, Bianchi G *et al.* Essential hypertension. *Lancet* 2003;361:1629-41.
2. Luna RL. *Hipertensão arterial.* Rio de Janeiro: Medsi, 1989.
3. Alderman MH, Oparil S, Weber MA *et al.* Hipertensão como fator de risco para doença coronariana. In: Lewis RP (Ed.). *Fatores de risco.* Série ACC UpDates. Fascículo 2. Rio de Janeiro: Tradução da EPUC, 1997.
4. NIH. Publication n. 03-5231. JNC 7 Report. Washington May 2003.
5. Sociedade Brasileira de Cardiologia. *IV Diretrizes Brasileiras de Hipertensão Arterial.* Rio de Janeiro, 2002.
6. Kaplan NH. Evidence in favor of moderate dietary sodium reduction. *Am J Hypertens* 2000;13:8-13.
7. Ram CVS, Garrett BN, Kaplan NM. Moderate sodium restriction and various diuretics in the treatment of hypertension. *Arch Intern Med* 1981;141:1015-19.
8. Raw M, McNeill A, West R. Smoking cessation: evidence based recommendations for the health care system. *BMJ* 1999;318:182-5.
9. Milkkehen KL, Winberg N, Hoegholm A *et al.* Smoking related to 24 h ambulatory blood pressure and heart rate. *Am J Hypertens* 1997;10:483-94.
10. Hansson L, Lindholm LH, Niskonen L *et al.* Effect of angiotensin-converting-enzyme inhibition compared with conventional therapy on cardiovascilar morbidity and mortality in hypertension: the Captopril Prevention Project (CAPP) randomized trial. *Lancet* 1999;353:611-16.
11. Brown MJ, Palmer CR, Castaigne A *et al.* Morbidity and mortality in patients randomized to double-blind treatment with a long-acting calcium-channel blocker or diuretic in the International Nifedipine GITS study: Intervention as a Goal in Hypertension Treatment (INSIGHT). *Lancet* 2000;356:366-372.
12. Verdecchia P, Borgiani C, Angeli F *et al.* Adverse prognostic significance of new diabetes in treated hypertensive subjects. *Hypertension* 2004;43:963-969.
13. Bakris GL. Sowers JR. Editorial: when does new onset diabetes resulting from antihypertensive therapy increases cardiovascular risk. *Hypertension* 204;43:941-42.
14. ALLHAT Collaborative Research Group: The Antihypertensive and Lipid-Lowering Treatment to Prevent Attack Trial. *JAMA* 2002;288:2981-2997.
15. Wing LM, Reid CM, Ryan P *et al.* A comparison of outcomes with angiotensin converting-enzyme inhibitors and diuretics for hypertension in the elderly. *N Engl J Med* 2003;348:583-592.
16. Hansson L, Hedner T, Lund-Johansen P *et al.* Nordic Diltiazem Study (Nordil). *Lancet* 2000;356:359-365.

ESTUDO DE UMA COORTE DE PACIENTES 12

Há quatro anos, quando o ATP III estabeleceu o critério clínico, prático e fácil para o diagnóstico da síndrome metabólica, começamos a acompanhar uma série de pacientes hipertensos, obesos e diabéticos com esses fatores isolados ou combinados, e um grande número de variáveis metabólicas e hemodinâmicas determinadas, calculadas e estimadas ao longo desses anos. Esse estudo representa um conjunto de pacientes, acompanhados prospectivamente a partir da constatação de que eles possuem fatores de risco que os enquadram dentro do critério da síndrome metabólica. A maioria foi reunida no estudo há mais de três anos, mas alguns só o foram há um ano. Foi feita uma análise estatística mais simples, e foram calculados a média aritmética, a variância, o desvio-padrão, o erro-padrão da média e o intervalo de confiança a 95%.

Esse é um estudo observacional de um grupo de pacientes, parte expostos a determinados fatores de risco e parte não expostos, desenvolvendo a síndrome metabólica.

O ideal seria realizar em cada paciente, como medida de resistência à insulina, e já descrita no Capítulo 6, o teste da fixação euglicêmica da insulina, que é considerado o padrão de excelência dessa medida.

Realizamos esse teste, no passado, em alguns pacientes, pois ele possibilitava a medida, com exatidão, da sensibilidade à insulina; como já dissemos, ele é trabalhoso, dispendioso, demorado e de difícil execução, demandando uma equipe e um laboratório altamente sofisticados à disposição do pesquisador. A título de experiência, tentamos realizar uma série de dez testes e somente em quatro conseguimos concluí-los, não tendo

havido sucesso em seis deles. A organização para realizá-los tem que ser quase perfeita, o que não é fácil num hospital estatal como era o nosso.

Pergunta-se então, o que fazer para comprovar a suspeita clínica levantada pelo preenchimento de pelo menos três dos cinco componentes exigidos pelo ATP III? A identificação das dislipidemias e da obesidade não oferece maiores dificuldades em muitos dos casos; na hipertensão arterial, um dos mecanismo para tentar explicá-la, parece ser, hoje, como já dissemos, a resistência à insulina, quando não se trata de um idoso. Grande número de pacientes diabéticos tipo 2 tem, por definição, resistência à insulina e, certo número de pacientes com tolerância à glicose diminuída também o tem, aumentando a possibilidade de síndrome metabólica.

A obesidade, principalmente a do tipo visceral, é, freqüentemente acompanhada de resistência à insulina; a hiperinsulinemia que acompanha essa resistência pode conduzir ao aparecimento de hipertensão arterial, de dislipidemia e de diabete melito, que levam o paciente, juntamente com outros fatores, à aterosclerose.

Foi a Organização Mundial de Saúde, em 1998, quem publicou o primeiro critério para o diagnóstico clínico da síndrome metabólica, que continha uma variável não bem aceita pelos pacientes, a dosagem da microalbuminúria na urina de 24 horas. Em 2001, a ATP III publicou o seu critério para o diagnóstico da síndrome metabólica, simplificando as suas características e sendo, por isso mesmo, plenamente aceito, o que resultou, nesses últimos anos, em um aumento substancial no número de trabalhos publicados sobre o assunto em todo o mundo. (Quadro 12-1).

Contudo, ainda não temos muitos levantamentos estatísticos sobre a freqüência dos diversos fatores que compõem o critério clínico (pressão arterial, triglicerídio, colesterol-HDL, circunferência da cintura e glicemia) do ATP III. Os cinco componentes deste critério podem levar a 16 combinações, cabendo, então a pergunta: quais dessas combinações carreiam os maiores riscos de doença cardiovascular? A resposta a esta pergunta é praticamente impossível, pois cada combinação deveria ter um grande número de pacientes seguidos por vários anos.

Quadro 12-1. Componentes do critério diagnóstico da síndrome metabólica, de acordo com o ATP III, e os respectivos pontos de corte

1. Pressão arterial ≥ 130/85 mmHg

2. Triglicerídio ≥ 150 mg/dl

3. Colesterol-HDL em mulher < 50 mg/dl e em homem < 40 mg/dl

4. Circunferência abdominal em mulher > 88 cm e em homem > 102 cm

5. Glicemia em jejum ≥ 100 mg/dl

115

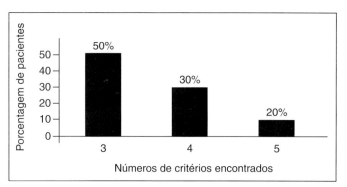

Fig. 12-1. Na metade dos pacientes estudados estavam presente três componentes, em 30%, quatro componentes, e em 20% todos os cinco componentes estabelecidos pelo NCEP-ATP III.

Em nosso limitado número de casos, estamos levantando, periodicamente, a freqüência dos componentes, que ainda é incerta por causa do pequeno tamanho da amostra, mas que, nas três vezes que foram calculadas, comportaram-se de acordo com a Figura 12-1.

Os números mostrados nessa figura são aproximados, porém repetem recentes trabalhos publicados; eles são iguais aos do Estudo de Glicose e Lipídios de Teerã, que estudou 10.368 adultos, 4.397 homens e 5.931 mulheres, todos com idade acima de 20 anos. A prevalência não ajustada para a síndrome metabólica nessa população foi de 30,1% (IC de 95% entre 29,2 e 31,0), e a prevalência ajustada para a idade foi de 33,7% (IC de 95% entre 32,8 e 34,6%); devemos lembrar que a síndrome metabólica aumenta com a idade em ambos os sexos, justificando o ajuste anteriormente empregado.[1]

A síndrome metabólica entre nós teve uma prevalência maior entre os homens do que entre as mulheres, porém em outros trabalhos, com maior número de casos, ela é mais comum no sexo feminino. Em relação à freqüência dos diversos componentes do critério do ATP III para o diagnóstico da síndrome metabólica em nosso estudo, os dados são apresentados na Figura 12-2.

A obesidade visceral tem sido um achado de grande prevalência na síndrome metabólica; estudos longitudinais suportam a hipótese de que a resistência à insulina poderia ser uma conseqüência da obesidade. Por outro lado, a hiperinsulinemia, resultante da resistência à insulina, leva à dislipidemia e à hipertensão arterial, o que conduz à interpretação de que a resistência à insulina é o principal fator responsável pelos distúrbios metabólicos e hemodinâmicos dessa síndrome. Do ponto de vista metabólico é importante lembrar que os ácidos graxos livres, fornecidos pelo tecido adiposo na lipólise, podem induzir a resistência à insulina e ao efeito inibitório sobre a secreção da célula beta pancreática (lipotoxicidade); esses efeitos parecem desencadear o diabete tipo 2.[2] O tecido adiposo é tido, hoje, como o maior órgão endócrino do organismo, capaz de sintetizar hormônios e citocinas e, entre eles, o fator de necrose tumoral-alfa, um importante mediador no desenvolvimento da resistência à insulina, ligado à obesidade, dando origem à significativa diminuição dos transportadores de glicose funcionalmente disponíveis.[3]

Como cardiologista, com um grande número de pacientes hipertensos, essa foi a variável não-metabólica mais comum do nosso estudo, provavelmente influenciado pelo tipo de clínica que temos e pelo nível de pressão mais baixo como ponto de corte (130/85 mmHg), diferente dos números da Sociedade Brasileira de Cardiologia (140/90 mmHg).

A pressão sistólica média dos nossos casos foi de 154,3 mmHg e a pressão diastólica média foi de 91,4 mmHg, resultando em 154/91 mmHg como pressão arterial mais comum nesse grupo. A pressão arterial média foi de 112,7 mmHg e a pressão de pulso foi de 60 mmHg.

Em relação ao metabolismo glicídico, a média da glicemia encontrada em nossos pacientes foi de 110,2 mg/dl ou 6,6 mmol/l. Do grupo com glicose aumentada, 32% tinha tolerância à glicose diminuída e 44% sofria de diabete.

Em relação ao índice de massa corporal (IMC) em nossa amostra populacional, a média no sexo masculino foi de 29,5

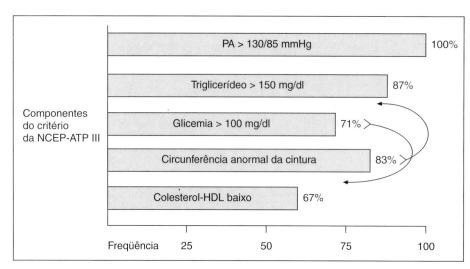

Fig. 12-2. Freqüência dos diversos componentes nos nossos pacientes.

e, no sexo feminino de 30,9 kg/m^2. Destes, 75% eram obesos (67 a 142 kg), 25% tinham excesso de peso e, em muito poucos, o peso era normal.

Em relação à circunferência da cintura, a média encontrada foi de 109 cm para os homens e de 106 cm para as mulheres, mostrando que lidamos, neste levantamento, com mulheres de grande adiposidade visceral. Chamamos a atenção de que essa não é uma amostra aleatória.

A resistência à insulina é uma anormalidade metabólica característica de indivíduos com diabete tipo 2, diabete tipo l descontrolado e cetoacidose diabética.

Vemos, assim, que o critério americano ATP III escolheu os cinco fatores mais simples para o diagnóstico clínico da síndrome metabólica. Pela nossa experiência, as alterações metabólicas e hemodinâmicas são, na sua maioria, leves, e o seu agrupamento é que torna o prognóstico grave.

Desde o ano de 2001 estamos, como já dissemos, seguindo um grupo de pacientes e nele realizando uma série de estudos em torno das variáveis metabólicas e hemodinâmicas relacionadas à sensibilidade à insulina, que fazem parte do critério americano. Neste grupo de pacientes hipertensos, obesos ou diabéticos medimos a pressão arterial com um aparelho de coluna de mercúrio, medimos o peso, altura, a circunferência da cintura e dosamos as taxas metabólicas especificadas no Quadro 12-2.

Com diversas dosagens metabólicas conhecidas podemos realizar uma série de estudos tentando estimar a sensibilidade das células à insulina e medir, de maneira indireta, a resistência à insulina, corroborando, desta maneira, o diagnóstico da síndrome metabólica sugerido pelo critério americano. Segue abaixo a lista das diversas relações e métodos empregados para essas estimativas (Quadro 12-3).

- *Sensibilidade à insulina*: geralmente existe um aumento da insulina plasmática quando há resistência à mesma; esse aumento traduziria uma tentativa do organismo em vencer a resistência à insulina. Quando se tratam certos fatores de risco pode haver alteração nos valores de certos hormônios influenciados pelo tratamento; um exemplo seria o caso da insulina nos pacientes que usam sulfoniluréias; tem se estu-

---

Quadro 12-2. Variáveis metabólicas

1. Dosagem da glicose
2. Dosagem do colesterol total
3. Dosagem do colesterol-LDL
4. Dosagem do colesterol-HDL
5. Dosagem do triglicerídio
6. Dosagem da insulina
7. Dosagem da proteína C-reativa ultra-sensível
8. Dosagem do fibrinogênio

Nota: era dosada também, na urina de 24 horas, a microalbuminúria.

Quadro 12-3. Métodos usados na medida da resistência à insulina

1. Sensibilidade à insulina
2. Relação insulina/glicose
3. Relação insulina/triglicerina
4. Relação insulina/colesterol-HDL
5. Relação triglicerídio/colesterol-HDL
6. Índice HOMA (IR)
7. Índice HOMA (beta)
8. Índice QUICK

---

dado a sensibilidade à insulina na presença de sulfoniluréias e não se tem notado, na prática, qualquer influência desses medicamentos. Em nossa casuística, a média da insulina plasmática foi de 17,6 mcU/ml com intervalo de confiança a 95% de 12,1 a 23,1 mcU/ml.

A maior parte dos laboratórios clínicos dá como valores de referência da insulina os números de 5 a 25 mcU/ml, contudo, valores acima de 10 mcU/ml são, para nós, inapropriadamente elevados. A causa mais comum da insulinemia elevada é a obesidade, que apresenta níveis altos de insulina como resposta a uma sobrecarga glicídica; nestes casos ocorre elevação da insulinemia frente a níveis normais ou altos da glicemia. A dosagem da insulina altera-se na presença de anticorpos antiinsulina e em outras ocasiões, não sendo, assim, útil em pacientes diabéticos insulino-dependentes. Já comentamos sobre a dificuldade da dosagem da insulina plasmática no Capítulo 6.

De acordo com o Quadro 6-1, a resistência à insulina que temos encontrado é de leve a moderada, pois nenhuma das dosagens foi superior a 200 mcU/ml em nosso estudo.

Comentamos que a simples dosagem de insulina plasmática em jejum é um marcador indireto da resistência à insulina, porém ela sofre do defeito de ter uma baixa sensibilidade, não sendo encontrada elevada, por vezes, mesmo em pacientes comprovadamente resistentes; todavia, a dosagem da insulina plasmática é o melhor marcador em pacientes com excesso de adiposidade visceral e em pacientes não-diabéticos.

A insulina tem sido dosada por radioimunoensaio (RIE) e usada pelos epidemiologistas como medida de fácil utilização em grandes populações; existem outros meios, menos empregados, de dosar a insulina. De acordo com Geloneze e Tambascia,[4] em indivíduos resistentes à insulina, as concentrações plasmáticas em jejum se correlacionam com a resistência à insulina medida pelo teste de fixação euglicêmica hiperinsulinêmica. A dosagem da insulina plasmática tem sido alvo de algumas críticas, como por exemplo, não refletindo a medida da ação da insulina em tecidos insulino-dependentes, como o músculo estriado, quando utilizada em diabéticos e, se reduzida, não indicando uma baixa resistência à insulina, mas sim uma falência na função da célula beta pancreática.

- *Relação insulina/glicose:* pode-se aumentar o poder do teste de sensibilidade à insulina, usando-se um estratagema, que é relacioná-la à glicose. Neste novo teste a insulina é medida em mcU/ml e a glicose em mg/dl. Um dos problemas com este estratagema é a perda de exatidão em pacientes obesos com glicemia elevada, como acontece em um bom número deles, tornando o teste inadequado nessas situações.

A verificação da resistência à insulina é estimada pela fórmula:

- *Relação insulina/glicose = insulina em jejum/glicose em jejum:* como já visto no Capítulo 6, os indivíduos normais têm este número sempre abaixo de 0,3; valores mais altos significam uma secreção inapropriada de insulina. A média dos nossos doentes foi de 0,14 com intervalo de confiança a 95% de 0,09 a 0,16, média bem abaixo, como vemos, do limite de 0,3, contudo; não levamos os números em consideração porque a maioria dos nossos pacientes era obesa.

Outro teste dentro da mesma linha e que comentamos no Capítulo 6, foi o teste oral de tolerância à glicose com dosagem plasmática de insulina, não realizado no nosso grupo de doentes pela maior complexidade e maior custo.

- *Relação triglicerídio/colesterol-HDL:* a literatura tem sido unânime em valorizar essa relação e mesmo compará-la à presença de diabete, se ela estiver acima do normal, como indicativa da resistência à insulina. Nos últimos anos tem ficado claro que indivíduos com hipertrigliceridemia e colesterol-HDL baixos têm um risco maior de desenvolver aterosclerose. O *Copenhagen Male Study* acompanhou, durante oito anos, 229 pacientes que desenvolveram coronariopatia; baseado no risco atribuível, 35% das coronariopatias poderiam ter sido prevenidas se todos os pacientes tivessem os triglicerídios normais e níveis elevados do colesterol-HDL. Já tínhamos lido, no Estudo de Bruneck, que a maioria dos pacientes com hipertrigliceridemia e colesterol-HDL baixo tem, entre 84% e 88% de resistência à insulina. A nossa freqüência é, também semelhante a esta, no que se refere à trigliceridemia, mas um pouco diferente em relação ao colesterol-HDL. Deve-se chamar a atenção de que essas duas variáveis metabólicas nunca ocorrem como distúrbios isolados, mas estão freqüentemente associadas. Esses achados concordam com a evidência experimental de que, a insulina afeta o metabolismo das lipoproteínas de alta densidade (HDL) e das de muito baixa (VLDL), de modo, que em condições anormais, como elevação da insulina, o metabolismo da VLDL e da HDL está comprometido.

A dislipidemia é uma das características da síndrome metabólica definida pela elevação do triglicerídio e níveis baixos do colesterol-HDL; estudos em culturas de células têm nos informado que o aumento do fluxo de ácidos graxos livres da periferia para o fígado, no estado de resistência à insulina, conduz à síntese hepática do triglicerídio que, por seu turno, promove secreção da VLDL que contém triglicerídio; os níveis baixos do colesterol-HDL são secundários à elevação dos triglicerídios.

Recente estudo prospectivo mostrou que 1/3 dos pacientes hipertensos, com uma alta relação triglicerídio/colesterol-HDL, corre um alto risco de desenvolver aterosclerose; a causa disso é que eles são insulino-resistentes. Por outro lado, quando a relação é baixa, o risco da coronariopatia é reduzido. A média da relação nos nossos doentes foi de 5,9 com intervalo de confiança a 95% de 5 a 6,7; chamamos atenção de que os indivíduos normais têm esta relação abaixo de 3 e, muito freqüentemente, perto de 2.

- *Homeostasis Model Assessment (Insulin Resistance):* no Capítulo 6 descrevemos o HOMA (IR), que é a estimativa da resistência à insulina calculada a partir de uma fórmula já apresentada. Esse teste é muito usado na Europa para avaliação da resistência à insulina. Ele tem sido comparado ao teste de fixação euglicêmica (freqüentemente chamado no Brasil de clamp) e os resultados vêm sendo parecidos, embora tenhamos que reconhecer que o HOMA (IR) seja uma estimativa baseada na dosagem da insulina plasmática e na dosagem da glicose plasmática, dividida por um determinado número. Os pacientes no quintil mais alto do HOMA (IR) são tidos como apresentando resistência à insulina.

Para que se tenha um resultado comparável com o de outros trabalhos, a dosagem da glicemia medida em mg/dl deve ser transformada em mmol/l, o que é facilmente realizado dividindo-se a glicemia por 18; 126 mg/dl corresponde a 7 mmol/l e 100 mg/dl equivale a 5 mmol/l. A insulina deve ser dosada em mcU/ml.

O HOMA (IR) foi estimado em nossos pacientes e, a média obtida foi de 5,3 com intervalo de confiança a 95% de 4,3 a 6,2, média considera muito alta se comparada com a de outros estudos; por exemplo, um deles, realizado em pacientes não-diabéticos, com idade de 30 a 70 anos, do *Framingham Offspring Study* e do *San Antonio Heart Study,* portadores da síndrome metabólica, tinham uma média de 2,6, bem mais baixa do que a nossa.[5] No projeto IRAS, já referido muitas vezes, a média do HOMA (IR) foi de 1,0 ± 1,0 (0,2-73) em pacientes não-diabéticos.[6] No projeto Botnia, um estudo de 4.483 pacientes com idade de 35 a 70 anos, o HOMA (IR) em pacientes com glicemia normal, foi de 1,8 ± 1,1, nos pacientes com tolerância diminuída à glicose foi de 2,8 ± 1,6 e, nos pacientes com o diabete tipo 2 foi de 6,5 ± 5,8. Em todos esses pacientes, como nos nossos, o HOMA (IR) só foi calculado naqueles que não estavam em uso de insulina.[7]

Um dos mais importantes trabalhos feitos, estimando a resistência à insulina pelo modelo HOMA (IR), foi o Estudo de Bruneck, no norte da Itália; a amostra estudada era composta de 888 pacientes entre 40 e 79 anos.

No Estudo de Bruneck, pacientes com a combinação de intolerância à glicose ou diabete, duslipidemia, hiperuricemia e hipertensão, 95,2% tinham resistência à insulina.[8]

Quatro grandes conclusões emergem deste Estudo:

1. Nos pacientes com hipertrigliceridemia e colesterol-HDL baixo, a resistência à insulina é tão comum quanto no diabete.
2. Nos pacientes com hipertensão, hipercolesterolemia ou hiperuricemia isolados, a resistência à insulina é menos freqüente e pode ser esperada somente por chance.
3. Na maioria dos pacientes com múltiplos distúrbios metabólicos é encontrada resistência à insulina.
4. Na população em geral, a resistência à insulina pode ser encontrada na ausência de qualquer distúrbio metabólico mais importante.

A título de ilustração, aproveitando a grande amostra populacional do Estudo de Bruneck, podemos raciocinar que quanto mais alto o valor do HOMA (IR) menor é a sensibilidade à insulina ou maior a resistência. Em um grupo de indivíduos (225) com o IMC abaixo de 25 kg/m² e sem nenhum distúrbio metabólico, os limites estabelecidos para o HOMA (IR), divididos em quintis foram os seguintes:

- *Primeiro quintil*: de 0,9 a 1,11.
- *Segundo quintil*: de 1,12 a 1,54.
- *Terceiro quintil*: de 1,55 a 2,03.
- *Quarto quintil*: de 2,04 a 2,76.
- *Quinto quintil*: de 2,77 a 36,4.

A finalidade do nosso estudo vem sendo a estimativa da resistência à insulina pelos métodos mostrados no Quadro 12-3.

Como os nossos pacientes eram na sua maioria obesos e muitos deles com resistência à glicose diminuída ou mesmo diabéticos tipo 2, fica assim, explicada, a nossa média alta (4,3) para o índice HOMA (IR), mostrando que a maioria tem resistência à insulina e síndrome metabólica (Fig. 12-3).

- *Homeostasis Model Assessment (Beta)*:

O outro modelo do HOMA e o chamado "beta", que mede a função da célula pancreática beta de Langherans ou avalia a sua capacidade secretória. Os autores desse índice basearam-se em um modelo matemático, usando-se dados da literatura para construir curvas, relacionando-se a glicose no estado de homeostasia com variados graus de comprometimento da função da célula beta. O modelo prediz a quantidade de insulina e de glicose, para certa capacidade de secreção de insulina. A fórmula usada para o Índice HOMA (beta), já descrita no Capítulo 6, é a seguinte:

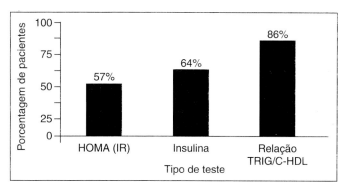

Fig. 12-3. Tipos de testes positivos para a definição de resistência à insulina entre os pacientes de nossa casuística.

Estimamos o Índice HOMA (beta) na mesma amostra populacional que usamos para calcular o Índice HOMA (IR); a média encontrada foi de 94,1 com intervalo de confiança a 95% de 73,6 a 114,6.

- Quantitative insulin sensitivity check index – QUICKI

A estimativa desse índice quantitativo da sensibilidade à insulina é obtida pela seguinte fórmula:

Índice QUICK = 1/(Log da Insulina + Log da Glicose)

A obtenção desse índice confirma a tendência universal, na busca de um método simples e passível de ser estudado em levantamentos populacionais e, com toda a certeza, na prática médica. Métodos como o HOMA (IR) e o QUICKI ganham cada vez mais adeptos na literatura, por serem, além do seu cunho científico, de uso prático na clínica diária.

Uma das vantagens desse modelo é a de que, transformando os números das dosagens de insulina e glicose em logaritmos, diminui a disparidade numérica e reduz a variabilidade. Para se ter uma idéia dele, entre os nossos pacientes, a estimativa da média do índice foi de 0,54 com intervalo de confiança a 95% de 0,5 a 0,57. A dificuldade encontrada na transformação em logarítimo é facilmente resolvida por uma calculadora ou um programa de computador.

Os Quadros 12-4 e 12-5 trazem uma sinopse dos nossos achados, tentando mostrar que possuímos vários métodos, ao alcance do clínico, que podem sugerir a presença da resistência à insulina, existente na maioria dos casos com síndrome metabólica.

Pode ser que o Critério de Diagnóstico da Síndrome Metabólica do ATP III seja útil nos próximos anos, como meio clínico, prático e fácil de diagnosticar esta disfunção. Ainda temos um longo caminho para testar se a síndrome metabólica é superior a outros métodos de previsão de risco cardiovascular.

Como acabamos de ver, algumas relações e índices foram úteis para comprovar a resistência à insulina, embora a maioria deles dependa da dosagem da insulina plasmática, que sofre uma série de restrições quando o paciente está em uso de insu-

Capítulo 12 ◆ ESTUDO DE UMA COORTE DE PACIENTES

Quadro 12-4. Prevalência da resistência à insulina

Pacientes em tolerância diminuída à glicose	65,9%
Pacientes com diabete tipo 2	83,9%
Pacientes com colesterol elevado	53,5%
Pacientes com hipertrigliceridemia	84,2%
Pacientes com colesterol-HDL baixo	88,1%
Pacientes com hiperuricemia	62,8%
Pacientes com hipertensão arterial	58,0%

lina como medicamento, o que gera o aparecimento de anticorpos que influenciam a real dosagem do hormônio.

O índice HOMA (IR), por ser muito difundido na Europa, teve, inicialmente, a nossa preferência, depois não confirmada; outros estudos determinaram, que a resistência à insulina, estimada por este índice, mostrasse uma correlação positiva e significativa com esta resistência obtida pelo teste de fixação euglicêmica (padrão-ouro), sendo o r = 0,88 e o p < 0,0001.

Em nosso estudo, 57% dos casos ocuparam o mais alto quintil do índice HOMA (IR), demonstrando assim serem resistentes à insulina. Os dados por nós colhidos e mostrados na Figura 12-3 não corroboram o valor desse índice e a sua superioridade em relação à insulina plasmática.

O número de casos com a dosagem de insulina plasmática, em jejum, superior a 10 mcU/l, chegou a 64% mas, a relação triglicerídio/colesterol-HDL superior a 3, foi de 86%, como se vê na Figura 12-3.

Devido à presença de grande número de pacientes obesos em nossa relação de pacientes com síndrome metabólica, tivemos que abandonar a relação insulina/glicose, como indicativa de resistência à insulina.

A síndrome metabólica é o agrupamento de certas anormalidades metabólicas, tendo a resistência à insulina como sua principal característica; esses testes e estimativas de índices que estamos realizando, o são, justamente, para caracterizar a resistência à insulina. De modo geral os autores concordam que essa resistência joga um papel central na fisiopatologia da síndrome metabólica. Como dissemos claramente ao longo deste livro, as anormalidades que compõem a síndrome metabólica são, de fato, fatores de risco para as doenças cardiovasculares. Sabemos, hoje, que a resistência à insulina pode predispor ao desenvolvimento do pré-diabete, do diabete tipo 2 e da hipertensão arterial.

As duas grandes determinantes da resistência à insulina seriam, de um lado, a obesidade e excesso de peso e, do outro, a idade.

A obesidade está assumindo proporções epidêmicas nesse início de século, pois a queda mundial dos preços dos alimentos, a sua melhoria em sabor e aspecto e a disponibilidade que se tem hoje, contribuem para que mesmo a maioria das pessoas de baixa renda apresentem obesidade ou excesso de peso.

Quadro 12-5. Características antropométricas e hemodinâmicas de uma coorte de pacientes (n = 60)

Característica	Média/faixa de variação	Desvio-padrão	Intervalo de confiança/95%
Sexo (M/F)	64%/34%		
Idade (anos)	65,4/34 a 83	± 11,3	62,2 a 68,1
Peso (kg)			
Homens	89,2/62 a 142	± 16,8	84,1 a 94,4
Mulheres	77,3/51 a 99	± 13,7	74,2 a 80,5
Altura (cm)			
Homens	172,6/159 a 192	± 7,3	170,4 a 177,8
Mulheres	158,2/150 a 169	± 4,7	156 a 160,3
IMC (kg/m^2)			
Homens	29,9/23,9 a 51,8	± 5,25	28,5 a 31,3
Mulheres	30,9/21,2 a 35,9	± 4,57	26,8 a 32,9
Circunf. da cintura (cm)			
Homens	109,1/92 a 130	± 14,1	104,6 a 113,7
Mulheres	106/86 a 126	± 11,3	100 a 112
Pressão arterial			
Pressão sistólica/mmHg	154/130 a 190	± 14	150,6 a 156
Pressão diastólica/mmHg	91,4/70 a 110	± 8,7	89,2 a 93,6
Pressão média/mmHg	112,7/96,6 a 130	± 8,6	105,3 a 120
Pressão diferencial/mmHg	60/40 a 80	± 11,3	58 a 63,9

Embora esses sejam, por si, fatores de risco para o diabete tipo 2 e para a doença cardiovascular em qualquer população, existe uma substancial heterogeneidade na relação entre as anormalidades metabólicas e cardiovasculares de um lado e o grau de obesidade do outro. Queremos chamar a atenção, dentro do mesmo raciocínio, que certo número de doentes definidos como obesos, nunca desenvolvem a síndrome metabólica, e também outros que apresentam resistência à insulina, sempre foram indivíduos magros. Os fatores genéticos e ambientais devem ter uma importante influência nas conseqüências metabólicas e cardiovasculares da obesidade, embora, ainda sejam desconhecidos os mecanismos pelos quais certos fatores genéticos modificam os efeitos da obesidade. Um dos grandes desafios ao desenvolvimento da pesquisa da síndrome metabólica, vem sendo a dificuldade na identificação de determinadas características de adiposidade que melhor reflitam a possibilidade de desenvolverem essa síndrome.

O atual critério para o diagnóstico da síndrome metabólica mede a circunferência da cintura para definir o grau de adiposidade corporal; o raciocínio usado tem sido o de que o índice de massa corporal é relativamente insensível como um indicador de risco para complicações cardiovasculares e metabólicas na obesidade, quando comparado à medida da adiposidade central ou abdominal.[9]

O mais freqüente achado paralelo da síndrome metabólica é o aumento do peso corporal; o excesso de peso e a obesidade estão associados à resistência à insulina e ao grupamento de distúrbios metabólicos na síndrome. Em geral, a obesidade eleva o nível do triglicerídio e baixa o nível do colesterol-HDL plasmático. A adiposidade central se correlaciona melhor com os fatores de risco metabólicos descritos do que com o índice de massa corporal; o aumento da atividade lipolítica dos adipócitos viscerais aumenta o fluxo de ácidos graxos livres para o fígado, estimulando a produção de lipoproteínas de muito baixa densidade.

O aumento dos anos de vida foi a primeira grande mudança vital constatada nos tempos modernos, como dissemos na primeira página deste livro, onde uma excelente tabela comprova o fato de que a idade é uma determinante importante da resistência à insulina. Referimo-nos a um trabalho recente de Rauscher *et al.*, no qual está relacionada à idade a exaustão das células progenitoras do indivíduo, levando à aterosclerose; esse foi um trabalho experimental em ratos, no qual, o tratamento com células progenitoras da medula óssea de ratos jovens Apo E não-ateroscleróticos preveniu a progressão dessa aterosclerose em recipientes Apo E, apesar da hipercolesterolemia persistente. Ainda não se provou se a resistência à insulina teria alguma relação com a exaustão das células progenitoras, sendo assim difícil explicar por que a idade coincide com essa resistência.[9]

Em nossos pacientes temos feito, também, uma avaliação do estado pró-inflamatório, do estado pró-trombótico e também da microalbuminúria, sendo essa última parte do critério da OMS para o diagnóstico de síndrome metabólica.

A inflamação crônica subclínica é parte da síndrome metabólica, de acordo com Reilly e Rader; os critérios usados para o diagnóstico dessa síndrome não incorporam, ainda, medidas de atividade inflamatória que poderiam fornecer maiores dados para o estabelecimento do risco de complicações clínicas e a ligação entre inflamação, distúrbios metabólicos e doença cardiovascular; a determinação da proteína C-reativa (PCR) ultra-sensível traz informações adicionais em relação ao subseqüente risco cardiovascular do paciente. Em nosso grupo de doentes, a PCR ultra-sensível média foi de 2,07 com intervalo de confiança a 95% de 1,12 a 2,98 mg/dl. Ao classificarmos os níveis inferiores a 1,0 mg/dl como de risco baixo, o nosso estudo mostrou 63% dos pacientes nessa faixa, de risco moderado (entre 1,0 e 3,0 mg/dl) 12% dos doentes, e de risco alto (> de 3,0 mg/dl) 25% da amostra (Fig. 12-4). Há um questionamento, se os níveis plasmáticos da PCR são previsíveis de complicações cardiovasculares, mesmo após os ajustes para os índices de sensibilidade à insulina que acabamos de relatar ou mesmo, e mais precisamente, para as medidas de massa/atividade do tecido adiposo.[10]

Não há dúvida de que os níveis elevados de proteína C-reativa ultra-sensível estão relacionados à síndrome metabólica. Além dos fatores de risco usualmente associados àquela síndrome, um estado pré-inflamatório é também encontrado, numa alta proporção de pacientes em risco de precipitar uma complicação cardiovascular; Ridker *et al.* têm repetidamente confirmado que níveis elevados de PCR se associam, fortemente, com a síndrome metabólica, levando a se predizer a existência de um risco maior de complicações cardiovasculares, mesmo além daquele já mostrado pela própria síndrome.[11] As razões para a ligação entre inflamação e síndrome metabólica não são, ainda, inteiramente entendidas; uma hipótese seria a de que, o tecido adiposo de pessoas obesas com síndrome metabólica liberaria quantidades crescentes de citocinas na circulação e, a outra possibilidade, de que a resistência à insulina, *per se*, poderia ser responsável pela alta produção de citocinas; essas, por sua vez, provocariam uma elevação na produção da PCR pelo fígado. Apesar de não se conhecer bem o meca-

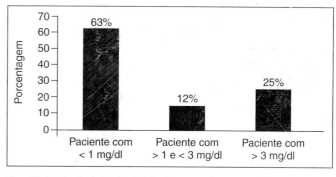

Fig. 12-4. Distribuição do PCR (us) na população estudada.

Quadro 12-6. Características das variáveis metabólicas de uma coorte de pacientes (n = 60)

Variável metabólica	Média/faixa de variação	Desvio-padrão	Intervalo de confiança/95%
Glicemia em jejum (mmol/l)	6,6/4,2 a 10,5	± 1,4	6,2 a 7,0
Glicemia em jejum (mg/dl)	110/77 a 190	± 26	103,3 a 117,2
Colesterol total (mg/dl)	222,1/152 a 330	± 42	208,4 a 233,5
Colesterol-LDL (mg/dl)	131,8/78 a 202	± 37,3	119,8 a 140,7
Colesterol-HDL (mg/dl)	41,6/26 a 68	± 11,1	38,6 a 44,4
Triglicerídio (mg/dl)	231,1/41 a 502	± 109,9	207,9 a 264,3
Insulina em jejum (mcU/l)	17,6/5 a 90	± 18	12,1 a 23,1
PCR us (mg/dl)	2,0/0,1 a 14,7	± 2,9	1,1 a 2,9
Fibrinogênio (mg/dl)	358,8/247 a 564	± 89,7	329 a 388
Microalbuminúria (mg/24h)	15,9/0,2 a 24	± 21,9	7,9 a 23,9

nismo, a descoberta de que pacientes com síndrome metabólica mostram características de um estado pró-inflamatório, dá a idéia de que a conexão entre a inflamação e o processo metabólico leva à complicações da aterosclerose (Fig. 12-4).[12]

Uma pergunta tem sido feita com freqüência: Por que o estado inflamatório influencia a resistência à insulina? Esta pergunta comporta, no momento, várias respostas, porém, a mais importante foi dada por Hotamisligil *et al.*, que demonstraram que o fator de necrose tumoral-alfa induz à fosforilação, em serina, do receptor IRS-1, o qual, como já vimos, é o receptor de insulina.[13]

Outra medida usada nos nossos pacientes, para melhorar o conhecimento da síndrome metabólica, foi a dosagem do fibrinogênio plasmático, que indicaria a situação trombótica do paciente. Os laboratórios clínicos fornecem a medida do fibrinogênio em mg/dl e a taxa referencial tem sido de até 300 mg/dl. Dos nossos pacientes, 57% mostraram a dosagem do fibrinogênio plasmático abaixo de 300 mg/dl e 43%, a tinham acima daquela cifra; este último grupo, com a média elevada de 456 mg/dl, estaria, teoricamente, num estado pró-trombótico e, conseqüentemente, sujeito a maior risco de complicações cardiovasculares (Fig. 12-5).

Até agora o ATP III, nas suas decisões mais recentes, não encontrou evidência suficiente para recomendar o uso rotineiro das medidas de resistência à insulina (dosagem de insulina plasmática), do estado pró-inflamatório (dosagem de proteína C-reativa ultra-sensível) e do estado pró-trombótico(dosagem de fibrinogênio) na prática clínica usual, medidas que contribuíssem para a melhoria na evidência do risco. Uma coisa é ter o dado teórico e outra é a sua utilidade clínica. Temos que esperar mais, até que o conhecimento sobre dados desse tipo amadureça e chegue à conseqüente resolução sobre sua incorporação na lista de componentes da síndrome.

Uma questão importante é a de como poderíamos integrar todos estes marcadores de risco cardiovasculares inter-relacio-

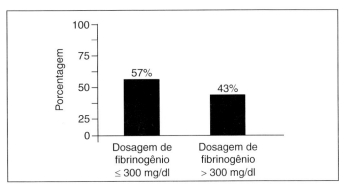

Fig. 12-5. Distribuição do fibrinogênio plasmático na população estudada.

nados, em um único algoritmo clínico. Esta integração continua sendo um desafio.

No critério da OMS para o diagnóstico de síndrome metabólica, um dos componentes é a microalbuminúria. Escrevemos sobre essa perda de albumina no Capítulo 6, quando abordamos o assunto. A inclusão da microalbuminúria, como parte da síndrome metabólica é questionada, primeiro por não ser muito comum e, segundo, pela falta de associação, em algumas experiências, com a resistência à insulina; apesar destes questionamentos, a microalbuminúria vem se mostrando um forte preditor da morbidade e mortalidade cardiovasculares em vários estudos, notadamente naquele de Isomaa *et al.*,[7] onde a perda de albumina se associou a um importante aumento de risco de morte cardiovascular (risco relativo de 2,8 e p < 0,001); nesse estudo, com exceção da obesidade, todos os outros fatores da síndrome metabólica (hipertensão arterial, hipertrigliceridemia e colesterol baixo) estavam associados à microalbuminúria. Se a resistência à insulina estiver envolvida no processo da patogenia da microalbuminúria, isso pode ser menos importante do que o fato dela indicar um estágio avançado da doença cardiovascular e, portanto, associado à alta mortalidade por essa doença.

REFERÊNCIAS BIBLIOGRÁFICAS

1. Teheran Study on Glucose and Lipids. *Diabetes Research and Clinical Practice* 2003;61:29-37.
2. Gagliardi ART. Resistência à insulina. *Atheros* 2002;13:39-41.
3. Howard BV. Insulin resistence and lipid metabolism. *Am J Cardiol* 1999;84:28j-32j.
4. Gelonese Neto B, Tambascia MA. Avaliação laboratorial e diagnóstico da resistência à insulina. *Atheros* 2002;13:42-49.
5. Meigs JB, Wilson PWF, Nathan DM *et al.* Prevalence and characteristics of the metabolic syndrome of the San . Antonio Heart Offspring Studies. *Diabetes* 2003;52:2160-67.
6. Hanley AJG, Karter A, Festa A *et al.* Factor analysis of metabolic syndrome using directly measured insulin sensitivity. The Insulin Resistance Atherosclerotic Study. *Diabetes* 2002;51:2642-47.
7. Isomaa B, Lahti K, Almgren P *et al.* Cardiovascular morbidity and mortality associated with the metabolic syndrome. *Diabete Care* 2001;24:683-89.
8. Bonora E, Kiechl S, Willent J *et al.* Prevalence of insulin resistance in metabolic disorders. The Bruneck Study. *Diabetes* 1998;47:1643-1649.
9. Rauscher PM, Goldschmidt-Clermond PJ, Davis BH *et al.* Aging, progenitor cell exhaustion and atherosclerosis. *Circulation* 2000;108:457-81.
10. Relly MP, Rader DJ. The Metabolic Syndrome. More than the sum of its parts. *Circulation* 2003;108:1846-51.
11. Ridker PM. Clinical application of the C-reactive protein for cardiovascular disease detection and prevention. *Circulation* 2003;107:363-69.
12. Grundy SM. Inflammation, metabolic syndrome and diet responsiviness. *Circulation* 2003;108:121-29.
13. Hotamisligil GS, Shargill NS, Spiezelman BM. Adipose, expression of tumor necrosis factor-alfa: direct role in obesity-linked insulin resistance. Science 1993;259:87-91.

EPÍLOGO 13

DEFINIÇÃO

A síndrome metabólica é a reunião de certos fatores de risco e, como tal, um sistema preditor de complicações cardiovasculares. Já há vários outros modelos de sistemas preditivos em uso, tais como o Sistema de Escore de Risco Coronário de Framingham, o Sistema Conjunto de Predição de Risco Cardiovascular das Sociedades Britânicas, etc. A noção de síndrome metabólica é ainda pouco difundida, e o seu conhecimento no meio médico escasso e pouco divulgado. Alguns círculos médicos têm dificuldade em aceitá-la, pois preferem continuar falando e pensando em fatores de risco isolados ou em conjunto. Somente nos últimos anos, após as publicações da OMS e do *National Cholesterol Education Program – Adult Treatment Panel III* (ATP III) sobre o Critério Diagnóstico para a Síndrome Metabólica, começaram a ser feitos estudos populacionais e levantamentos estatísticos, que estão tentando fundamentar, epidemiologicamente, essa síndrome. É necessário o achado de, pelo menos, três dos cinco componentes básicos (Quadro 7-2): circunferência aumentada da cintura, hipertrigliceridemia, colesterol-HDL baixo, pré-diabete e pré-hipertensão, para preencher o critério exigido. Porcentagens altas de resistência à insulina têm sido encontradas no diabete tipo 2, na hipertrigliceridemia e nos casos com colesterol-HDL baixo (em torno de 85%), e porcentagens mais baixas têm sido encontradas na hipertensão e em pacientes obesos ou com excesso de peso. Deveríamos estimular a difusão entre os clínicos da idéia da síndrome metabólica para que ela se torne uma prática rotineira? Achamos que ainda é cedo para estimularmos essa difusão, pois a idéia de síndrome metabólica, parafraseando Sattar e Forouhi, ainda é uma idéia em evolução.

Reavén tem sido muito crítico em relação à utilidade clínica do diagnóstico da síndrome metabólica como um todo, especialmente, a necessidade de três componentes para tratar um paciente, quando, somente com a presença de dois riscos, já deveria este paciente ser tratado; tem sido ele particularmente crítico em relação à adição da obesidade/circunferência abdominal à lista dos fatores de risco que compõem o critério do ATP III. Não acredita que esse diagnóstico seja necessário, pois, se um paciente tiver hipertrigliceridemia ou colesterol-HDL baixo deverá fazer, de qualquer modo, o tratamento apropriado a essas condições, mesmo não tendo o diagnóstico de síndrome metabólica. Salienta que o critério usado para o diagnóstico de síndrome metabólica é arbitrário, não tem base científica e, mais ainda, não tem utilidade conceitual ou prática para o médico encarregado de cuidados primários em medicina.

EPIDEMIOLOGIA

Os resultados dos levantamentos epidemiológicos têm sido publicados na literatura médica, e a idéia geral é de que, nos EUA, um em quatro adultos preencha o critério da síndrome metabólica (NHANES III); dados estatísticos, que foram ultimamente divulgados, dão conta que 24% dos homens e mulheres americanos têm essa síndrome, o que perfaz um total, hoje, de 47 milhões de pessoas, representando o número de um país desenvolvido. Em outro estudo, mais recente, num país em desenvolvimento (Iran), a prevalência ajustada para a idade foi ainda superior à americana, chegando a 33, 7% (IC de 95% entre 32,8% e 34,6%). Vemos que a prevalência da síndrome metabólica é numericamente parecida, em uma comunidade, com aquela da hipertensão arterial. Existem outros estudos epidemiológicos, mostrando números diferentes, contudo eles são explicados pelo uso de critérios diversos em diferentes populações, como vimos no Capítulo 8.

PROGNÓSTICO

O prognóstico da síndrome metabólica tem sido divulgado, e os dados apresentados não têm ainda sido consistentes, se relacionados com a soma do valor de predição dos seus componentes, justificando, assim, todo um esforço em continuar pesquisando o assunto. A presença da síndrome tem sido associada a um risco do desenvolvimento de coronariopatia (RR de 2,29), de aparecimento do infarto do miocárdio (RR de 2,63) e do surgimento do ataque cerebral (RR de 2,27), todos com p < 0,001, se comparados ao risco associado a qualquer um dos componentes individuais da síndrome. Um estudo prospectivo em homens, feito na cidade de Quebec, demonstrou um aumento de 4 a 5 vezes no risco de coronariopatia, em indivíduos com níveis altos de insulina (resistência à insulina). As complicações da síndrome metabólica podem se desenvolver num espaço de tempo menor do que 10 ou 20 anos. Esse estudo sugere, fortemente, que a resistência à insulina aparece, obrigatoriamente, quando vários distúrbios metabólicos se reúnem, dando suporte à idéia de que essa resistência é o denominador comum do efeito patogênico de vários distúrbios.

OBESIDADE

Ela está se tornando um problema grave de saúde pública em todo o mundo, igualando-se mesmo ao fumo, como uma grande causa de morbidade e mortalidade cardiovasculares. Hoje 25% da população adulta têm excesso de peso ou obesidade. Na maioria dos casos, a causa primária da síndrome metabólica parece ser uma alimentação excessiva em indivíduos com reduzida atividade física, resultando em um subseqüente aumento de peso. Esse quadro leva, posteriormente, ao desenvolvimento da aterosclerose, das doenças cardiovasculares em geral, e a transição do pré-diabete para o diabete tipo 2. Devemos chamar a atenção de que, em outubro de 2003, a American Diabetes Association definiu o pré-diabete como a glicemia entre 99 e 126 mg/dl; essa glicemia de jejum é o fator com o mais alto valor preditivo para resistência à insulina/hiperinsulinemia, contudo, a sua sensibilidade é baixa, pois a maioria dos indivíduos com resistência à insulina tem uma glicemia de jejum abaixo de 110 mg/dl. A resistência à insulina e a hiperinsulinemia parecem ser as duas conseqüências mais importantes dos distúrbios do metabolismo lipídico; existe, também, ampla evidência de que a adiposidade visceral é um importante fator preditivo do pré-diabete; em pessoas obesas, a circunferência da cintura se correlaciona à dislipidemia e à hipertensão arterial. Várias alterações do metabolismo lipídico, altamente deletérias ao organismo, são freqüentemente vistas no obeso; elas se relacionam melhor com a gordura visceral do que com a gordura corporal total, embora nem todos concordem com essa relação. Em geral, a obesidade eleva o colesterol total, o colesterol-LDL e o triglicerídio, e reduz o colesterol-HDL. O aumento da atividade lipolítica dos adipócitos viscerais portencializa o fluxo de ácidos graxos para o fígado, o que resulta num aumento da gliconeogênese e menor sensibilidade à insulina. A obesidade abdominal não é uma manifestação de resistência à insulina, mas uma variável antropométrica que pode acentuar o grau dessa resistência; tem-se difundido que mais ou menos 25% dos indivíduos obesos podem ser classificados como resistentes à insulina, portanto, nem todos os indivíduos com excesso de peso ou obesidade são resistentes à insulina e, por outro lado, nem todos os indivíduos com resistência à insulina têm excesso de peso ou obesidade.

HIPERTRIGLICERIDEMIA E COLESTEROL-HDL BAIXO

Um outro achado metabólico que tem merecido a atenção dos estudiosos é o de que, nos pacientes com hipertrigliceridemia e colesterol-HDL baixo, a resistência à insulina é tão comum quanto no diabete. A hipertrigliceridemia e o colesterol-HDL baixo, quase nunca ocorrem como distúrbios metabólicos isolados e, na maior parte das vezes, ocorrem juntos. Nas últimas décadas, desde que se estabeleceu que a elevação do colesterol total era um preditor de coronariopatia, começaram a aparecer indícios de que o triglicerídio também o fosse. Atualmente, sabemos que a adiposidade visceral e a hiperinsulinemia podem causar um excesso de produção no fígado da lipoproteína de muito baixa densidade (VLDL), que é rica em triglicerídio. A resistência à insulina diminui a atividade da lipase lipoprotéica, a enzima que transforma os quilomícrons ricos em triglicerídios em lipoproteína de alta densidade (HDL). Tem sido dito que o colesterol-HDL baixo é um bom indicador de hiperinsulinemia. Também vem ganhando consistência a idéia de que a lipoproteína de alta densidade possui marcada ação antioxidante e esta ação é dada pela paraoxonase-1 (PON-1) nela localizada; esse efeito protetor contra a peroxidação lipídica é mais importante do que aqueles registrados com o uso de vitaminas antioxidantes.

DIABETE

Vimos que o pré-diabete e o diabete tipo 2 são resultados, como a própria síndrome metabólica, da resistência à insulina; há no pré-diabete um estímulo à produção aumentada de insulina e, após alguns anos, ela vai diminuindo, fazendo com que o paciente torne-se definitivamente diabético; já comentamos que a nova definição de pré-diabete requer uma glicemia entre 100 e 125 mg/dl inclusive. Em geral, quando a glicose se eleva acima do nível habitual de 100 mg/dl no plasma, as células beta das ilhotas de Langherans secretam insulina; essa insulina atua na célula periférica através de um receptor específico e a fosforilação em tirosina é importante na primeira fase da ação desse hormônio; quando a fosforilação é em serina, não se dá a progressão normal da cascata intracelular e aparece a resistência à insulina. Vimos que mais de 90% dos diabéticos têm o tipo 2, e desses, mais de um terço tem macroangiopatia; o NCEP estabeleceu que o diabete é um equivalente da doença da artéria coronária, demandando uma agressiva terapia antiaterosclerótica. Evidências experimentais têm mostrado que a hiperglicemia reduz o ácido nítrico (ON) derivado do endotélio; a explicação dada é a de que ela aumenta a produção de radicais livres que inativam o ON e formam peroxinitrato; isso leva à disfunção do endotélio que é o mecanismo inicial da aterosclerose.

HIPERTENSÃO ARTERIAL

Ela foi incluída nesse livro como doença metabólica importante, aliás, como vem sendo feito atualmente, concebendo-se que a hipertensão tenha um componente metabólico. O descontrole da pressão arterial dá-se quando aparecem distúrbios no delicado e complexo mecanismo que mantém essa pressão em níveis ideais; a causa da hipertensão ainda é muito discutida, mas a rigidez da aorta seria a explicação para a maioria das hipertensões acima dos 60 anos; abaixo dessa idade, o mecanismo mais aventado é o da resistência à insulina/hiperinsulinemia. O excesso de insulina leva o rim a reter mais sal, o sistema nervoso a aumentar o tônus simpático, a membrana celular a aumentar as trocas catiônicas, e leva também à proliferação do tecido muscular liso na parede arteriolar. Estes fatos precisavam ser demonstrados epidemiologicamente e o Projeto IRAS o fez no ano 2000, mostrando que se poderia produzir, a partir de níveis elevados de resistência à insulina, um aumento das cifras tensionais; até hoje esse estudo não foi reproduzido, talvez devido à dificuldade de realização do teste de fixação euglicêmica da insulina. Como a grande maioria dos hipertensos é obesa, e um grande número é pré-diabético, as cifras da resistência à insulina devem ser corrigidas para essas situações patológicas. Não se deve esquecer que o sal, o álcool, o estresse, o potássio e o magnésio podem influir na elevação da pressão arterial.

GENÉTICA

Sabemos que todos os componentes da síndrome metabólica sofrem influências genômicas; assim sendo, o diabete melito tipo 2 se caracteriza por resistência à insulina numa primeira fase, e por deficiência relativa de insulina numa segunda fase; fatores genéticos podem ser determinantes da importância de cada um desses mecanismos patogênicos. Todos os outros fatores, como a pressão arterial, o colesterol, o peso corporal, etc, são presumivelmente determinados por certo número de genes, que controlam os passos mais importantes da fisiologia metabólica. Poucos genes que explicam as doenças cardiovasculares poligênicas foram, até agora, identificados; um único nucleotídio trocado (chamado polimorfismo) pode ser funcionalmente importante ou pode ser apenas um marcador. A medicina genômica é um dos dois pontos extremos de apoio da nova *translational medicine;* o outro é o evento clínico que passa por fatores de risco, biologia vascular, epidemiologia da doença, obesidade, hipertensão, dislipidemia, diabete e, finalmente, o ensaio clínico. A revolução genômica, como tem sido chamado todo o fantástico processo genético desenvolvido nesse início de século, abrirá, sem dúvida, novos horizontes em relação à possibilidade de predição do risco cardiovascular.

RESISTÊNCIA À INSULINA

Há, hoje, a idéia de que o distúrbio fisiopatológico central da síndrome metabólica deve ser a resistência à insulina; chama-se, contudo, a atenção, de que a resistência à insulina e a síndrome metabólica não são sinônimos; a resistência aumenta muito a possibilidade de se desenvolver a constelação de distúrbios metabólicos que chamamos de síndrome metabólica; além desses distúrbios, há evidência de que a resistência à insulina aumenta a possibilidade de esteatose hepática e de vários tipos de câncer. Nem todos os indivíduos com resistência à insulina apresentam os componentes do critério diagnóstico do ATP III, e o número

de manifestações varia de paciente para paciente, de acordo, provavelmente, com influências genômicas. Em adição, nenhum daqueles fatores é somente regulado pela resistência à insulina, havendo, também, outros tipos de influência. A resistência à insulina é, definitivamente, uma alteração fisiopatológica que aumenta o risco cardiovascular.

VARIÁVEIS INFLAMATÓRIAS E TROMBÓTICAS

Vários critérios clínicos para a síndrome metabólica, já divulgados, ainda não incorporaram as variáveis inflamatórias e trombóticas; contudo, já se sabe que níveis elevados de proteína C-reativa (PCR) ultra-sensível aumentariam o poder preditor desses critérios e explicariam a importância do papel patogênico da imunidade inata e da inflamação, comuns na constelação de fatores de risco característicos dessa síndrome. Do mesmo modo, o PAI-1 e o fibrinogênio são importantes na patogenia das complicações pré-trombóticas cardiovasculares. É provável que as características que a síndrome metabólica está assumindo não sejam somente resultado de fatores ambientais, como o excesso de peso, mas também de alterações imunológicas, inflamatórias e pró-trombóticas, que estão aparecendo como riscos emergentes. Existe abundante evidência, tanto laboratorial quanto clínica, de que a aterosclerose, sendo basicamente uma doença resultante do acúmulo de lipídios nas artérias, represente também um processo inflamatório crônico; em termos práticos, a dosagem da PCR ultra-sensível parece ser um forte agente preditor de eventos cardiovasculares. Um achado interessante é o de que 10% da população de 40 a 79 anos é insulino-resistente, mesmo na ausência de qualquer distúrbio metabólico.

SÍNDROME METABÓLICA

Provavelmente, uma das razões por que a síndrome metabólica está sendo tão discutida é a de que a prevalência do diabete e da obesidade se elevou, dramaticamente, entre os anos 1990 e 2005. Tanto a obesidade como o diabete, e também a síndrome metabólica, são condições de considerável heterogeneidade, mas, no entanto, enquanto a obesidade e o diabete são diagnosticados por limites numéricos precisos, no caso da síndrome metabólica, devido ao agrupamento de diversos fatores de risco, teve-se que recorrer a um critério por escore. Uma das questões práticas não-resolvidas seria como integrar os novos marcadores de risco cardiovascular emergentes (por exemplo, PCR) num algoritmo clínico mais amplo. Essas idéias, que estão revolucionando a medicina preventiva, já admitem a hipótese de que a hipertensão tenha também uma origem metabólica, e o diabete melito tipo 2 seja uma doença vascular (ateroescleropatia acelerada), sendo a hiperglicemia uma manifestação tardia. Análises fatoriais da síndrome metabólica têm mostrado que ela pode ser dividida num fator metabólico (glicemia, circunferência da cintura, trigliceridemia e colesterol-HDL) de um lado, e um fator tensional (pressão arterial) do outro. O conceito de síndrome metabólica se situaria, assim, na encruzilhada da hipertensão, da disfunção metabólica, da inflamação e da aterosclerose.

IMPORTÂNCIA DA ALIMENTAÇÃO SADIA

Relatamos, nos últimos quatro capítulos, como se deve tratar os componentes da síndrome metabólica, dando ênfase ao excesso de peso, a hiperglicemia, a hiperlipidemia e ao aumento da pressão arterial. Na última década o Departamento de Agricultura dos EUA deu-nos a **Pirâmide de Alimentação** que, em pouco tempo, se tornou um ícone em matéria de programação alimentar. Mais recentemente começaram a aparecer dados estatísticos mostrando um aumento incomum, além do esperado, de indivíduos obesos e diabéticos; esse aumento poderia ter sido causado, como pensa certo número de estudiosos, pelo programa exposto na Pirâmide de Alimentação, aconselhando carboidratos como pão, arroz, batata e pasta. Por causa disso, outra Pirâmide de Alimentação, melhor balanceada e sem os excessos da primeira, deverá ser apresentada num futuro próximo. A maneira ideal de se evitar ou tratar a obesidade é limitar o total de calorias e não somente se reduzir as calorias provenientes das gorduras, como se pensava. Provavelmente, para um obeso, devemos limitar a dieta em 1.400 kcal para o homem e em 1.200 kcal para a mulher, oferecendo 50% de carboidratos, 30% de lipídios e 20% de proteínas; o pão e o arroz integrais são mais sadios do que o pão e arroz brancos, mas ainda não se definiu quantos copos de leite seriam aconselhados à alimentação diária de um adulto; leguminosas, principalmente feijão e castanhas, devem fazer parte dela.

Nos últimos anos, além da dieta, surgiram vários medicamentos coadjuvantes que auxiliam na perda de peso, principalmente a sibutramina, que reduz o apetite e o orlistat, que diminui a absorção de gordura no intestino; os dois, são bem aceitos e relativamente eficazes. Eles podem ser associados para aumentar a possibilidade de sucesso e usados por vários anos para manter o nível de peso conseguido. No caso de obesidade grau III (> 40 kg/m^2) a cirurgia bariátrica é aconselhada, por causa do mau prognóstico desses pacientes. Como na obesidade existe a resistência à insulina, devemos aconselhar os indivíduos a manter o peso ideal, que seria entre 20 e 25 kg/m^2 e a circunferência abdominal abaixo de 102 cm no homem e o de 88 cm na mulher.

TRATAMENTO DO DIABETE

Novamente a resistência à insulina é o mecanismo mais importante do diabete tipo 2; a sua eclosão é precedida, nos anos anteriores, por hiperglicemia pós-prandial, numa primeira fase, e por glicemia de jejum alterada, numa segunda fase. Calcula-se que haja hoje mais de 10 milhões de brasileiros com diabete tipo 2; a grande tragédia é que a resistência à insulina, já existente nos estados pré-diabéticos, estimula o aparecimento da aterosclerose, mostrando a importância da alimentação saudável e do exercício na sua prevenção. Hoje a dosagem da hemoglobina A 1c avalia a glicosilação da hemoglobina durante 3 ou 4 meses, nos dando idéia do comportamento da glicemia durante esse período de tempo. Na prevenção devemos dar ênfase ao peso corporal, à atividade física, ao estresse e ao fumo; fala-se, no momento, em duas drogas que impediriam a progressão do pré-diabete ao diabete: a metformina e as glitasona (pioglitasona e rosiglitasona); essas drogas seriam farmacologicamente adequadas, pois aumentariam a sensibilidade à insulina. De acordo com o grande ensaio britânico UKPDS, a metformina foi o único medicamento antidiabético que, comprovadamente, reduziu a incidência de infarto do miocárdio no diabete.

Nos dias atuais temos um grande número de fármacos para o tratamento oral desse distúrbio metabólico. A acarbose possui um modo de ação muito interessante, porém seus efeitos intestinais adversos devem ser superados para que ela se torne útil. A sulfoniluréia de 2ª geração, a gliclazida, é a melhor escolha, pois não interfere nos canais de potássio do miócito, e a glimepirida, de 3ª geração, também não. Para se manter um diabético tipo 2 em controle glicêmico devemos usar, freqüentemente, uma associação de hipoglicemiantes, tal como se faz hoje com o tratamento da hipertensão arterial. Embora o diabete tipo 2 seja uma doença progressiva, nem sempre o paciente vai necessitar de insulina no decorrer de sua evolução. Contudo, após alguns anos, certo número de pacientes diabéticos precisará acrescentar uma insulina de ação intermediária, usualmente a NPH, ou as insulinas Lenta e Clargina; este passo é necessário porque, nessa fase, o pâncreas produz muito pouca insulina, já que as ilhotas de Langherans estão invadidas por tecido amilóide.

Pelo que foi anteriormente exposto, podemos classificar os diabéticos tipo 2 em insulino-resistentes, que não necessitam de insulina, e em insulino-dependentes, que dela precisam.

TRATAMENTO DA DISLIPIDEMIA

O distúrbio lipêmico da síndrome metabólica é a chamada dislipidemia aterogênica, caracterizada por hipertrigliceridemia, colesterol-HDL baixo e concentrações elevadas de partículas pequenas e densas do colesterol-LDL e do colesterol-HDL. Como de resto, esses distúrbios devem ser inicialmente tratados com as medidas higienodietéticas. Para a hipertrigliceridemia endógena o melhor medicamento é o fibrato, que tem um modo de ação peculiar, pois interage com um fator de transcrição nuclear, o PPAR-alfa, regulando a transcrição dos genes da lipase lipoprotéica e da apo A-1. Para elevar o colesterol-HDL o melhor medicamento é o ácido nicotínico, agora comercializado no Brasil; no hepatócito e no tecido adiposo, o ácido nicotínico reduz a mobilização de ácido graxo no plasma, ativa a lipase lipoprotéica pelo aumento da remoção de quilomícrons e de triglicerídios, e no fígado reduz a síntese da LDL e VLDL, contribuindo por meio desses mecanismos para elevar os níveis plasmáticos do colesterol-HDL. O medicamento para a concentração elevada de partículas pequenas e densas do colesterol-LDL é a estatina que, por ser um achado novo não foi ainda muito comentado.

Queremos chamar atenção para a presença de inflamação na síndrome metabólica; o melhor exame que a quantifica é a dosagem da proteína C-reativa ultra-sensível, como já dissemos. Há provavelmente dois componentes inflamatórios na síndrome metabólica, um sistêmico e um vascular; o componente vascular é com certeza mais difuso, não estando localizado somente na proximidade da placa ateromatosa, e apresenta um processo inflamatório na íntima subjacente à disfunção e à lesão do endotélio; a resposta imunológica determina a evolução clínica da progressão da inflamação. As estatinas, além de baixar o colesterol, parecem ser excelentes medicamentos antiinflamatórios específicos da artéria. Lipídios intermediários, na cadeia de síntese do colesterol, permitem a ligação às proteínas de sinalização que se envolvem em várias funções; elas alteram a função das células endoteliais, comportando-se como potentes moduladores da síntese do ácido nítrico; reduzem a resposta inflamatória, possivelmente, por inibirem de modo direto a integrina alfa-1 beta-2 que é, como sabemos, uma molécula de adesão que interage com a ICAM-1 *(intercellular adhesion molecule)*. Uma das estatinas, a lovostatina, bloqueia a interação entre a integrina e a ICAM-1, *in vitro*. Como vemos, existe forte sugestão de um efeito antiinflamatório direto; resultados de ensaios clínicos com uma duração média de 5,4 anos, demonstraram uma redução da coronariopatia e da mortalidade geral, uma diminuição na incidência do infarto do miocárdio, dos procedimentos de revascularização, dos acidentes vasculares cerebrais e da doença arterial periférica.

Há indícios de que agentes com ação no PPAR-gama (tiazolidinedionas) possam também melhorar o metabolismo lipídico, pois regulam a produção de genes que estão envolvidos na formação de proteínas ligadas ao metabolismo lipídico.

TRATAMENTO DA HIPERTENSÃO ARTERIAL

Tem-se consciência, hoje, da absoluta necessidade de que cifras tensionais elevadas devam ser estritamente controladas, trazendo a pressão arterial a níveis em torno de 120/80 mmHg. As medidas higienodietéticas são bem importantes e só podem ser eficazes por mudanças no estilo de vida dos pacientes. Temos hoje um notável arsenal terapêutico constituído de uma variedade de medicamentos realmente eficazes. O fármaco de preferência, como demonstramos, é a hidroclorotiazida em baixas doses. Os agentes betabloqueadores possuem ação protetora

sobre o coração e os bloqueadores de cálcio têm essa mesma ação sobre o cérebro. Na síndrome metabólica, que apresenta como critério diagnóstico duas doenças que comprometem o rim, o diabete e a hipertensão arterial, o uso do inibidor da enzima de conversão ou do bloqueador do receptor da angiotensina, deve ser a segunda escolha após o diurético. O ensaio HOPE comprovou que um inibidor da ECA reduziu a mortalidade geral em menos 16%, a incidência de infarto agudo do miocárdio em menos 20%, o acidente vascular cerebral em menos 32%, em pacientes com evidência de doença vascular ou diabetes, e mais, um fator de risco cardiovascular. Até agora não foi comprovado que os inibidores da ECA tenham um "efeito de classe", ou seja, as mesmas ações farmacológicas. Esse grupo reduziria o risco de progressão da nefropatia dada pela hipertensão e pelo diabete tipos 1 ou 2. No ensaio HOPE o tratamento com ramipril, um dos inibidores da ECA, esteve associado a uma redução de 34% no aparecimento de novos casos de diabete; o mecanismo desta ação é desconhecido.

A atuação principal dos inibidores da ECA é reduzir os níveis de angiotensina II e elevar os de bradicinina; eles aumentam também a produção de óxido nítrico endotelial e de prostaciclina, explicando, em parte, os efeitos vasodilatadores, antitrombótico e antiproliferativo desses inibidores; evidências também estão aparecendo de que a angiotensina II ativa o sistema de enzimas que usa fosfato de nicotinamida-adeninodinucleotídio (NADP) e/ou NADP reduzido (NADPH) como substratos, para a produção de ânion superóxido; tem sido considerado que o inibidor da ECA pode representar uma nova estratégia antioxidante diretamente na sua fonte vascular.

Outra ação que devemos comentar em relação aos inibidores da ECA é o seu efeito favorável sobre a pressão aórtica e sua dinâmica pulsátil; uma regressão da íntima carotídea vem sendo considerada, ação essa possivelmente ligada à redução regional da pressão de pulso; o inibidor diminui a reflexão e a velocidade da onda de pulso. Devemos lembrar que a perda de distensibilidade da artéria é um estímulo à formação do ateroma.

Muitos autores, principalmente os da Escola Européia, acreditam que todo hipertenso deverá ajudar a combater o fator pró-trombótico, usando, se não houver uma contra-indicação, um agente antiplaquetário, notadamente a aspirina.

SUMÁRIO

Vimos, ao longo de todo o livro, como se desenvolveu uma idéia brilhante, mas que continua em evolução, pois ainda não se tem uma definição que a fundamente. Gostaríamos, fechando os conceitos aqui expostos, de sumariar as VANTAGENS e CERTEZAS e, depois, as DÚVIDAS e INCERTEZAS de todos aqueles que estudam a síndrome metabólica:

Vantagens e certezas

1. A síndrome metabólica é um sistema múltiplo de predição de risco cardiovascular, baseado em alguns fatores de risco não contemplados em outros sistemas.

2. A síndrome metabólica, além da colaboração da *American Heart Association,* vem, também, recebendo o apoio do *National Heart, Lung and Blood Institute* do governo americano.

3. A evidência científica relacionada à definição da síndrome metabólica, pelo ATP III, foi revista e considerada sob várias perspectivas: grandes desfechos clínicos, componentes metabólicos, patogênese, critérios clínicos para diagnóstico, risco para os desfechos clínicos e intervenções terapêuticas.

4. A síndrome metabólica é um sistema de predição de risco relativo a longo prazo, diferente, assim, do sistema de escores de risco coronário de Framingham, que é de curto prazo.

5. A maioria dos fatores de risco, mas nem todos tem como base fisiopatológica subjacente a resistência à insulina.

6. O estudo da síndrome metabólica permitiu definir melhor o conhecimento relacionado à diabete, à hipertensão e à obesidade.

7. O estudo da síndrome metabólica permitiu aprofundar o conhecimento do tecido adiposo e descobrir uma série de substâncias por ele produzida, tais como ácidos graxos, citocinas, PAI-1, leptina, PYY3-36, ghrelin, adiponectina e resistina.

8. O estudo da síndrome metabólica permitiu colocar o triglicerídeo e o colesterol-HDL em perspectiva, mostrando que este último é um poderoso antioxidante, através da paraoxonase-1.

9. O estudo da síndrome metabólica está propiciando a pesquisa de novas substâncias farmacêuticas que aumentam a sensibilidade à insulina, tais como as glitazonas, e novas substâncias relacionadas ao apetite, tal como o rimonabant.

10. A introdução da síndrome metabólica tem estimulado o epidemiologista a melhor estudar as doenças cardiovasculares e a diabete, sob este ponto de vista.

11. O conceito de síndrome metabólica tem levado os médicos a investirem em pesquisas relacionadas à patogênese da síndrome.

12. A síndrome metabólica tem sido, sem nenhuma dúvida, um instrumento para melhor estudar a expansão da prevalência da obesidade que, inevitavelmente, piora uma série de comorbidades que a acompanham.

Dúvidas e incertezas

1. Os critérios para o diagnóstico são imprecisos e incompletos.

2. Os pontos de corte das variáveis são mal definidos.

3. A inclusão do pré-diabete e do diabete na definição, é questionável.

4. A colocação da resistência à insulina como o substrato fisiopatológico subjacente é incerto.

5. Não existe ainda uma base sólida para se incluir ou se excluir outros fatores de risco.

6. A inclusão de paciente já com o diagnóstico de aterosclerose é, também, questionável.

7. O valor preditivo de cada risco para a doença cardiovascular é variável e depende do fator de risco específico presente.

8. O valor de predição da síndrome parece menor do que a soma das partes.

9. O tratamento da síndrome não é muito diferente do tratamento de cada um dos componentes.

10. O valor médico do diagnóstico da síndrome não é, ainda, muito claro. (Imitado de Kahn *et al.* Diabetes Care 2005; 28:2289.)

CONSIDERAÇÕES FINAIS

Como acabamos de ver, existem algumas certezas e muitas dúvidas a respeito da síndrome metabólica, embora este tema seja, no momento, o foco de muita atenção e de intensa pesquisa médica. Achamos que, para se estabelecer definitivamente como uma entidade clínica, a síndrome metabólica precisa demonstrar, com segurança, algumas proposições.

Dar uma boa explicação para a etiopatogenia da aterosclerose, seja ela inflamatória, por resistência à insulina ou por obesidade.

Dizer se o uso da síndrome metabólica, como um sistema preditivo de doença cardiovascular, é melhor do que o achado de fatores de risco isolados, ou de sistemas mais antigos , como o Sistema de Risco Coronário por Escore de Framingham.

Dizer se o diagnóstico da síndrome metabólica melhora o prognóstico do paciente com aterosclerose, ajudando no diagnóstico precoce e no tratamento do risco cardiovascular envolvido.

Estas são questões básicas que esperam uma resposta; só as encontrando poder-se-á estabelecer a síndrome metabólica como uma entidade clínica definitiva.

A não satisfação dos pontos anteriormente levantados, conduzirá a síndrome metabólica necessariamente ao esquecimento como tantas outras idéias que já apareceram em medicina.

ÍNDICE REMISSIVO

A

Abstinência
  síndrome de, 92
    medicação para, 92
Ácido(s)
  graxos insaturados trans, 28
    como fator de risco, 28
      lipídicos, 28
  úrico, 28
    como fator de risco, 28
      metabólicos, 28
Agente(s)
  de prevenção, 92
    medicamentoso, 92
      do diabete, 92
  betabloqueadores, 112
    adrenérgicos, 112
Álcool
  como fator de risco, 28
    metabólicos, 28
  excesso no consumo de, 45
    na hipertensão, 45
      arterial, 45
  uso de, 110
    moderado, 110
Aldosterona, 49
Alimentação
  sadia, 128
    importância da, 128
Alteração(ões)
  genômicas, 11
    na doença arterial, 11
Angiotensina II, 51
  bloqueadores do receptor da, *ver BRA*
  enzima de conversão da, *ver ECA*
Anormalidade(s)
  biológicas, 62
    associadas, 62
      a resistência à insulina, 62
  da hemostasia, 68
  hepática, 68
Anti-Hipertensivo(s)
  associação de, 114
Aorta
  rigidez da, 43
Apoproteína(s)
  como fator de risco, 28
    lipídicos, 28
Artéria(s)
  grandes, 43
    rigidez de, 43

B

Ativador
  plasmiogênio tecidual, *ver t-PA*
Automonitorização
  glicemia domiciliar, 89
  aparelho de medida, 89

Base(s)
  ambientais, 43
    da hipertensão arterial, 43
      rigidez, 43
        da aorta, 43
        de grandes artérias, 43
      resistência à insulina, 44
      ingestão de sal, 44
      consumo de álcool, 45
      tensão emocional, 45
      estresse, 45
      baixo consumo, 46
        de potássio, 46
        de magnésio, 46
        de cálcio, 46
Betabloqueador(es)
  adrenérgicos, 112
    agentes, 112
Bloqueador(es)
  do canal de cálcio, 113
  do receptor da angiotensina II, *ver BRA*
BRA (Bloqueadores do Receptor da Angiotensina II), 113

C

Cálcio
  baixo consumo de, 46
    na hipertensão arterial, 46
  canal de, 113
    bloqueadores do, 113
Cirurgia
  bariátrica, 85
    no tratamento, 85
      do excesso de peso, 85
      da obesidade, 85
  de lipoaspiração, 86
    no tratamento, 86
      do excesso de peso, 86
      da obesidade, 86
Colesterol-HDL
  como fator de risco, 28
    lipídicos, 28

Consumo

Consumo
  de álcool, 45
    excesso, 45
      na hipertensão arterial, 45
  de potássio, 46
    baixo na hipertensão arterial, 46
  de magnésio, 46
    baixo na hipertensão arterial, 46
  de cálcio, 46
    baixo na hipertensão arterial, 46
Contratilidade
  do ventrículo esquerdo, 48
Coorte
  de pacientes, 115–122
    estudo de uma, 115–122

D

DCV (Doença Cardiovascular)
  poligênica, 9
  fatores de risco, 15–30
    hipertensão arterial, 17
    hipercolesterolemia, 20
    tabagismo, 22
    diabete, 24
      melito, 24
    não-modificáveis, 26
      idade, 26
      sexo, 27
      raça, 27
      história familiar, 27
    dependentes, 27
      obesidade, 27
      excesso de peso, 27
      vida sedentária, 27
      tensão emocional, 27
      situação socioeconômica, 27
    hemodinâmicos, 27
      hipertrofia ventricular esquerda, 27
    lipídicos, 27
      triglicerídios, 27
      colesterol-HDL, 28
      lipoproteína, 28
      subpartículas, 28
        da LDL, 28
        da HDL, 28
      apoproteínas, 28
      ácidos graxos insaturados, 28
        trans, 28
    metabólicos, 28
      resistência à insulina, 28
      hiperinsulinemia, 28

132 | ÍNDICE REMISSIVO

homocisteinemia, 28
ácido úrico, 28
estresse oxidativo, 28
álcool, 28
endócrinos, 28
insulinemia, 28
estrogênio, 28
testosterona, 29
hemostáticos, 29
plaqueta, 29
leucócito, 29
fibrinogênio, 29
viscosidade sangüínea, 29
t-PA, 29
PAI-1, 29
fator VII, 29
fator VIII, 29
fator de Von Willibrand, 29
dímero-D, 29
marcadores de geração da trombina, 29
trombomodulina, 29
inflamatórios, 30
infecciosos, 30
Débito
cardíaco, 47
freqüência cardíaca, 47
contratilidade, 48
do ventrículo esquerdo, 48
volume sangüíneo, 48
sódio sérico, 48
resposta renal, 48
aldosterona, 49
trocas iônicas, 49
em nível de membrana, 49
hematócito, 49
ouabaína endógena, 49
e bomba celular, 49
de sódio, 49
de potássio, 49
Diabete, 126
melito, 24, 36
como fator de risco, 24
para DCV, 24
na disfunção, 36
endotelial, 36
tipo 2, 87–98
na síndrome metabólica, 87–98
tratamento do, 87–98
definição, 87
fisiopatologia, 87
epidemiologia, 88
clínica, 88
automonitorização, 89
seguimento, 90
avaliação de complicações, 90
prevenção, 90
TRN, 91
síndrome de abstinência, 92
agente de prevenção, 92
medicamentoso oral, 93
associações medicamentosas, 97
conclusões, 98
tratamento do, 128
Dímero-D
como fator de risco, 29
hemostático, 29

Disfunção
endotelial, 33–40
definição, 33
estresse oxidativo, 35
hipertensão arterial, 36
diabete melito, 36
vida sedentária, 37
exercício físico, 37
dislipidemia, 37
tabagismo, 37
idade, 38
envelhecimento, 38
estrogênio, 38
homocisteína, 39
função endotelial, 39
determinação da, 39
análise da, 39
Dislipidemia(s)
na disfunção, 37
endotelial, 37
classificação das, 102
tratamento da, 128
Diurético(s)
tiazídicos, 111
Doença
genética, 9
mendeliana, 9
ligada ao metabolismo dos lipídios, 9
cardiovascular, *ver DCV*
arterial, 11
alterações na, 11
genômicas, 11

E

ECA (Enzima de Conversão da Angiotensina)
inibidores da, 112
Elasticidade
arterial, 50
Envelhecimento
na disfunção, 38
endotelial, 38
Enzima
de conversão da angiotensina, *ver ECA*
Epílogo, 125–130
definição, 125
epidemiologia, 125
prognóstico, 125
obesidade, 126
hipertrigliceridemia, 126
colesterol-HDL baixo, 126
diabete, 126, 128
tratamento do, 128
hipertensão, 126, 129
arterial, 126, 129
tratamento da, 129
genética, 127
insulina, 127
resistência à, 127
variáveis, 127
inflamatórias, 127
trombóticas, 127
síndrome metabólica, 127
alimentação sadia, 128
importância da, 128
dislipidemia, 128

tratamento da, 128
sumário, 129
vantagens, 130
certezas, 130
dúvidas, 130
incertezas, 130
considerações finais, 130
Estresse
oxidativo, 28, 35
como fator de risco, 28
metabólicos, 28
na disfunção, 35
endotelial, 35
na hipertensão arterial, 45
na prevenção, 90
do diabete tipo 2, 90
Estrogênio
como fator de risco, 28
endócrinos, 28
na disfunção endotelial, 38
Etiopatogenia
da hipertensão arterial, 43–52
primária, 43–52
bases ambientais da, 43
fisiopatologia da, 46
débito cardíaco, 47
resistência periférica, 49
Exercício
físico, 37
na disfunção endotelial, 37

F

Fator(es)
de risco, 15–30
conceito, 15
hipertensão, 17
arterial, 17
hipercolesterolemia, 20
tabagismo, 22
diabete, 24
melito, 24
não-modificáveis, 26
idade, 26
sexo, 27
raça, 27
história familiar, 27
dependentes, 27
obesidade, 27
excesso de peso, 27
vida sedentária, 27
tensão emocional, 27
situação socioeconômica, 27
hemodinâmicos, 27
hipertrofia ventricular esquerda, 27
lipídicos, 27
triglicerídios, 27
colesterol-HDL, 28
lipoproteína, 28
subpartículas, 28
da LDL, 28
da HDL, 28
apoproteínas, 28
ácidos graxos insaturados, 28
trans, 28
metabólicos, 28

resistência à insulina, 28
hiperinsulinemia, 28
homocisteinemia, 28
ácido úrico, 28
estresse oxidativo, 28
álcool, 28
endócrinos, 28
insulinemia, 28
estrogênio, 28
testosterona, 29
hemostáticos, 29
plaqueta, 29
leucócito, 29
fibrinogênio, 29
viscosidade sangüínea, 29
t-PA, 29
PAI-1, 29
fator VII, 29
fator VIII, 29
fator de Von Willibrand, 29
dímero-D, 29
marcadores de geração da trombina, 29
trombomodulina, 29
inflamatórios, 30
infecciosos, 30
Fibrinogênio
como fator de risco, 29
hemostático, 29
Freqüência
cardíaca, 47
Fruta(s) , 81
Função
endotelial, 39, 50
determinação da, 39
mecanismo, 39
aparelhagem, 39
técnica do exame, 39
pletismografia, 40
equipamento, 40
procedimento, 40
análise das curvas registradas, 40
avaliação por infusão de medicamento, 40
análise da, 39
mecanismo, 39
aparelhagem, 39
técnica do exame, 39
pletismografia, 40
equipamento, 40
procedimento, 40
análise das curvas registradas, 40
avaliação por infusão de medicamento, 40

G

Genética, 127
Glicídio(s)
no tratamento, 81
do excesso de peso, 81
da obesidade, 81

H

HDL
subpartículas da, 28
como fator de risco, 28
lipídicos, 28

Hematócrito, 49
Hemostasia
anormalidades da, 68
Hipercolesterolemia
como fator de risco, 20
para DCV, 20
Hiperinsulinemia
como fator de risco metabólico, 28
Hiperlipidemia
na síndrome metabólica, 101–105
tratamento da, 101–105
classificação dos lipídios, 102
lipoproteínas ricas em triglicerídios, 103
anormalidade no metabolismo, 103
hipertrigliceridemia, 103
Hipertensão
arterial, 10, 17, 36, 43–52, 107–114, 126, 129
monogênica, 10
poligênica, 10
como fator de risco, 17
para DCV, 17
na disfunção, 36
epitelial, 36
primária, 43–52
etiopatogenia da, 43–52
bases ambientais da, 43
fisiopatologia da, 46
débito cardíaco, 47
resistência periférica, 49
na síndrome metabólica, 107–114
tratamento da, 107–114
acelerada, 107
maligna, 107
mudanças de estilo de vida, 108
medicamentoso, 110
diuréticos tiazídicos, 111
bloqueadores adrenérgicos, 112
inibidores da ECA, 112
bloqueadores do canal de cálcio, 113
BRA, 113
associação de anti-hipertensivos, 114
tratamento da, 129
Hipertrigliceridemia, 126
tratamento da, 103
dietético, 103
exercício físico, 103
farmacológico, 104
fibratos, 104
ácido, 104
nicotínico, 104
graxos ômega-3, 105
Hipertrofia
ventricular esquerda, 27
como fator de risco, 27
hemodinâmico, 27
Hiperuricemia, 68
História
familiar, 27
para DCV, 27
como fator de risco não-modificável, 27
Homocisteína
na disfunção endotelial, 39
Homocisteinemia
como fator de risco metabólico, 28

I

Idade
como fator de risco, 26
não-modificável, 26
na disfunção endotelial, 38
Influência(s)
genômicas, 7–12
na síndrome metabólica, 7–12
metabolismo dos lipídios, 9
doença genética mendeliana, 9
doença cardiovascular poligênica, 9
hipertensão arterial, 10
monogênica, 10
poligênica, 10
alterações genômicas, 11
na doença arterial, 11
Inibidor(es)
da ECA, 112
Insulina
resistência à, 28, 44, 51, 55–68, 127
como fator de risco metabólico, 28
na hipertensão, 44
arterial, 44
definição, 55
mecanismo de, 56
medidas da, 57
anormalidades, 62, 68
associadas à, 62
biológicas, 62
da hemostasia, 68
hepática, 68
hiperuricemia, 68
Insulinemia
como fator de risco endócrino, 28

L

Laticínios
no tratamento, 81
do excesso de peso, 81
da obesidade, 81
LDL
subpartículas da, 28
como fator de risco, 28
lipídicos, 28
Leucócito
como fator de risco, 29
hemostático, 29
Lipídio(s)
metabolismo dos, 9
doença genética ligada ao, 9
mendeliana, 9
Lipoproteína(s)
como fator de risco, 28
lipídicos, 28
ricas em triglicerídios, 103
de alta densidade, 103
anormalidade da, 103
no metabolismo, 103

M

Magnésio
baixo consumo de, 46
na hipertensão arterial, 46

134 | ÍNDICE REMISSIVO

Marcador(es)
  de geração da trombina, 29
    como fator de risco, 29
      hemostático, 29
Membrana
  trocas em nível de, 49
    trocas iônicas, 49
Metabolismo
  dos lipídios, 9
    doença genética ligada ao, 9
      mendeliana, 9

N

Nicotina
  terapia de reposição da, *ver TRN*
  goma de mascar, 91

O

Obesidade, 126
  como fator de risco dependente, 27
  na síndrome metabólica, 79–86
    tratamento do, 79–86
      regime alimentar, 80
      glicídios, 81
      laticínios, 81
      proteínas, 81
      vegetais, 81
      frutas, 81
      farmacológico, 84
      cirurgia bariátrica, 85
      lipoaspiração, 86
      conclusão, 86
Ouabaína
  endógena, 49
    e bomba celular, 49
      de sódio, 49
      de potássio, 49

P

Paciente(s)
  coorte de, 115–122
    estudo de uma, 115–122
PAI-1 (Inibidor do Ativador do Plasmiogênio Tecidual)
  como fator de risco, 29
    hemostático, 29
Peso
  excesso de, 27, 79–86
    como fator de risco dependente, 27
    na síndrome metabólica, 79–86
      tratamento do, 79–86
        regime alimentar, 80
        glicídios, 81
        laticínios, 81
        proteínas, 81
        vegetais, 81
        frutas, 81
        farmacológico, 84
        cirurgia bariátrica, 85
        lipoaspiração, 86
        conclusão, 86
  corporal, 90
    na prevenção, 90
      do diabete tipo 2, 90

Plaqueta
  como fator de risco hemostático, 29
Plasmiogênio
  tecidual, 29
    ativador do, *ver t-PA*
Potássio
  baixo consumo de, 46
    na hipertensão arterial, 46
  bomba celular de, 49
    ouabaína endógena e, 49
Prólogo, 1–4
Proteína(s) , 81

R

Raça
  como fator de risco não-modificável, 27
Regime
  alimentar, 80
    no tratamento, 80
      do excesso de peso, 80
      da obesidade, 80
Remodelação
  vascular, 50
Resistência
  à insulina, 28, 44, 55–68, 127
    como fator de risco metabólico, 28
    na hipertensão arterial, 44
    definição, 55
    mecanismo de, 56
    medidas da, 57
    anormalidades, 62, 68
      associadas à, 62
        biológicas, 62
      da hemostasia, 68
      hepática, 68
    hiperuricemia, 68
  periférica, 49
    elasticidade arterial, 50
    remodelação vascular, 50
    função endotelial, 50
    angiotensina II, 51
    sistema nervoso, 51
      simpático, 51
    à insulina, 51
Resposta
  renal, 48
Rigidez
  da aorta, 43
  de grandes artérias, 43

S

Sal
  exagero na ingestão de, 44
    na hipertensão arterial, 44
  uso do, 109
    prudente, 209
Seguimento
  visita, 90
    mensal, 90
    a cada 3 meses, 90
    anual, 90

Sexo
  como fator de risco não-modificável, 27
Síndrome
  metabólica, 7–12, 71–77, 79–86, 87–98, 101–105, 107–114, 127
    influências genômicas na, 7–12
      metabolismo dos lipídios, 9
        doença genética mendeliana, 9
      doença cardiovascular poligênica, 9
      hipertensão arterial, 10
        monogênica, 10
        poligênica, 10
      alterações genômicas, 11
        na doença arterial, 11
    conceituação, 71
    epidemiologia, 71
    excesso de peso na, 79–86
      tratamento do, 79–86
        regime alimentar, 80
        glicídios, 81
        laticínios, 81
        proteínas, 81
        vegetais, 81
        frutas, 81
        farmacológico, 84
        cirurgia bariátrica, 85
        lipoaspiração, 86
        conclusão, 86
    obesidade na, 79–86
      tratamento do, 79–86
        regime alimentar, 80
        glicídios, 81
        laticínios, 81
        proteínas, 81
        vegetais, 81
        frutas, 81
        farmacológico, 84
        cirurgia bariátrica, 85
        lipoaspiração, 86
        conclusão, 86
    diabete tipo 2 na, 87–98
      tratamento do, 87–98
        definição, 87
        fisiopatologia, 87
        epidemiologia, 88
        clínica, 88
        automonitorização, 89
        seguimento, 90
        avaliação de complicações, 90
        prevenção, 90
        TRN, 91
        síndrome de abstinência, 92
        agente de prevenção, 92
        medicamentoso oral, 93
        associações medicamentosas, 97
        conclusões, 98
    hiperlipidemia na, 101–105
      tratamento da, 101–105
        classificação dos lipídios, 102
        lipoproteínas ricas em triglicerídios, 103
        anormalidade no metabolismo, 103
        hipertrigliceridemia, 103
    hipertensão arterial na, 107–114
      tratamento da, 107–114
        acelerada, 107

ÍNDICE REMISSIVO | 135

maligna, 107
mudanças de estilo de vida, 108
medicamentoso, 110
diuréticos tiazídicos, 111
bloqueadores adrenérgicos, 112
inibidores da ECA, 112
bloqueadores do canal de cálcio, 113
BRA, 113
associação de anti-hipertensivos, 114
de abstinência, 92
medicação para, 92
Sistema
nervoso simpático, 51
Situação
socioeconômica, 27
como fator de risco dependente, 27
Sódio
sérico, 48
bomba celular de, 49
ouabaína endógena e, 49
Subpartícula(s)
da LDL, 28
como fator de risco, 28
lipídicos, 28
da HDL, 28
como fator de risco, 28
lipídicos, 28

T

Tabagismo
como fator de risco, 22
para DCV, 22
na disfunção, 37

endotelial, 37
na prevenção, 91
do diabete tipo 2, 91
abandono do, 110
Tensão
emocional, 27, 45
como fator de risco, 27
dependente, 27
na hipertensão arterial, 45
Terapia
de reposição da nicotina, *ver TRN*
Testosterona
como fator de risco, 29
endócrinos, 29
t-PA (Ativador do Plasmiogênio Tecidual)
como fator de risco, 29
hemostático, 29
inibidor do, *ver PAI-1*
Triglicerídio(s)
como fator de risco lipídico, 27
lipoproteínas ricas em, 103
TRN (Terapia de Reposição da Nicotina)
adesivos, 91
transdérmicos, 91
goma de mascar, 91
de nicotina, 91
Trombina
marcadores de geração da, 29
como fator de risco, 29
hemostático, 29
Trombomodulina
como fator de risco, 29
hemostático, 29

V

Vegetal(ais), 81
Ventrículo
esquerdo, 48
contratilidade do, 48
Vida
sedentária, 27, 37, 90
como fator de risco, 27
dependente, 27
na disfunção, 37
endotelial, 37
na prevenção, 90
do diabete tipo 2, 90
estilo de, 108
mudanças de, 108
uso prudente do sal, 109
correção do peso corporal, 109
valor do exercício, 109
uso moderado de álcool, 110
abandono do tabagismo, 110
Viscosidade
sangüínea, 29
como fator de risco, 29
hemostático, 29
Volume
sangüíneo, 48
von Willibrand
fator de, 29
como fator de risco, 29
hemostático, 29